结核病实验室检测与图解

主　审

翁心华　赵雁林

主　编

卢洪洲　钱雪琴　黄海荣

副主编

范小勇　周　密　卢水华

上海科学技术出版社

图书在版编目（CIP）数据

结核病实验室检测与图解 / 卢洪洲，钱雪琴，黄海荣主编. -- 上海：上海科学技术出版社，2021.6
ISBN 978-7-5478-5344-3

Ⅰ. ①结… Ⅱ. ①卢… ②钱… ③黄… Ⅲ. ①结核病－实验室诊断－图解 Ⅳ. ①R52-64

中国版本图书馆CIP数据核字(2021)第092902号

内容提要

本书对结核病及相关病原菌实验室检测相关知识做了详细介绍，共13章、250幅图，包括结核病及实验室安全防护，分枝杆菌特性及临床送检标本检测、培养、菌种鉴定、药敏试验、各种培养基成分和配制方法等实操性内容，附录部分还推荐部分结核病相关资料查询网站、参考书籍，并对结核病实验室检测人员在日常检测工作中遇到的常见问题做了解答。

书中介绍的结核病实验室检测方法简便易行，对临床常用标本前处理、抗酸杆菌涂片方法及培养阳性后标本的处理进行了改进和创新，可显著提高分枝杆菌的阳性率，易被实验室人员掌握，让结核病患者及早得到明确的病原学诊断，及早得到治疗，避免分枝杆菌在人与人之间的传播。

本书可供结核病实验室检测相关技术人员、结核病临床医生和研究人员日常查阅，也可供医学院校检验系专业师生阅读参考。

本书获上海科技专著出版资金资助

结核病实验室检测与图解

主　审　翁心华　赵雁林
主　编　卢洪洲　钱雪琴　黄海荣

上海世纪出版（集团）有限公司
上海科学技术出版社　出版、发行
（上海钦州南路71号　邮政编码200235　www.sstp.cn）
上海展强印刷有限公司印刷
开本 787×1092　1/16　印张 17
字数 362千字
2021年6月第1版　2021年6月第1次印刷
ISBN 978-7-5478-5344-3/R·2305
定价：168.00元

本书如有缺页、错装或坏损等严重质量问题，请向工厂联系调换 电话：021-66366565

编审委员会

刘　红　复旦大学附属华山医院

屈平华　广东省中医院

范齐文　上海嘉会国际医院

许晓广　新乡医学院第一附属医院

蔡杏珊　广州市胸科医院

赵洋洋　上海市（复旦大学附属）公共卫生临床中心

刘一力　上海市（复旦大学附属）公共卫生临床中心

陈珍妍　上海市（复旦大学附属）公共卫生临床中心

曾然然　赛默飞世尔科技（中国）有限公司

祝　坤　布鲁克（北京）科技有限公司

主编简介

卢洪洲，主任医师、二级教授、内科学博士、留美博士后，内科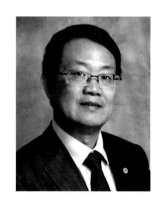
学博士生导师、护理学博士生导师、博士后流动站站长、公共卫生
管理硕士生导师、公共卫生法律硕士生导师。入选国家百千万人
才工程、教育部长江学者、享受国务院特殊津贴，获评"有突出贡
献中青年专家"。现任上海市（复旦大学附属）公共卫生临床中心
党委书记、复旦大学附属华山医院院长助理。曾任复旦大学附属
华山医院感染科副主任、上海市（复旦大学附属）公共卫生临床中
心副主任兼感染科主任。

卢洪洲教授兼任世界卫生组织新发传染病临床诊治、培训、
研究合作中心共同主任；世界卫生组织临床专家组专家、国家卫生健康委疾病预防控制专家
委员会及医疗机构感染防控专家委员会委员；国家新冠病毒病救治专家组与境外抗疫专家
组后方支持团队成员；国家卫生健康委艾滋病、（禽）流感、出血热、黄热病、寨卡病毒病、新
型冠状病毒肺炎、感染病质量控制中心专家组成员；中国性病艾滋病防治协会学术委员会
副主任委员兼艾滋病合并结核专业委员会主任委员、国家卫生健康委医药卫生科技发展研
究中心临床医学专家委员会委员、国家医师资格考试临床类别试题开发专家委员会委员、国
家卫生健康委能力建设和继续教育传染病学专家委员会委员兼艾滋病学组组长；中华医学
会热带病与寄生虫病学分会前任主任委员兼艾滋病学组组长、中华医学会感染病学分会艾
滋病专业学组副组长、中华预防医学会医疗机构公共卫生管理分会副主任委员、中华医学会
卫生学分会临床与预防学组委员；中华医学科技奖评审委员会委员；中国医院协会传染病
医院分会副主任委员；白求恩精神研究会理事；全国艾滋病临床试验联盟召集人、国家抗艾
滋病病毒药物工程技术研究中心委员、长江三角洲传染病防治医联体与艾滋病诊治创新联
盟召集人；上海市医学会感染病学分会主任委员、上海市医师协会感染科医师分会副主任
委员、上海市预防医学会卫生专科分会副主任委员及艾滋病性病防治专业委员会理事兼副
主任委员、上海市药学会理事兼药物治疗专业委员会副主任委员、上海市微生物学会医学真
菌专业委员会副主任委员、上海市新发与再现传染病研究所副所长、上海公卫医师规范化培
训专家委员会副主任委员、上海市呼吸病研究所学术委员会委员兼呼吸感染防治研究基地

副主任；上海市健康管理研究会理事兼体检专业委员会主任委员；上海市突出贡献专家协会健康专业委员会主任委员、上海市艾滋病诊疗中心主任、上海市艾滋病治疗专家组组长、上海市艾滋病性病防治协会副秘书长、上海市母婴安全专家委员会委员；上海市（禽）流感、埃博拉、黄热病、寨卡病毒病临床专家组组长；复旦大学生命科学学院兼职教授；大熊猫国家公园珍稀动物保护生物学国家林业和草原局重点实验室学术委员会委员等。担任《AIDS（中文版）》主编；*Radiology of Infectious Diseases*、《诊断学理论与实践》《热带病与寄生虫学》《微生物与感染》《中国真菌学杂志》《中华临床感染病杂志》《新发传染病》副主编；*Chinese Journal of Medicine*、*Emerging Microbes and Infections*、*BioScience Trends*、*Infection International*、*Global Health & Medicine*、《中国抗感染与化疗杂志》《中华传染病杂志》《中国艾滋病性病》《内科学理论与实践》《临床内科杂志》《中国抗生素杂志》《世界临床药物》等十余本杂志的编委；*The Lancet*、*Journal of Clinical Microbiology*、*Mycoses*等英文期刊审稿人；《默克诊疗手册》（第18、19版感染性疾病章节）主译。

卢洪洲教授先后承担国内外各类重大专项、省部级课题等30余项，负责中国药物临床试验机构（艾滋病专业组与Ⅰ期）的研究项目。以第一作者或通讯作者在国内外发表各类论文450余篇，其中在SCI引用杂志发表论著140余篇，主编专业参考书12部。参加复旦大学、同济大学、温州大学、蚌埠医学院、华东政法大学的教学工作。作为班主任在复旦大学上海医学院开设《新发传染病》课程；在复旦大学开设《AIDS》、同济大学开设《Infectious Diseases》全英文课程。承担中国疾病预防控制中心省级艾滋病师资培训班两项国家级继续教育项目。

先后获国家科学技术特等奖等各级奖项9项、专利5项。入选全国道德模范与身边好人（中国好医生）、科学中国人（2016）年度人物、最美援外医生、上海市医学领军人才，荣获全国医药卫生系统先进个人、上海市五一劳动奖章、上海市卫生系统"银蛇奖"、美国肝病学会亚太肝病学会奖、艾滋病国际倡导联盟"精忠奖"。

主要研究方向：感染性疾病的诊治与发病机制研究。

业务擅长：发热待查；抗菌药物合理应用；中枢神经系统感染、呼吸系统感染；结核、肝炎、艾滋病、寄生虫等感染性疾病的诊治。

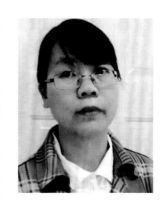

钱雪琴，毕业于复旦大学上海医学院，硕士研究生，副主任技师。现任上海市（复旦大学附属）公共卫生临床中心医学检验科副主任。兼任第一届长三角疑难病原微生物鉴定专家委员会学术委员。从事微生物检验工作20年，主要负责结核病实验室检测工作。先后在复旦大学附属华山医院检验科、皮肤科真菌实验室和香港威尔斯亲王医院进修、学习。

对结核病实验室检测积累了丰富的经验，擅长提高常见临床标本中抗酸杆菌涂片镜检阳性率，特别是肺外标本涂片的阳性检出率；擅长降低分枝杆菌培养污染率，提高培养阳性率；熟悉分枝杆菌各种检测方法的优缺点；还擅长浅部真菌病如体癣、股癣、头癣、甲真菌病、花斑癣等湿片镜检和深部丝状真菌的形态学鉴定。

曾多次应邀在上海市白玉兰远程医学管理中心、临床微生物大讲堂和国内相关学术会议上讲授结核病实验室检测课程及真菌病原学检测课程。以第一作者发表核心期刊论文10篇，承担局级课题1项，共同主编《医学真菌检验与图解》1部。

主要研究方向：提高临床标本中分枝杆菌的检出率；正确鉴定丝状真菌。

黄海荣，医学博士，研究员，教授，博士生导师，首都医科大学附属北京胸科医院国家结核病临床实验室主任。主要从事结核病实验室诊断及相关基础研究工作，曾于美国科罗拉多州立大学从事博士后课题研究。先后主持国家自然科学基金、美国NIH RePORT项目等课题；入选北京市"科技新星"计划、北京市医院管理中心"登峰"人才计划；先后任WHO体外诊断策略咨询委员会专家、中华医学会结核病学分会基础研究专业委员会主任委员、国家药品监督管理局诊断试剂评审专家等多项学术任职；任 *BMC Infectious Disease* 副主编。

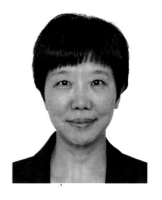

序 一

结核病是我国重点控制的重大传染病之一，也是全球公共卫生面临的严峻挑战之一。在国家结核病防治规划中，结核病实验室是重要的组成部分，在发现传染源、确定诊断、制订治疗方案、考核疗效和评价防治效果等重要环节起着关键性的作用。结核病实验室服务的质量，直接影响结核病防治规划实施的质量和效果。

近年来，随着科学技术的不断进步和生物学学科的飞速发展，结核病实验室诊断新技术不断涌现。然而，随着结核病防治工作的日益深入，一些地方实验室的设施、条件、人力资源等软硬件建设相对滞后，距离结核病防治实际工作需要存在一定差距，需要从新技术应用、生物安全、质量保证体系和人员能力等方面全面提升。"人""机""料""法"和"环"是贯穿检验前、检验中和检验后全过程质量管理的关键因素，从样本采集到实验室检测结果报告、标准化操作程序、合理的实验室设施设备以及质量保证体系，是实验室质量控制的关键环节。

本书由卢洪洲教授团队组织编写，对目前结核病常用实验室检测技术，诸如涂片、培养及菌种鉴定、质谱、分子诊断方法和药物敏感性试验等操作，采用图文并茂的形式进行了详细介绍，并结合专家团队丰富的工作经验，对传统的抗酸杆菌涂片、培养操作及结果观察等关键环节和操作注意事项进行了有益的探讨和优化。此外，本书还从多角度、多层次展示了分枝杆菌抗酸染色镜检形态特点、分枝杆菌在不同培养基上菌落形态以及罗氏培养基上常见污染菌和易于混淆的诺卡菌菌落等图片，不仅可以提高医务人员的病原菌形态学识别能力，减少和避免假阳性和假阴性，也可以使读者系统地了解和掌握结核病检测方法，从而对结核病实验室建设、检测人员技能提高有很好的指导价值。

本书的出版，对加强我国医疗卫生机构结核病实验室检测能力、提升结核病诊断水平，以及提高结核病患者中病原学检测阳性比例具有促进作用。

刘剑君
中国防痨协会理事长
中国疾病预防控制中心副主任

序 二

数千年来，结核病一直困扰着人类，人类至今仍未能消除这一疾病。近年来，在各国政府、国际组织、非政府组织、专家和志愿者共同努力下，全球结核病防控工作取得了重要进展，结核病患病和死亡人数有所减少。但是，结核病防控的艰巨挑战依然存在，结核感染率高、发病率高、死亡率高和耐药率高等问题没有得到有效解决，严重影响全球"2035年终结结核病流行，2050年消灭结核病"目标的实现。因此，结核病已成为国际社会关注的众多公共卫生和社会问题之一。

早期诊断和有效治疗仍然是当前结核病防控最关键的核心措施。结核病的诊断，需要结合患者临床表现，以及细菌学、影像学、分子生物学、免疫学等多种检验、检查方法或技术进行综合评估，其中病原学检测是结核病诊断的"金标准"。遗憾的是，由于传统检测技术本身存在缺陷以及广大基层医疗机构检测能力不足等原因，导致结核病患者病原学检出率不高，不仅给临床后续治疗带来困难，也给患者及其家庭带来沉重负担。同时，近年来结核病实验室诊断新技术层出不穷，新方法不断涌现，给结核病诊断带来有力武器，也对新技术应用推广及其能力建设提出了新的要求。

《结核病实验室检测与图解》这部著作由卢洪洲教授团队组织编写，从多角度、多层次对结核病实验室诊断技术进行了系统阐述，作者在总结结核病细菌学检验技术的基础上，结合各自的工作经验，既对抗酸杆菌涂片、分枝杆菌培养等传统检验方法进行改进和优化，也详细介绍了核酸检测等分子生物学新技术的原理、优缺点及其临床应用。

本书内容全面，介绍的方法方便易行，科学性、实用性和可操作性强，可以让读者全面、系统地了解和掌握结核病实验室诊断技术，是一部对结核病实验室检测工作具有较高指导价值的专业书籍，既适合于从事结核病及其相关疾病实验室检测工作的临床微生物检验专业人员，也可作为相关临床医务人员、和医学院校相关专业师生的参考书籍。

上海市（复旦大学）附属公共卫生临床中心是上海市结核病防治重要阵地，近年来在结核病防治领域人才队伍整齐，医教研成绩喜人，本书的出版，必将对上海乃至我国的结核病防治事业起到一定的推动作用。

沈 鑫

上海市疾病预防控制中心结核病和艾滋病防治所所长

前　言

　　结核病是当今全球范围内对人类具有威胁性的一种传染性疾病,是危害人类健康的主要杀手之一,同时也是单一传染病中的头号杀手(排在 AIDS 之前),位列全球十大死因之一。早期正确的诊断是结核病防控工作的重要基础。结核病的诊断除结合患者的临床症状和病史资料外,还需要借助于细菌学、影像学、分子生物学、免疫学等多种检测方法或技术。

　　在日常检测中,我们发现有些经典的检测方法如抗酸杆菌涂片法,存在标本如胸水、腹水、脑脊液、尿液等染色时的标本脱落现象,造成阳性率极低。还有培养报阳后标本的处理,如果不改进处理方法,很容易得出培养阴性结果。同时,目前市面上关于结核病实验室检测的指导性图书不多,一些新的检测技术缺少详细的介绍,这些技术没有在基层医院检验科得到广泛应用,在我国诊断的结核病患者中有病原学依据的比例还有较大的提升空间。因此,实验室人员及临床医生急需一本切实可行的,对目前的结核病检测技术细节描写、优缺点介绍、操作注意事项以及可选用的最新检测技术作专门介绍的图书。为解决在检测、诊疗过程中出现的上述问题,提高结核杆菌检出率,减少肺结核的传播,我们编写了这本《结核病实验室检测与图解》,希望能给相关人员予以相应的帮助。

　　全书共13章,36.2万字,250幅图片,多角度、多层次对结核病实验室检测和诊断技术进行了系统的介绍。本书宗旨在于强调和普及病原学诊断,在介绍结核病细菌学检验技术的基础上,结合作者的工作经验,对传统的抗酸杆菌涂片、培养操作及结果观察等方面进行改进、创新,以提高抗酸杆菌的检出率,让结核病患者及早得到确诊、及早治疗。本书内容较为全面,有较强的实用性、操作性和指导性,适合各级医疗机构结核病实验室检测人员、临床医生、疾病预防控制中心结核病防治人员、结核病研究人员、医学院校检验专业师生阅读参考。

　　我们特邀复旦大学附属华山医院翁心华教授和中国疾病预防控制中心结核病预防控制中心主任赵雁林研究员担任主审,两位主审均为我国结核病诊断方面的专家,拥有丰富的结核病诊断和检测相关知识和经验。中国防痨协会理事长、中国疾病预防控制中心副主任刘剑君教授,也在百忙中应邀为本书作序,提出了很好的意见。本书编写团队中的20余位专家各展所长,对自己的工作经验、近年来国内外结核病诊断的新技术、新方法作了详尽的介绍。同时,本书也得益于首都医科大学附属北京胸科医院的逄宇教授、上海德达医院的张军主任、上海中医药大学附属岳阳中西医结合医院的王海英主任、河南省胸科医院的李铮老师、复旦大学附属华山医院的蒋晓飞教授等人直接或间接的帮助；也感谢上海市(复旦大学附属)公共卫生临床中心的宋言峥主任、张腾飞老师、魏剑浩老师、苏俊老师和金鑫老师等同事的帮助。在此，一并致以衷心的感谢！

最后，限于我们学术水平、编写能力和学科发展的日新月异，恳请读者和同道们给予批评指正。

编 者

目　录

第一章　结核病概述

一、结核病的历史 1

二、结核病的流行病学及宿主易感因素 2

三、结核病相关的疫苗研究 3

四、结核病的临床表现 4

五、结核病的诊断 5

六、结核病的治疗 5

第二章　结核病实验室安全防护

一、实验室存在的危险 7

二、实验室设施和设备要求 8

三、实验室设计原则及基本要求 8

四、个人防护 9

五、进入实验室的要求 9

六、实验室操作要求 9

七、实验室常用设备的正确使用和意外处理 10

八、常用消毒杀菌方法 11

第三章　分枝杆菌特性

第一节　结核分枝杆菌的生物学特性 13

一、染色与形态 14

二、培养特性 15

三、生化反应 16

四、变异性 16

五、抵抗力与消毒 17

第二节　非结核分枝杆菌的生物学特性 17

一、分类 18

二、形态 18

三、培养特性 18

四、致病性 19

五、药物敏感性 19

六、常见非结核分枝杆菌 19

第四章　临床送检标本采集、运送和保存

一、呼吸道标本的采集 23

二、肺外标本的采集 25

三、标本采集注意事项、运送及保存 26

第五章　抗酸杆菌涂片、染色及显微镜检查

第一节　抗酸杆菌涂片处理方法及局限性分析 28

一、概述 28

二、涂片镜检的优缺点 28

三、直接涂片法 29

四、漂浮集菌法 30

五、离心沉淀法 31

六、消化后离心沉淀法 31

七、涂片注意事项 35

第二节　抗酸染色及显微镜检查 36

　　一、姜-尼抗酸染色 36

　　二、改良姜-尼抗酸染色 37

　　三、Kinyoun 抗酸染色 37

　　四、潘本汉（Pappenheim）抗酸染色 38

　　五、弱抗酸染色 38

　　六、卡贝托（Gabbet）抗酸染色 39

　　七、改良 I-K 抗酸染色 39

　　八、显微镜镜检 40

　　九、结果判断 40

　　十、结果判读 40

　　十一、痰涂片抗酸杆菌浓度与涂阳概率 40

　　十二、读片时间与镜检阳性率的关系 41

　　十三、不同离心力对涂片镜检及培养结果的影响 41

　　十四、标本中不同抗酸杆菌抗酸染色形态汇总 41

第三节　荧光染色及显微镜检查 45

　　一、原理及特点 45

　　二、LED 荧光显微镜与传统荧光显微镜比较 46

　　三、金胺 O 染色 46

　　四、金胺 O-罗丹明染色 47

　　五、镜检 47

　　六、结果判断 47

　　七、结果判读 47

　　八、荧光染色优越性 48

　　九、荧光染色局限性 48

　　十、标本中不同抗酸杆菌荧光染色形态汇总 49

第四节　质量控制 54

　　一、室内质控 54

　　二、室间比对 55

　　三、注意事项 55

第五节　抗酸杆菌涂片假阳性、假阴性原因分析及处理措施 55

　　一、假阳性原因分析及预防措施 55

　　二、假阴性原因分析及预防措施 56

第六章　分枝杆菌培养

第一节　分枝杆菌培养概述 59

　　一、概述 59

　　二、不同化学物质对分枝杆菌的生长影响 59

第二节　临床标本前处理方法 61

　　一、概述 61

　　二、分枝杆菌培养去污染方法 62

第三节　分枝杆菌培养基种类及介绍 67

　　一、概述 67

　　二、商品化快速培养、药敏检测系统 67

　　三、液体变色培养基 68

　　四、固体培养基 68

　　五、双相培养基 69

　　六、常用培养基成分介绍 69

第四节　分枝杆菌固体培养操作程序 71

　　一、试剂、培养基与耗材 71

　　二、标本前处理 72

三、标本接种 ……………………………………………………………… 73

四、结果观察 ……………………………………………………………… 74

五、报告方式 ……………………………………………………………… 74

六、注意事项 ……………………………………………………………… 74

七、室内质控 ……………………………………………………………… 75

八、罗氏培养基上结核分枝杆菌、非结核分枝杆菌、诺卡菌及常见
污染杂菌菌落及镜检形态汇总 ……………………………………… 76

第五节　BACTEC MGIT 960 System全自动分枝杆菌检测/
药敏系统操作程序 ………………………………………………… 89

一、概况及检测原理 ……………………………………………………… 89

二、仪器硬件系统 ………………………………………………………… 89

三、实验准备 ……………………………………………………………… 90

四、标本前处理 …………………………………………………………… 90

五、标本接种 ……………………………………………………………… 91

六、结果报告 ……………………………………………………………… 91

七、质量控制 ……………………………………………………………… 91

八、仪器状态检查及保养 ………………………………………………… 92

九、检测局限性 …………………………………………………………… 92

十、BACTEC MGIT 960 System培养结核分枝杆菌、非结核分枝
杆菌、诺卡菌及常见污染杂菌菌落及镜检形态汇总 ………………… 93

第六节　BACTEC 9120全自动血培养仪 …………………………………… 98

一、原理 …………………………………………………………………… 98

二、标本培养检测的操作步骤 …………………………………………… 98

三、报警及错误处理 ……………………………………………………… 99

四、仪器报阳瓶处理 …………………………………………………… 101

五、结果报告 …………………………………………………………… 101

六、质量控制 101

七、注意事项 102

八、BACTEC 9120 培养结核分枝杆菌、非结核分枝杆菌镜检形态汇总 103

第七节　分枝杆菌培养报阳后标本的处理 105

一、BACTEC MGIT 960 报阳后标本的处理 105

二、血培养报阳后标本的处理 106

三、罗氏培养阳性菌株转种方法推荐 106

四、罗氏培养阳性菌株涂片方法推荐 107

第八节　分枝杆菌培养结果影响因素分析 107

一、假阳性原因分析及处理措施 107

二、假阴性原因分析及处理措施 108

三、分枝杆菌培养注意事项 109

四、不同培养基培养分枝杆菌敏感性差异比较 109

五、提高分枝杆菌培养检出率的方法 109

第七章　分枝杆菌菌种鉴定

第一节　传统鉴定方法及局限性介绍 111

一、结核分枝杆菌与非结核分枝杆菌的区别 111

二、结核分枝杆菌和牛分枝杆菌鉴定 113

三、偶发分枝杆菌、龟分枝杆菌和脓肿分枝杆菌鉴定 114

四、分枝杆菌鉴定流程图 115

第二节　分枝杆菌免疫学检查 115

一、PPD 结核菌素皮肤试验介绍及局限性分析 115

二、γ 干扰素释放试验（IGRA） 116

三、结核抗原检测及局限性 121

四、结核抗体检测及局限性 ……………………………………………………… 123

第八章　分枝杆菌核酸检测及局限性分析

第一节　结核分枝杆菌复合群分子鉴定 …………………………………………… 125
　　　　一、用于结核分枝杆菌复合群鉴定的DNA序列 ………………………… 125
　　　　二、用于结核分枝杆菌复合群鉴定的技术 …………………………………… 126
第二节　非结核分枝杆菌菌种分子鉴定 …………………………………………… 128
　　　　一、用于非结核分枝杆菌菌种分子鉴定的DNA序列 ……………………… 128
　　　　二、用于非结核分枝杆菌菌种分子鉴定的技术 …………………………… 129
第三节　结核分枝杆菌耐药性分子检测 …………………………………………… 130
　　　　一、用于结核分枝杆菌耐药性分子检测的DNA序列 ……………………… 130
　　　　二、用于结核分枝杆菌耐药性分子检测的技术 …………………………… 131

第九章　MALDI-TOF MS技术在分枝杆菌鉴定中的应用

第一节　MALDI Biotyper在分枝杆菌鉴定中的应用 ……………………………… 142
　　　　一、基本原理与流程 …………………………………………………………… 142
　　　　二、在分枝杆菌鉴定中的应用 ……………………………………………… 144
第二节　VITEK MS在分枝杆菌鉴定中的应用 …………………………………… 148
　　　　一、方法及原理 ………………………………………………………………… 148
　　　　二、样本处理方法 ……………………………………………………………… 148
　　　　三、结果判读 …………………………………………………………………… 150
　　　　四、操作及结果判读注意事项 ……………………………………………… 150

第十章 抗分枝杆菌药物及作用特点

第一节 抗结核分枝杆菌药物及作用特点 151
　　一、异烟肼 152
　　二、乙胺丁醇 152
　　三、吡嗪酰胺 153
　　四、利福霉素类 154
　　五、氨基糖苷类 155
　　六、卷曲霉素 156
　　七、对氨基水杨酸 156
　　八、氯法齐明 157
　　九、乙硫异烟胺、丙硫异烟胺 157
　　十、环丝氨酸 157
　　十一、氟喹诺酮类 158
　　十二、利奈唑胺 159
　　十三、贝达喹啉 159
第二节 抗非结核分枝杆菌药物及作用特点 160
　　一、大环内酯类 160
　　二、四环素类 161
　　三、磺胺类 162
　　四、β-内酰胺类 162
　　五、小结 163

第十一章 结核分枝杆菌耐药性及耐药机制

第一节 结核分枝杆菌耐药性 167

一、概述 167

二、耐药特点 167

第二节 结核分枝杆菌耐药机制 168

一、概述 168

二、固有性耐药 169

三、获得性耐药 171

四、其他机制 173

五、系统生物学 174

六、小结 174

第十二章 分枝杆菌药物敏感性表型检测

第一节 结核分枝杆菌的表型药敏试验 178

一、固体药敏试验 179

二、液体培养基药敏试验 180

三、其他类型的表型药敏试验方法 181

四、表型药敏试验的技术局限性 183

第二节 结核分枝杆菌药敏试验操作 185

一、目的 185

二、处理原则 185

三、比例法固体药敏试验 185

四、液体药敏试验 187

五、质量控制 188

六、实验后的处理 189

七、注意事项 189

第三节 非结核分枝杆菌表型药敏试验 190

一、NTM 药敏试验方法 192

二、NTM 不同菌种药敏试验方法 193

第四节　Sensititre结核分枝杆菌／非结核分枝杆菌药敏试验介绍 198

一、方法原理 198

二、适用范围 198

三、样本要求 199

四、仪器设备 199

五、试剂耗材 199

六、操作步骤 199

七、质量控制 201

八、检验方法的局限性 205

九、注意事项 205

十、临床意义 205

附件一：菌落计数程序 206

附件二：药敏板药物分布表 206

第十三章　重要培养基配制

第一节　固体培养基的配制 209

一、中性罗氏培养基 209

二、酸性罗氏培养基 210

三、丙酮酸钠罗氏培养基 211

四、小川（Ogawa）培养基 212

五、苏通（Sauton）培养基 212

六、Middlebrook 7H10 与 7H11 琼脂培养基 212

七、ATS 培养基（American Trudeau Society）用于分枝杆菌培养 214

八、改良 TSA-L 培养基（适用于 L 型分枝杆菌培养）... 214

第二节　液体培养基配制 215

一、Middlebrook 7H9 液体培养基 215

二、液体 Dubos 培养基 217

三、改良柯尔施纳（Kirschner）培养基 218

四、改良普罗斯考尔（Pros-Kaur 和 Beck）培养基 218

五、92-3 TB-L 液体培养基 218

六、92-3 TB-B 液体培养基配方 219

第三节　固体鉴定培养基的配制 219

一、对硝基苯甲酸（PNB）罗氏培养基 219

二、噻吩-2-羧酸肼（TCH）罗氏培养基 220

三、苦味酸培养基 220

四、谷氨酸钠琼脂培养基 221

五、5% 的氯化钠罗氏培养基 221

第四节　固体药敏培养基的配制 222

一、固体药敏培养基 222

二、吡嗪酰胺药敏培养基 224

第五节　液体药敏培养基的配制 225

一、培养基制备 225

二、质量控制 226

三、注意事项 226

附录一　菌株保存 228

附录二　分枝杆菌检测参考书介绍 229

附录三　分枝杆菌资料查询网站推荐　232

附录四　分枝杆菌检测常见问题解答　233

附录五　分枝杆菌菌种名称　236

附录六　快生长分枝杆菌菌种名称　245

第一章

结核病概述

一、结核病的历史

结核病是人类历史上较早暴发的瘟疫之一，病原体为结核分枝杆菌，该病原体可能存在了近百万年。结核分枝杆菌可能比人类的祖先早 15 000 ～ 20 000 年出现在东非大陆上。随着人类的迁徙，早期的祖先将很多疾病（包括结核病）带往了世界各地。其中的一个证据就是在埃及和秘鲁的木乃伊中发现结核分枝杆菌的 DNA 及典型的结核病病灶。此外，在考古发掘出土的古籍中也有一些关于结核病流行的记载。

在欧洲中世纪和工业革命时期，结核病的暴发横扫了整个欧洲及北美地区，造成了当地居民人口数量的急剧减少，虽然当时的文献提及的主要是淋巴结核而不是肺结核或结核病。这是因为当时存在一种习俗，即"国王的触摸"，在英国和法国，人们相信可通过国王触摸患者的方法而治愈瘰病，这种习俗源于 12 世纪，直至 18 世纪末国王的权力被削弱才结束。

16 世纪，在城市人口增长的国家，结核病的死亡率也显著增加。例如在英国，16 世纪中叶时，因结核病死亡的病例数占到总死亡人数的 20%，且集中发病区在伦敦。与此同时，日本也发生了类似的现象：当时的观察表明，肺结核于 17 世纪初在当时的首都江户急速蔓延。不过，结核病的世界大流行始于 18 世纪，并且直到 19 世纪初仍在流行。工业革命后，城市化进程加速，大量涌入城市的人们其生存条件没有得到相应改善，贫苦人群成为结核病的主要入侵对象。据统计，从滑铁卢战役（1815 年）到第一次世界大战爆发（1914 年）前的近 100年，20 ～ 60 岁的成年人患肺结核的死亡率为 97%。

随着结核病波及越来越广，危害程度越来越深，人们对它的研究与应对也在逐步推进。古希腊希波克拉底时期，当时认为结核病是传播最广的致死性疾病，希波克拉底告诫他的学生不要接触晚期患者，否则可能会导致死亡。1660 年 John Bunyon 将结核病称为"男性致死性因素"。1679 年，Franciscus Sylvius De La Bae 首先发现结核病在肺部的病理特征是结节。1720 年，英国医师 Benjamin Marten 推测结核病可能是由"微小的生物"所引起，一旦进入人体，则有可能形成病灶进而发病。1779 年英国 Pott 描述了脊柱结核，后来人们将脊柱结核称为"Pott 病"。1839 年，德国医师 Johann Lukas Schonlein 首次将结核病命名为"Tuberculosis"。1865 年，法国军医 Jean-Antoine Villemin 发现结核病可以从人传染给牛，以及牛传染给兔。直到 1882 年，德国科学家科赫（Robert Koch，1843—1910）发现了一种新的染色方法——抗酸染色法,可以使隐形的结核分枝杆菌在显微镜下露出原形。1882年3月24日在柏林生理学大会上,科赫郑重宣布找到了结核病的病原菌——结核分枝杆菌,为人类战胜结核病明确了战斗目标,也为全球控制结核病树立了一个里程碑。

　　然而结核病的病因虽然找到,但当时仍缺乏有效的预防及治疗途径。在化疗药物出现前,结核病的治疗无很好的治疗和预防方法,当时采用关入疗养院、加强营养及外科治疗方法。但上述方法治愈率低,据统计在化疗时代前(1919—1940)结核病的死亡率为55% ～ 66%。

　　直到1921年,法国医生Calmette和兽医学家Guérin研发了"卡介苗"(BCG),1944年Albert Schatz提取出足量的链霉素并用于结核病患者的治疗,取得了良好的效果,为结核病的化疗开创了革命性先例。从此,人们同结核病的斗争进入了一个全新、主动性的时期。继链霉素出现后,多种抗结核药物陆续被发现。1943年对氨基水杨酸在瑞典被科学家Rosdahl KG合成,1944年使用该药治愈20例肺结核患者。1944年德国Gerhard Domagk等在研究磺胺的过程中发现了氨硫脲,由于第二次世界大战,直到1950年才被用于结核病的治疗,后因其不良反应较重,新的更有效的抗结核药物出现,该药逐渐被弃用。早在1912年,奥地利的Hans Meyer和Joseph Mally就在捷克合成了异烟肼,但当时并没发现其有抗结核的作用,直到1951年美国罗氏公司及德国拜耳公司几乎同时发现异烟肼在结核病中的治疗作用。1952年美国的Kushner S等人发现吡嗪酰胺也具有抗结核作用,并且用于结核病的治疗,后来更是将9个月的抗结核方案缩短到了6个月。1955年美国的Kuehl、Hidy与Pohland三人几乎同时报道了环丝氨酸的治疗作用,目前环丝氨酸在耐药结核的治疗选择上仍有一席之地。1956年,法国Liberman D等人合成乙硫异烟胺。1957年日本Okami和Hamao Umezana在卡那霉素链球菌等滤液中发现了卡那霉素,1957年意大利Lepetit公司在土壤中分离的地中海链丝菌中得到了一种抗生素即利福霉素B,发现其对革兰阳性菌及结核分枝杆菌具有强杀伤作用。1961年Wilkinson等人合成了乙胺丁醇,美国的Elilily公司Herr等成功提取出卷曲霉素。1963年发现其高效衍生物——利福平,随后我国及意大利研制的利福喷丁及利福布汀等新型利福霉素类药物相继上市。1972年Dion Henry等人从芽孢杆菌中发现了阿米卡星。1993年,日本第一治药公司成功研发了左氧氟沙星。除此之外,近10年研发了一些关于治疗耐药结核的新药包括贝达喹啉和德拉马尼,并且利奈唑胺等用于治疗耐药的革兰阳性菌也逐渐被用于治疗耐药结核病。

　　1995年底,世界卫生组织决定把每年的3月24日定为"世界防治结核病日",目的是引起公众对结核病的重视,呼吁各国政府加强对结核病防治的支持。2014年5月由世卫组织每年召集的、在日内瓦联合国万国宫举行的世界卫生大会上通过了一项决议,全面支持批准了带有雄心勃勃目标的2015年后全球结核病战略。该战略旨在遏制全球结核病流行,其目标是在2015—2035年结核病死亡数降低95%、新发病例减少90%,同时确保不使家庭因结核病造成的灾难性巨额费用开支而负债累累。

二、结核病的流行病学及宿主易感因素

　　目前全世界范围内,结核病仍是10大死亡原因之一。当前全球估算有近20亿人感染,

其中5%～10%将会发展为活动性结核病。在全球30个结核病高负担国家中,结核病患者的比例占到全世界患者比例的87%,欧洲及美洲地区结核病患者各占全球患者的3%。高负担国家当中,2019年全球结核病发病人数估计为1 000万(890万～1 100万),中国新发结核病患者数为83.3万,占全球结核病总人数8.4%,位居第3位,前两位分别为:印度264万,占26%;印尼84.6万,占8.5%。

耐药结核杆菌的流行对全球结核病的终结提出不小的挑战,目前据2020年全球结核病年报估计,耐药结核病(DR-TB)继续成为公共卫生重大威胁。全球负担最大的三个国家是印度(12.4万,27%)、中国(6.5万,14%)和俄罗斯(3.9万,8%),另外,在耐多药患者当中有近8.5%的患者是泛耐药患者(对异烟肼、利福平、喹诺酮类药物、注射类药物同时耐药)。

人感染结分枝杆菌的2～8周后,会诱发机体的细胞免疫应答。活化的T细胞和巨噬细胞能够形成肉芽组织,阻止病原体在机体内的复制和扩散。由于机体内强大的细胞免疫功能,病原体被机体的免疫细胞包裹、隔离,从而使病原体处于休眠状态。因此,90%感染了结核分枝杆菌的人群不会发病。但是当机体的免疫功能存在缺陷或应答失败时,感染者就会成为剩下的10%,进展为活动性结核病。一般情况下,在暴露结核的前5年,有近5%的人早期进展称为活动性结核病,而对于在医院重度暴露的员工而言,若不采取异烟肼预防性的治疗,其在暴露后第一年进展成活动性结核病的比例约为15%。剩余5%的感染者可能会在随后的几十年内发作(晚期复发)。下面的一些因素可能会让既往感染的、休眠的结核分枝杆菌再度活跃。众所周知,HIV感染是免疫抑制最强的单一危险因素,像糖尿病、慢性肾功能衰竭、维生素D缺乏、淋巴瘤、白血病、实体肿瘤、硅沉着病、严重营养不良、使用免疫抑制剂的患者,都可能导致潜伏感染向活动性肺结核进展;天然耐受相关的巨噬细胞蛋白(natural resistance-associated macrophage protein)基因、维生素D受体的基因及白介素-1基因的多态性,与一些先天性免疫缺陷包括γ干扰素/白介素-12通路轴的缺陷,都可增加人群对分枝杆菌的易感性。此外,吸毒、酗酒及吸烟等不良生活习惯,也增加感染结核分枝杆菌和进展成活动性结核病的风险。

三、结核病相关的疫苗研究

众所周知,预防重大传染病,疫苗起到关键作用。人类寿命从20世纪20年代的40～50岁增加到现在的70～80岁,疫苗功不可没。疫苗接种,根除了天花,几乎消灭了脊髓灰质炎,预防了很多传染性疾病的大流行。因此,为了实现全球终结结核病的目标,降低发病率和死亡率,人们迫切需要研制新型抗结核病疫苗。尽管M72/AS01E候选疫苗展现一定的前景,目前卡介苗(BCG)仍是WHO扩大疫苗接种计划指导下全球广泛使用的唯一结核病疫苗。该疫苗自1921年发明至今,有161个国家和地区使用,可预防和减轻儿童重症结核病。但随着时间推移,其预防结核病的不足日益明显,大规模的流行病学调查发现BCG的保护作用并不理想。研究表明,BCG对预防儿童严重肺结核有效,但对成人结核病和结核分枝杆菌潜伏感染无保护效应。此外,BCG作为出生后第一针,保护期短,仅5～15年。因此,发展针对全年龄组人群、预防所有形式结核病的有效疫苗,显得更为迫切。

图1-3-1是目前全球范围内(截至2020年8月)进入全球临床试验的14个结核病新型疫苗。

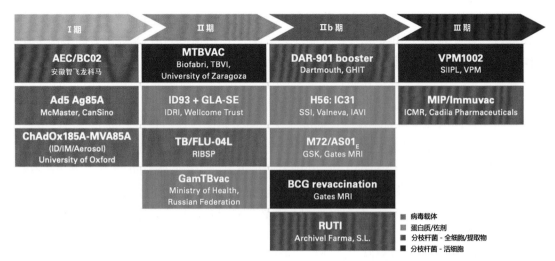

图1-3-1　截至2020年8月全球进入临床试验的14个结核病新型疫苗

目前结核病疫苗临床试验中也遇到了不少挫折，分析原因发现，无论是病毒载体疫苗还是各类亚单位疫苗（蛋白、肽、核酸），其免疫效果很难达到BCG的效果。如英国牛津大学用病毒载体联合结核重要抗原的目的基因（*MVA85A*）做成的疫苗，在Ⅲ期临床试验中遭遇滑铁卢，深究其原因可能与病毒载体＋目的基因的基因组较小（200多个基因），BCG却存在4 000多个基因，从免疫的激发程度上就不在同一个数量级上，因此根据当前结核病疫苗研发存在的问题和趋势，都比较一致看好全细胞结核病相关疫苗的研发。因此，未来结核病疫苗的可能发展情况如下。

1. *初始免疫用疫苗*　研制免疫保护力强于BCG的疫苗以替代BCG，如一些重组BCG疫苗，发展全细胞疫苗。

2. *新的初始免疫+增强免疫策略*　采用活性强的改良BCG初始免疫＋亚单位疫苗（包括以病毒为载体、DNA、蛋白多肽）增强免疫的策略，加强BCG或重组BCG的免疫保护效果。此外，通过联合不同给药途径（吸入性疫苗提高局部的黏膜免疫）来增强免疫的方式也开始被探索。

3. *分阶段疫苗*　针对结核病的不同阶段（潜伏感染、亚临床结核病、活动性结核病等）研制不同的预防性疫苗或治疗性的疫苗，联合抗痨药物缩短治疗疗程等相关工作，相信后续都会逐渐开展。

四、结核病的临床表现

肺结核是结核病中最常见的形式，占到结核病总病例的90%～95%。肺结核早期可无明显临床症状，随着疾病进展，我们可将症状分为两大类：系统性的和肺部的。其中，最常见的系统性症状包括发热（早期为低热，午后常见）、盗汗、乏力、精神萎靡及体重减轻等。而肺部病灶出现或加重时，患者可表现为咳嗽、咳痰甚至轻中度的咯血，当出现胸痛时应警惕胸膜炎的发生，而气促则表现在肺实质病灶广泛播散或者是气管阻塞（肿大淋巴结外压气管、喉部等气管结核）的患者当中。关于体征，肺结核患者肺部听诊靠近病变的部位可听见水泡音,有时一些比较少见的变态反应也能发现,如结节性红斑、滤泡性结膜角膜炎。而淋巴结核、骨结核、消化系统结核、泌尿系统结核、神经系统结核等肺外结核病相对少见,临床表现多种多样,容易与该系统其他疾病的临床表现相混淆。

五、结核病的诊断

结核病的诊断有赖于临床表现、影像学检查以及实验室检测,但临床表现及影像学检查特异性不高,大多数情况下仍需要实验室病原学确诊。需要指出的是,抗酸涂片阳性不一定意味着是结核分枝杆菌,其他的分枝杆菌、诺卡菌等也可以是抗酸杆菌阳性。

目前诊断结核病的金标准还是痰培养法。晨痰是最好的标本,若痰标本超过24 h后可能会有其他细菌的污染。如果患者无法咳痰,可采用高渗盐水5～15 min诱导咳痰,若无法配合,可试行空腹下胃液抽吸以获得咽下的痰液(儿童多采用此方法)。分子生物学检测可用于检测结核分枝杆菌复合群DNA和耐药相关的常见突变。结核病未来检测的方向是:① 分子诊断将是未来结核病诊断市场的生力军;② 即时诊断将是未来结核病发展的大趋势。

WHO于2011年批准了Xpert MTB/RIF检测用于发现肺部和肺外结核,Xpert MTB/RIF检测是一种分子信标检测方法,可用于检测结核分枝杆菌和位于rpoB基因81bp区域的利福平耐药突变,该区域被称为利福平耐药决定区。该检测技术能显著缩短诊断时间(2 h内)和开始有效治疗所需的时间。目前,Xpert MTB/RIF检测的敏感性高于涂片镜检且特异性非常高。

2017年,WHO推荐在任何情况下都使用Xpertμltra(如果可用)来替代Xpert。Xpert MTB/RIFμltra的开发是为了提高Xpert MTB/RIF检测平台的敏感性,它使用与Xpert相同的分析仪器,但采用了新的试剂盒和新的软件。有文献报道在137例痰培养阳性、抗酸涂片阴性的个体中,Ultra和Xpert的敏感性分别为63%和46%,特异性分别为96%和98%,一般而言,在检测涂片阴性培养阳性标本、儿科标本、肺外标本(特别是脑脊液)和HIV感染者标本的结核分枝杆菌方面,Ultra的敏感性可能高于Xpert。

六、结核病的治疗

截至2020年8月,有22种药物、多种不同的抗结核药物方案。结核病治疗分为敏感性结核病的治疗和耐药结核病的治疗。敏感性结核病的治疗方案一般由2个阶段构成:强化治疗阶段和巩固治疗阶段,强化期主要采用异烟肼、利福平、吡嗪酰胺、乙胺丁醇四药联用2个月,巩固治疗通常采用异烟肼和利福平两药联用至少4个月,药物敏感性肺结核病的总疗程为6个月以上,而肺外结核的疗程则需适当延长。所有患者都应接受直接督导治疗(DOT)下的个案管理,以便确保依从性和预防出现耐药性。

目前结核病耐药问题日益凸显,尤其是耐多药结核病(MDR-TB,同时对异烟肼和利福平耐药),据WHO估计,2017年全球范围内有55.8万MDR-TB患者,较2016年的49万有所增加。目前WHO和中国防痨协会推荐的20～24个月耐多药治疗方案比较适合我国国情,而短程疗法（9个月孟加拉国方案）是否适合我国MDR-TB患者还需进一步证实。在2018年8月，WHO发布了一项关于耐多药和利福平耐药结核病（MDR/RR-TB）治疗关键性改变的快速公告，该公告对耐药结核病治疗药物的地位和选择做出一定的调整，肯定了如利奈唑胺、贝达喹啉等一些新药在耐多药结核病治疗中的作用和地位。虽然新的治疗方案可能会进一步提高MDR-TB患者的治愈率，但仍会存在不少治疗失败或不能耐受新方案的患者，针对这部分人群可能需要考虑外科干预。

（黄　威　卢水华）

第二章

结核病实验室安全防护

由于实验室工作人员长时间与结核分枝杆菌接触，受感染机会相对增加，研究显示结核病实验室工作人员被感染的危险性较其他工作人员高 3 ～ 5 倍，导致超过 80% 的实验室感染事故报告事例与实验室工作人员暴露于感染性气溶胶有关。这些感染性气溶胶除非经排气抽风送走，否则仍会悬浮于空气中，若被吸入肺部则可能造成感染。为了保护操作者、环境和受试标本，结核病实验室各项操作应该在符合相应生物安全等级的环境中进行。管理者对于工作人员应予定期健康检查、进行安全操作技术培训并提供适当安全的设备，以降低工作人员感染的危险性。

根据我国《病原微生物实验室生物安全管理条例》《实验室生物安全通用要求》《人间传染的病原微生物名录》和《医疗机构临床实验室管理办法》的规定，结核分枝杆菌大量活菌操作须在符合生物安全防护三级（Laboratory Biosafety Level 3, BSL-3）的环境中进行；样本检测（包括涂片、显微镜观察、样本的病原菌分离纯化、药物敏感性试验、生化鉴定、免疫学实验、PCR 核酸提取等初步检测活动）可以在符合生物安全防护二级（Laboratory Biosafety Level 2, BSL-2）的环境中进行。

一、实验室存在的危险

1. 注射器刺伤。
2. 标本采集时标本管表面被污染。
3. 标本在运输的过程中可能因容器塞子脱落、松动或破碎，导致血、痰、尿、粪等溢出。
4. 标本管在开封、取样、分装时溅洒污染工作台面。
5. 样品混匀、涡旋振荡、离心、超声处理时产生气溶胶。
6. 吸管吹打、注射样品、处理大容量高浓度的生物有害物质（结核分枝杆菌药物敏感试验）等步骤可能产生气溶胶。
7. 废液桶中消毒剂浓度不够。
8. 高压灭菌温度、时间出现问题。
9. 实验室废弃物收集、运送过程中的溅出、泼洒和容器破碎。
10. 倾倒液体培养物和上清液。

11. 用移液管混合液体培养物。

12. 在离心过程中离心管破裂。

13. 热固定涂片。

二、实验室设施和设备要求

各种仪器、设备及工作区域的安排设计需符合作业流程,工作区域应保持清洁,桌椅每日以适当消毒剂擦拭清洁。

1. 应设洗手池,宜设置在靠近实验室的出口处。洗手池上安装洗眼器。

2. 实验室的墙壁、天花板和地面应易清洁、不渗水以及耐化学品和消毒灭菌剂的腐蚀。

3. 地面应平整、防滑,不应铺设地毯。

4. 实验室台柜和座椅等应稳固,边角应圆滑。

5. 如果有可开启的窗户,应安装可防蚊虫的纱窗。

6. 若操作刺激性或腐蚀性物质,应在30 m内设洗眼装置。

7. 若操作有毒、刺激性、放射性、易挥发物质,应在风险评估的基础上,配备适当的负压排风柜。

8. 应有足够的固定电源插座,避免多台设备使用共同的电源插座。应有可靠的接地系统,应在关键节点安装漏电保护装置或监测报警装置。

9. 应在实验室或其所在的建筑内配备高压蒸汽灭菌器或其他适当的消毒灭菌设备。高压蒸汽消毒锅应记录每次操作的温度及压力并做成档案,每次物品高压蒸汽消毒时要贴化学指示带,每周用嗜热芽孢杆菌测试仪器的灭菌效果。

10. 实验室内要有BSL-2或BSL-3的生物安全操作柜才能进行分枝杆菌检验,同时室内空调最好为单向换气系统(非循环式),使室内气流维持由较清洁区域流向污染区域之单向换气。定期以流量计检测操作柜正面及排气口的气流是否符合要求,于初次安装或移动生物安全操作柜时应测试仪器气流方向是否正常,若所测定的气流流速不正常,应将整个操作柜消毒后更换滤片。操作柜表面亦需以适当消毒剂清洁擦拭。生物安全柜的安装应远离门口或通道。

11. 实验室内安装紫外线消毒灯,紫外线灯放出253.7 nm波长放射线,应于工作结束后开灯至少1 h以上以达到杀菌效果。紫外线的穿透力弱,如灰尘、油脂等即可阻断光线,应每周以酒精棉擦拭灯管,使用100 h或3个月后检查杀菌力,若降低至70%时应予更换。

12. 最好配备负压实验室。

三、实验室设计原则及基本要求

1. 实验室的走廊和通道应不妨碍人员和物品通过。

2. 应设计紧急撤离路线,紧急出口应有明显的标识。

3. 房间的门根据需要安装门锁,门锁应便于内部快速打开。

四、个人防护

个人防护用品要配备防护服、N95 口罩、一次性帽子、鞋套、聚氯乙烯手套。

五、进入实验室的要求

1. 工作人员必须被告知实验室工作的潜在危险并接受实验室安全防护培训,自愿从事实验室工作,工作人员应定期接受胸部 X 线检查或结核菌素试验。

2. 患病期、免疫耐受或正在使用免疫抑制剂的人员不许进入实验室。

3. 严禁穿着实验室工作服或防护服离开实验室工作区域(禁止穿白大衣到餐厅、会议室)。

4. 保持结核病实验室门关闭并限制访问。

六、实验室操作要求

1. 废物缸中套有高压灭菌袋。

2. 生物安全柜的台面预先垫上含有消毒剂的纱布垫或纸巾,不要挡住前面或后面的挡板。

3. 处理标本前要对送检的尿液、痰等标本管外部进行 75% 乙醇喷洒消毒。

4. 处理样品时动作需轻柔,吸管、tip 头在液面下轻轻吹打混匀,以免溅洒和产生气溶胶;处理废液时,将液体倒入带有消毒剂的防溅容器中。

5. 丢弃的枪头要小心地排放在废物缸中。

6. 若手部接触到高感染性物质,消毒后脱去最外层手套,更换新的手套。

7. 离心时必须使用有盖的或可以密封的离心管,离心机的转头必须有盖子,最好配有安全罩,离心时液面距离管口至少 2 cm 空隙。

8. 试验结束后,接种好的培养基在从生物安全柜取出前,要用 75% 乙醇喷洒消毒,随后对实验台面进行必要的消毒处理。

9. 尖锐性废弃物应放入指定的锐器盒中进行消毒。

10. 所有实验物品移出生物安全柜前都应进行 75% 乙醇喷洒进行表面消毒。

11. 实验废弃物应放入高压灭菌袋,在运出实验室前必须在高压灭菌器内统一消毒(一定要监测消毒效果,具体做法为每周应用生物指示剂嗜热芽孢脂肪杆菌、每次使用化学指示带检查是否灭菌完全)。

12. 恒温培养箱每个月用消毒剂(0.5% 过氧乙酸或 0.1% 的苯扎溴铵)消毒一次。备注:配置消毒液时,一定要规范,关注消毒液有效浓度。

13. 注意事项 标本接收和登录可以在开放式工作台上进行。所有气溶胶生成活动(任何将能量传递到流体样本中的动作)必须在生物安全柜中进行。例如:

(1)标本容器的表面消毒。

（2）直接涂片。

（3）初级标本消化、去污、浓缩。

（4）浓缩法涂片。

（5）接种培养基。

七、实验室常用设备的正确使用和意外处理

1. 离心机的正确使用

（1）离心机放于合适的位置及高度。

（2）离心管使用塑料制品有质量保证。

（3）连同转子一同配平后离心。

（4）运转前检查转头是否放好。

（5）离心管液面水平应距管口至少2 cm空隙。

（6）最好使用低温离心机。

（7）离心结束后，静置30 s取出离心管。

（8）试验结束后要对离心机喷洒75%乙醇进行消毒处理，再用毛巾擦干。

2. 离心管破碎的处理

（1）未装可封闭离心桶的离心机内

1）如果机器正在运行时发生破裂或怀疑发生破裂，应关闭机器电源，让机器密闭静止30 min，使气溶胶沉积。如果机器停止后发现破裂，应立即将盖子盖上，并密闭30 min。

2）使用镊子清理玻璃碎片。

3）所有破碎的离心管、玻璃碎片、离心桶、十字轴和转子都应浸泡消毒。

4）未破损的带盖离心管应放在另一个有消毒剂的容器中，然后回收。

5）离心机内腔应用消毒剂擦拭消毒，再用水擦拭并干燥。

6）清理时所使用的全部材料都应按感染性废弃物处理。

（2）可封闭离心桶的离心机内

所有密封的离心桶都必须在生物安全柜内装卸。如果怀疑在安全杯内发生破损，应该松开安全杯盖子将离心桶高压灭菌。

3. 生物安全柜正确使用

（1）开：先开门，再开风机、灯等运转15 min。

（2）关：试验结束后，运行5 min，先关风机、灯，再关门。

（3）离心后，在生物安全柜中打开安全杯。

（4）不在安全柜中存储物品。

（5）工作时距离前挡板10 ～ 15 cm。

（6）用10%漂白剂清洁，然后用70%乙醇清洁。

（7）注意事项：尽量减少操作员手和手臂进出安全柜的次数，定期检修生物安全柜。

4. 生物安全柜异常的处理

（1）生物安全柜风量或负压低于设定参数30%且不能修复时，以及生物安全柜定向气流

发生异常且不能修复时,试验人员应立即停止操作,将含有危险生物因子的材料放入密封容器中,表面消毒后放入冰箱。

(2)室内喷雾消毒后退出实验室。

5. 菌液外漏(溅出)到地上时

(1)应立即用湿消毒巾覆盖毒液溅洒的地面,并在消毒巾及其周围喷淋消毒液;室内进行喷雾消毒。

(2)待湿消毒巾覆盖30 min,用镊子将铺于地面的消毒纱布由外向内折后放入高压灭菌袋,密封好待高压灭菌。

八、常用消毒杀菌方法

结核分枝杆菌因细胞壁含有大量脂质,具有疏水性,因而对物理和化学因素的抵抗力较一般致病菌强。

1. 过氧化氢溶液　3%过氧化氢用于实验室环境空间消毒,地面、台面以及一般设备的消毒。

2. 氯及氯化物　实验室常用消毒的有效氯浓度为1 g/L,用于实验室环境空间、地面、台面、一般设备的消毒以及废弃物、尸体的浸泡处理。推荐使用浓度为5 g/L有效氯的溶液消毒溢出的感染性物质。缺点是对金属设备腐蚀性大。

3. 医用乙醇　结核分枝杆菌细胞壁中含有脂质,故对乙醇敏感,70%～75%乙醇作用2 min后死亡。75%乙醇常规用于仪器设备、玻璃窗的表面消毒及日常消毒,试验人员身体表面和双手消毒,门缝喷洒消毒,消毒铺巾上的喷洒。

4. 紫外线　结核分枝杆菌对紫外线敏感,直接日光照射2～7 h可被杀死。紫外线可用于结核病患者衣服、书籍等的消毒。

5. 高压蒸汽灭菌　结核分枝杆菌对湿热敏感,液体中62～63℃加热30 min后死亡。推荐实验室使用121℃加热30 min对微生物标本进行灭菌。

6. 过氧乙酸　0.001%～0.2%浓度,可快速杀灭所有微生物,包括细菌的芽孢。缺点是腐蚀性大,能腐蚀铜、白钢、马口铁等。

7. 其他　0.05%聚维酮碘在15 s内可杀死99%或更多的鸟分枝杆菌、堪萨斯分枝杆菌和结核分枝杆菌;0.5%葡萄糖酸氯己定和0.1%苯扎溴铵对分枝杆菌无杀菌作用;堪萨斯分枝杆菌和结核分枝杆菌与1.0%甲酚接触62 s后被杀死,鸟分枝杆菌即使在62 s后也未受影响;而堪萨斯分枝杆菌和结核分枝杆菌用2.0%戊二醛消毒5 min可被杀死,戊二醛对鸟分枝杆菌无作用。

(卢洪洲)

参考文献

1. 卫生部.人间传染的病原微生物名录[EB/OL].卫科教发[2006]15号,2006-01-11.
2. 国务院.医疗废物管理条例[EB/OL].2003-06-16.
3. 国家卫生健康委员会.病原微生物实验室生物安全管理条例[EB/OL].2018-03-19.

4. Rikimaru T, Kondo M, Kondo S, et al. Efficacy of common antiseptics against mycobacteria ［J］. *Int J Tuberc Lung Dis*. 2000; 4(6): 570-576.

5. 国家卫生和计划生育委员会.临床实验室生物安全指南（WS/T 442-2014）［EB/OL］. 2014-12-15.

第三章

分枝杆菌特性

按照微生物学分类,分枝杆菌归于放线菌目、分枝杆菌科、分枝杆菌属。分枝杆菌属细菌因其细胞壁含有大量脂质(主要是分枝菌酸)而具有特殊的染色性、生长特性、抵抗力、致病性等生物学特性。该菌通常不易被常用的苯胺染料染色,采用加热或延长染色时间促进其着色后又能有效抵抗强脱色剂——酸性乙醇的脱色,这种特性被称为抗酸性,故分枝杆菌又名抗酸杆菌。但在特定生长阶段,某些分枝杆菌会部分或完全丧失这种抗酸性。

尽管革兰染色法很难对分枝杆菌进行染色,但仍将其归类为革兰阳性菌。分枝杆菌自身无动力,不形成芽孢,不产内、外毒素,其致病性与菌体成分以及机体对菌体成分所产生的免疫损伤关系密切。

分枝杆菌属种类众多,据统计目前已报道的分枝杆菌达198个菌种、14个亚种,可分为结核分枝杆菌复合群、麻风分枝杆菌和非结核分枝杆菌三类。根据《伯杰细菌鉴定手册》,又可分为两大类:一类是快速生长分枝杆菌,这类菌在适宜培养温度条件下,接种少量新鲜培养物至营养丰富的固体培养基上,培养7 d内即生长出肉眼可见的单个菌落;另一类缓慢生长分枝杆菌则需培养7 d以上。虽然麻风分枝杆菌也属于后一类,但它在活细胞外不能生长,人工方法尚很难进行培养,在此不做介绍。

第一节 结核分枝杆菌的生物学特性

结核病已成为全球范围尤其是发展中国家日益严重的公共卫生问题,具有较高的发病率与致死率。1882年,结核分枝杆菌被德国医生Koch证实为人和动物结核病的病原菌。1886年,Lehmann和Neumann将该菌正式命名为结核分枝杆菌(*Mycobacterium tuberculosis*,MTB)。结核分枝杆菌复合群包括结核分枝杆菌、牛分枝杆菌(*M. bovis*)、非洲分枝杆菌(*M. africanium*)和田鼠分枝杆菌(*M. microti*)、卡介苗(*Bacille Calmette-Guérin*,BCG)、山羊分枝杆菌(*M. caprae*)、卡内蒂分枝杆菌(*M. canettii*)、鳍脚分枝杆菌(*M. pinnipedii*)、獴分枝杆菌(*M. mungi*)、羚羊分枝杆菌(*M. orygis*),其中结核分枝杆菌对人类的感染率最高。

一、染色与形态

结核分枝杆菌因细胞壁肽聚糖层被大量分枝菌酸包围,可影响染料的渗入,常用姜-尼(Ziehl-Neelsen)抗酸染色:5%石炭酸复红加热条件下与分枝菌酸结合形成复合物而着色,用3%盐酸乙醇处理也不易脱色,最后加亚甲蓝复染,分枝杆菌呈红色,其他细菌及背景中的物质则为蓝色。在光学显微镜下观察,可见不同种类的分枝杆菌形态各异(图3-1-1-1),多数为细长稍弯曲的杆状,有时可见呈直的两端钝圆的棒杆状;单个散在或呈人形、V形、T形、Y形排列,菌体多时细菌扭集在一起呈绳索状、束状或丛状,菌体堆积一团时类似"菊花冠"状杆菌团;菌体大小不一,长度为0.5~8 μm,多为1~4 μm,菌体宽度0.3~0.6 μm,在慢性排菌者中有时可见到长达20 μm异常结核分枝杆菌。牛分枝杆菌相对粗短,也有少数较长呈螺旋状。染色良好的结核分枝杆菌,其菌体内常可见深染的异染颗粒。结核分枝杆菌经荧光染料金胺O染色后,在荧光显微镜下呈明亮的黄绿色,与暗背景在视觉上形成了鲜明的对比。有研究显示,荧光染色法相比姜-尼抗酸染色法在结核分枝杆菌涂片镜检方面阳性率更高,阅片时间可由原来的5 min缩短到2 min,但荧光染色法存在假阳性的缺点。需要注意的是,生长中的结核分枝杆菌菌落在培养基上放置过久或在缺少营养成分的培养基上培养,尤其缺乏甘油或在培养基上加入某种糖苷,结核分枝杆菌的抗酸性将降低;在干酪病灶中或脓液中,结核分枝杆菌多失去抗酸性。

从生长中的结核分枝杆菌菌体中见到其密度不均匀的现象,是由于生存环境的恶劣使生长停止,这样就在菌体内出现数个高密度颗粒状粒子,粒子的数量和密度随时间增加而增加。随着菌体其他部分的密度下降,这些颗粒好像是独立的粒子。当再次置于适宜环境中,其一部分会发育成杆菌状菌体。也就是说,结核分枝杆菌在适宜的条件下生长为杆菌状态,不良条件下以静止维持生命的颗粒状态存在。

结核分枝杆菌的多形态可分为杆菌型(典型形态)、球菌型(L型)、颗粒型、滤过型四种类型。杆菌型是结核菌的正常典型形态,此外结核分枝杆菌可生出膨大部分,呈哑铃形、鼓槌状和串珠状(图3-1-1-1)。

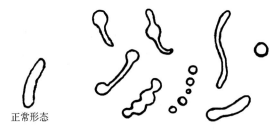

正常形态

图3-1-1-1 结核分枝杆菌多形态性

球菌型是结核分枝杆菌在体内外免疫、营养、药物等人工诱导或自然情况下,维持细菌固有形态的细胞壁中肽聚糖缺损或丧失,使细菌在生长发育过程中呈现的一种变异的菌体形态。Mattman于1960年在强化治疗后的病灶中发现L型结核分枝杆菌。异烟肼影响分枝菌酸的合成,可使结核分枝杆菌抗酸染色变为阴性。L型结核分枝杆菌细胞壁的破坏导致其形态、生理、生化、毒力与病理等均与亲代细菌不同,临床表现为非特征型,给临床诊治带来极大困难。一旦机体免疫功能低下,体内L型结核分枝杆菌又可返祖为亲代菌株,其毒力引起结核病恶化与进展,L型结核分枝杆菌的产生是导致结核病难治和复发的重要原因之一。临床结核性冷脓肿、浆液性渗出液、淋巴结和痰标本中甚至还会检出非抗酸性革兰染色阳性颗粒,过去称为Much颗粒。Much颗粒(颗粒型)为非细胞型体,但在适宜的营养条件下有发育成正常分枝杆菌的能力,故亦为L型。早在1901年,Foutes就用电子显微镜观察到经细菌过滤器滤过的结核分枝杆菌培养滤液中存在球状微粒。这种球状微粒可通过细菌滤膜,故称为滤过型,1991年研究人员在豚鼠肺结核模型中证实了滤过型的存在。这些滤过型保持了结核分枝杆菌的遗传信息,能够进行复制,可再次引起结核病。

正确认识结核分枝杆菌多形态,尤其是辨别是否存在非杆菌型,对结核病尤其是"菌阴"结核病的成功诊治和预防有重要意义。但另一方面,异型结核分枝杆菌是否真正存在并被正确判别和鉴定,其产生的机制以及与临床中结核病的确切关系,均尚不明确。因此,目前临床微生物检验工作中仍以典型的杆菌形态为判定依据。

二、培养特性

结核分枝杆菌是由单纯的反复横向分裂进行繁殖的专性需氧菌,5% ~ 10% CO_2能促进其生长。该菌在含血清、马铃薯、甘油、卵黄以及某些无机盐类的特殊培养基上生长良好,初次在不含有丰富蛋白质的培养基上培养时生长极为不良。最适合pH为6.4 ~ 6.7,当pH ≤ 5.0时,生长的菌落明显减少;当pH ≥ 7.5时,生长非常缓慢。最适生长温度为35 ~ 37℃,30℃以下不生长。结核分枝杆菌在固体培养基上繁殖一代需15 ~ 24 h,2 ~ 8周才出现肉眼可见的菌落;单个菌在鸡蛋培养基上形成直径1 mm菌落需要5周时间;如果患者已接受化疗,可能要延迟至8周才生长。牛分枝杆菌初次分离培养较困难,该菌是引起牛结核病的病原体,对动物的致病性比人型结核分枝杆菌强,生长更缓慢,在中性罗氏培养基上生长不良,菌落细小而扁平,在培养基内加入丙酮酸钠,可促进生长。田鼠分枝杆菌是田鼠结核病的致病菌,它比人型分枝杆菌和牛分枝杆菌生长更缓慢,菌体更长(10 μm)、更细,在含有甘油的培养基上初次分离培养时不生长,传代培养时,甘油也不能促进生长。结核分枝杆菌经过长时间连续传代培养,培养阳性时间缩短。近年来有研究者报道,结核分枝杆菌生长缓慢与其菌体依赖DNA的RNA聚合酶缺陷密切相关,在培养基中结核分枝杆菌的mRNA链延长速度比大肠埃希菌慢10倍,所含的RNA与DNA比值也仅为大肠埃希菌的1/10。由此可推断,结核分枝杆菌菌体依赖DNA的RNA聚合酶缺陷导致转录过程效率低下,从而低效合成蛋白质,是其生长缓慢的主要因素。

结核分枝杆菌典型菌落为粗糙型(可能与菌体内含有高浓度的脂质有关),表面干燥、不透明、凸起、有褶皱和薄的不规则边缘,类似"干酪""菜花"样,一般为淡黄色,不产可溶性色素。在琼脂培养基上比在鸡蛋培养基上颜色淡,褶皱多,有薄而扩展倾向。当固体培养基过于湿润或人为地加入吐温-80等培养条件下,或为高度耐异烟肼的变异菌株时会形成湿润、表面光滑、柔软的菌落。结核分枝杆菌形成光滑菌落是毒力低下的表现。结核分枝杆菌在液体培养基中培养时,一般1 ~ 2周即可见生长现象,在液体表面生成粗糙皱纹状菌膜。把表面活性剂如吐温-80加入肉汤培养基中,能提高该菌的生长率,并有助于阻止菌体聚集,使其均匀悬浮生长。临床标本经液体培养阳性率比固体培养的高10%左右。临床菌株尤其是经抗结核药物治疗后,其菌落常有表型异型性改变,如形态不典型、生长不良、生长缓慢、湿润等。经培养的结核分枝杆菌涂片镜检其菌体形态较临床标本直接涂片的稍短且粗,常聚集成"索状"(图3-1-2-1),而培养生长的非结核分枝杆菌形态变化不大且很少聚集。

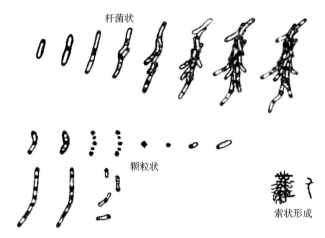

图3-1-2-1　结核杆菌生长模式图

L型结核分枝杆菌因缺乏细胞壁,菌体内渗透压高,在一般培养基上菌体易溶解破坏。因此,培养L型结核分枝杆菌时需增高培养基的渗透压,通常用5% ~ 20%蔗糖加10%马或牛血清,琼脂培养基的琼脂浓度以0.1% ~ 0.5%为宜, > 2%时细菌不能生长。L型结核分枝杆菌最适于在低氧压环境或3% ~ 5% $PHCO_2$下生长。L型结核分枝杆菌多见于陈旧性肺结核和结核药物治疗效果不佳的患者。

三、生化反应

结核分枝杆菌均不发酵糖类,能产生过氧化氢酶。人型、牛分枝杆菌区别在于前者能合成烟酸、还原硝酸盐、耐受噻吩-2-羧酸酰肼,而后者不能。人型、牛分枝杆菌有毒株的中性红试验均呈阳性,而无毒株为阴性,并失去索状生长现象。结核分枝杆菌触酶活性弱,68℃加热后活性丧失,借此与非结核杆菌相鉴别。

四、变异性

结核分枝杆菌随内外环境变化易发生多种变异,包括菌落、形态、生长特性、毒力、耐药性等。菌落变异表现为结核分枝杆菌有毒株其毒力减弱或消失时,菌落由粗糙型(R型)变为光滑型(S型)。

结核分枝杆菌在人工培养基上反复连续传代,可因产生变异而致毒力降低。现广泛用于人类结核病防治的卡介苗(Bacille Calmette-Guérin, BCG)是Calmette和Guerin于1908年将有毒的牛分枝杆菌接种于含甘油、胆汁、马铃薯培养基中经13年230代次成为毒力极弱、无致病性而保留良好免疫原性的减毒变异株。

五、抵抗力与消毒

结核分枝杆菌因细胞壁含有大量脂质，具有疏水性，因而对物理和化学因素的抵抗力较一般致病菌强。

1. 物理因素影响

（1）热力：干热对结核分枝杆菌的杀伤力低于湿热法，实验室用器材和污染物则需置于160～180℃干燥箱持续1～2 h才能达到完全消除污染的目的。湿热下60℃作用10～30 min、70℃下作用10 min、85℃作用5 min、90℃作用1 min，即可杀死培养物内的结核分枝杆菌。痰液内的结核分枝杆菌经煮沸2 min可部分被杀灭，持续煮沸5 min即全部被杀死。在121.3℃（1.05 kg/cm^2）持续30 min的灭菌处理，可杀死芽孢和结核分枝杆菌及其污染物，所以煮沸和高压蒸汽灭菌是灭菌效果最好的方法。

结核分枝杆菌耐干燥和低温的能力强，在干燥的痰标本内可存活6～8个月甚至更长的时间，黏附在空气尘埃上经8～10 d仍保持传染性；结核分枝杆菌在-8～-6℃能够存活4～5年，保存菌株时经-40℃冷冻干燥，可长期存活。

（2）光线：结核分枝杆菌对光线和射线敏感，阳光下直射4 h即可全部被杀死，可用于消毒结核病患者的衣物、书籍等。在波长256 nm时，紫外线杀菌能力最强。但紫外线穿透力弱，难以透入固体物质内部和液体深层，因此紫外线通常用于空气和物体表面消毒。

2. 化学因素影响 化学消毒剂种类很多，其杀菌的机制因化学药物种类不同而异。结核分枝杆菌对化学消毒剂的抵抗力也较一般细菌强。

（1）乙醇：乙醇使菌细胞蛋白质变性、凝固而达到杀菌效果，结核分枝杆菌直接和70%～75%乙醇接触3～5 min可被杀死，故乙醇可用于皮肤消毒。但由于乙醇能凝固蛋白，使痰表面形成一层膜把菌体包裹起来，无法短时间杀死细菌，故乙醇不适用于痰液的消毒。另外，乙醇对芽孢无效。

（2）甲醛：甲醛使菌细胞蛋白质变性、凝固，丧失代谢功能从而导致细菌死亡。1%甲醛作用5 min，即可杀死结核菌。但5%甲醛与痰液等量混合需处理24 h才可达到杀菌效果。

（3）84消毒液：84消毒液以氯为主要成分，后者是一种氧化剂，能使菌体酶失活，还能结合蛋白质的氨基，使其氯化，导致代谢功能障碍，细菌死亡。0.5%的84消毒液15 min可杀死结核分枝杆菌培养物，但对在蛋白质混合液中的结核分枝杆菌几乎无消毒效果。

第二节　非结核分枝杆菌的生物学特性

非结核分枝杆菌（NTM）指除结核分枝杆菌复合群和麻风分枝杆菌以外的其他分枝杆菌。大多数NTM为条件致病菌，机体接触后存在感染、定植和发病等多种转归。以往对其命名不统一，曾被称为副结核杆菌、假性结核菌、无名分枝杆菌等。

NTM与结核分枝杆菌不同,主要表现在:① NTM对处理痰标本的酸、碱比较敏感,培养常为阴性结果;② 常用抗结核药物往往对NTM无效;③ 大多数NTM可在25℃生长;④ NTM抗原性、变应原性与结核分枝杆菌不同,但两者存在交叉反应;⑤ NTM广泛存在于自然界和水源中,为条件致病菌,主要通过环境如污水中获得感染,极少会有人与人之间的传播;⑥ NTM对人类的致病能力较结核分枝杆菌弱,引起的疾病常慢性发展。

一、分类

Runyon分类法根据NTM在固体培养基上生长速度、菌落有无色素及其与光反应的关系,将NTM分为4个群。

Ⅰ群:为光产色分枝杆菌,在暗处为奶油色,曝光1 h后再培养即成橘黄色,生长缓慢,菌落光滑,主要包括堪萨斯分枝杆菌、海分枝杆菌、猿分枝杆菌等;

Ⅱ群:为暗产色分枝杆菌,在暗处培养时菌落呈黄色或橘红色,生长缓慢,菌落光滑,包括瘰疬分枝杆菌、苏尔加分枝杆菌、戈登分枝杆菌等;

Ⅲ群:为不产色分枝杆菌,无论光照与否,菌落通常不产生色素,而呈现灰白或淡黄色,生长缓慢,菌落光滑,包括鸟-胞内分枝杆菌(*M. avium-intracellulare*)、蟾分枝杆菌、溃疡分枝杆菌、土分枝杆菌、胃分枝杆菌等,有些鸟-胞内分枝杆菌会有色素产生;

Ⅳ群:为快速生长分枝杆菌,生长快速,培养2 ~ 7 d即可见到菌落,菌落粗糙,包括偶发分枝杆菌、脓肿分枝杆菌、龟分枝杆菌、耻垢分枝杆菌等。

二、形态

NTM与结核分枝杆菌复合群、麻风杆菌一样,抗酸染色阳性,部分NTM尤其是快生长菌其抗酸性不稳定易丧失,如偶发分枝杆菌、脓肿分枝杆菌、龟分枝杆菌,在培养早期为抗酸性,随培养时间延长菌株老化逐渐失去抗酸性。此外,某些NTM形态有其特点,比如鸟分枝杆菌、胞内分枝杆菌菌体短小(长1 ~ 2 μm),有时呈球形或具有双极抗酸颗粒的短杆状,堪萨斯分枝杆菌比结核菌长、粗,海分枝杆菌短、粗。

三、培养特性

NTM一般较结核分枝杆菌生长快,2 ~ 3周即见生长,快速生长菌1周内即可见生长,有些甚至在固体培养基上2 d就有肉眼可见菌落,液体培养基24 h生长良好。但某些菌种生长极为缓慢,如溃疡分枝杆菌10 ~ 12周才形成菌落。而绝大部分NTM在28℃和37℃均能生长。只是蟾分枝杆菌在28℃不生长。鸟分枝杆菌、胞内分枝杆菌、蟾分枝杆菌在45℃也能生长,溃疡分枝杆菌、海分枝杆菌在28℃生长,37℃生长受抑制。

在固体培养基上,NTM以S型多见,也有R型者。Ranyon Ⅱ群、Ⅲ群中菌种绝大多数为S型,Ⅰ群、Ⅳ群中依菌种不同分为R型和S型。许多NTM菌落可产黄色、橙黄色或微红色色素。在液体培养基内除Runyon Ⅰ群有形成松散的条索状,其他NTM均不形成条索状。

四、致病性

NTM作为一种环境分枝杆菌,广泛存在于土壤、水、污水和气溶胶中。非致病性非结核分枝杆菌在自然界中分布很广,在下水道及土壤中可占抗酸杆菌的50%以上;在动物的粪便中可达40%左右;在人体内(如口腔中)有5%。主要通过环境如污水中获得感染,迄今尚未证实NTM可以在人与人之间进行传播,但可通过动物传染给人。引起医院感染暴发流行的主要是快速生长分枝杆菌,如龟分枝杆菌、脓肿分枝杆菌和偶发分枝杆菌。NTM分为致病性与非致病性两大类,其中仅1/3为致病性,2/3为非致病性,两者鉴别可用抗煮沸实验,后者经煮沸1 min即失去抗酸性,而前者能耐10 min,经高压蒸汽灭菌仍保留抗酸性。NTM与结核分枝杆菌除热触酶试验可加以鉴别外,亦可将菌落置于含盐水小滴的玻片上研磨,前者容易乳化而后者不易乳化。

NTM病可分为原发性和继发性两类。与结核病相似,NTM病以全身中毒症状和局部损害为主要临床表现,在未鉴定菌种之前,常常会被误诊。NTM可以侵犯宿主肺、淋巴结、骨骼、关节、皮肤和软组织等并造成全身播散,引起播散性病变的NTM主要包括鸟分枝杆菌复合群(MAC)、堪萨斯分枝杆菌、脓肿分枝杆菌和海分枝杆菌等,可表现为播散性骨病、肝病、脑膜炎、心内膜炎等。其中引起NTM肺病最为常见,NTM肺病临床表现类似肺结核,常有咳嗽、咳痰、呼吸困难、低热等慢性病程,轻症者可无任何临床表现或仅有咯血。引起皮肤和软组织感染的NTM主要有脓肿分枝杆菌,还包括海分枝杆菌(游泳池肉芽肿和类孢子丝菌病)、溃疡分枝杆菌、偶发分枝杆菌、MAC、龟分枝杆菌、堪萨斯分枝杆菌、耻垢分枝杆菌等,可有局部脓肿或皮肤播散性和多中心结节病灶。引起淋巴结炎的NTM主要有MAC、瘰疬分枝杆菌、偶发分枝杆菌、脓肿分枝杆菌、龟分枝杆菌和堪萨斯分枝杆菌,多为颈部淋巴结炎,耳部、腋下、腹股沟、肠系膜淋巴结也可累及,表现为单侧无痛性淋巴结肿大,并常伴发形成窦道,该病以儿童多见,也有成人发病。

五、药物敏感性

NTM种类繁多,其药物敏感性因种类不同差异很大。对于未经治疗的堪萨斯分枝杆菌分离株,只需做利福平药敏试验;对利福平耐药的堪萨斯分枝杆菌分离株,应进行包括利福布汀、异烟肼、乙胺丁醇、喹诺酮类、克拉霉素、阿米卡星和磺胺类药物等多种药物的敏感性试验。对未经治疗的MAC分离株,仅推荐做克拉霉素药敏试验;海分枝杆菌分离株不要求常规做药敏试验,除非经过治疗失败者。对于快生长分枝杆菌(偶发分枝杆菌、脓肿分枝杆菌和龟分枝杆菌)常规药敏试验应包括阿米卡星、亚胺培南(只限偶发分枝杆菌)、多西环素、氟喹诺酮类药物、磺胺类药物或复方磺胺甲噁唑、头孢西丁、克拉霉素、利奈唑胺和妥布霉素(只限龟分枝杆菌)。

六、常见非结核分枝杆菌

1. 龟分枝杆菌 1903年,Friedmann首次报道并描述此菌,名为龟结核杆菌。包含龟分枝杆菌脓肿亚种、龟分枝杆菌牛亚种、龟分枝杆菌龟亚种。长短不一的杆菌，形态呈多形性，还可呈球形。在多数培养基上 3 d 后可形成光滑、湿润菌落，有时为粗糙型菌落；罗氏培养基上 3～4 d 生长为无色或淡黄色、光滑、湿润菌落。但某些证据表明初次分离培养时，需要几周才生长。传代培养生长 5 d 之内菌落涂片抗酸性强，5 d 后逐渐失去抗酸性。

2. 脓肿分枝杆菌复合群（MABC） MABC 属于快速生长型非结核分枝杆菌，包含 3 个亚种，分别为：脓肿分枝杆菌脓肿亚种、脓肿分枝杆菌博莱亚种、脓肿分枝杆菌马赛亚种。菌落形态分为光滑型和粗糙型，从肺部感染患者中分离出的脓肿分枝杆菌大多为粗糙型。目前发现导致其形成两种菌落形态的主要原因是在粗糙型的细胞壁中，糖肽磷脂类物质含量较低。MABC 所引起的肺部感染等疾病症状与结核病非常相似。65%～80% 的快速生长分枝杆菌（RGM）引起的 NTM 肺病主要是由 MABC 感染导致。 MABC 对一线抗结核药物天然耐药，并且三者的体外药物敏感性试验（简称药敏试验）结果不同，准确鉴定脓肿分枝杆菌复合群非常必要。3 个亚种的 *16S rRNA* 序列极为相似，不能通过 *16S rRNA* 基因片段进行区分，目前国外多推荐采用 *rpoB* 和 *hsp65* 基因序列作为区分上述 3 个亚种的方法。

3. 偶发分枝杆菌 此菌包含偶发分枝杆菌去乙酰胺亚种、偶发分枝杆菌偶发亚种两种。偶发分枝杆菌菌体呈多形态，其抗酸程度不同。在脓液中，菌体长并有丝状类型，有些则呈现明显的分枝。在中性罗氏培养基上菌落大、粗糙，液体培养为索状排列，常与人型分枝杆菌非常相似，与人型分枝杆菌不同为：该菌生长快速，3 d 即生长，在普通琼脂培养基上能生长。

4. 耻垢分枝杆菌 由 Lustgarten 于 1884 年从梅毒患者的硬下疳和梅毒瘤中分离获得。1 年后，Alvarez 和 Tavel 在健康人生殖器分泌物中也发现了与 Lustgarten 描述相似的微生物，耻垢分枝杆菌据此得名。此菌属快速生长菌，生长速度是结核分枝杆菌 10 倍，罗氏培养 2～4 d，可形成粗糙型菌落，或为乳白色光滑型菌落。可引起皮肤软组织感染，对于正常个体，耻垢分枝杆菌基本可视作非致病菌。

5. 鸟分枝杆菌 包含鸟分枝杆菌鸟亚种、鸟分枝杆菌副结核亚种、鸟分枝杆菌森林亚种。属于缓慢生长菌，罗氏培养产生 3 种菌落即：① 圆形、光滑、不透明突起的菌落；② 光滑、透明扁平菌落；③ 粗糙型菌落。艾滋病患者标本中分离出的菌株多为光滑、奶油样菌落，依据菌龄长短，产生不同程度的黄色色素。抗酸染色着色均匀，呈短粗球杆状，液体培养涂片染色为散在分布，无索状结构。

6. 嗜血分枝杆菌 缓慢生长菌。抗酸性强，菌体短而弯曲。营养要求高，普通罗氏培养基上不生长。它是分枝杆菌属中唯一的需氯化血红素和其他铁源生长的菌种。适宜生长温度为 28～32℃，含 10% CO_2 的环境可刺激其生长，可以在巧克力琼脂、5% 羊血哥伦比亚琼脂或含有 2% 枸橼酸铁铵的罗氏培养基上生长，不产生色素。

7. 胞内分枝杆菌 包含胞内分枝杆菌胞内亚种、胞内分枝杆菌莲建洞亚种。室温生长缓慢，菌落以光滑型、非光产色为主。在显微镜下，可见菌体呈多形态，而常规培养菌体通常呈现具有双极抗酸颗粒的短杆状。由于胞内分枝杆菌和鸟分枝杆菌几乎难以鉴别，因此常统称为复合体。胞内分枝杆菌和鸟分枝杆菌最适生长温度是 40℃，30～40℃可生长。胞内分枝杆菌和鸟分枝杆菌遍布于全世界，可在水、土壤、乳制品以及鸟类和哺乳动物的组织中分离到。

8. 日内瓦分枝杆菌　缓慢生长菌,不产色素,常常引起艾滋病患者中的播散性感染。在罗氏培养基、7H11琼脂上不生长,仅在肉汤培养基中生长(6~8周)。对大多数抗生素敏感,只对异烟肼耐药。

9. 堪萨斯分枝杆菌　属慢生长、光产色菌,光暴露后产生黄色色素,最适生长温度为32℃。堪萨斯分枝杆菌比人型分枝杆菌长而宽,着色或未着色部位常呈现带状,通常以弯曲的索状排列。该菌在含甘油的培养基上37℃保持2周即生长。培养在暗处,菌落则呈微白色,与人型分枝杆菌非常相似,只是表面较光滑,曝光后即产生黄色菌落。对动物的致病力非常有限,大多数实验动物只产生局部病灶,是最常见的对人致病的非典型分枝杆菌之一,对人的致病性可能比其他的任何非典型分枝杆菌都强,该菌引起肺内和肺外疾病,最易侵犯肺部。与人型分枝杆菌引起的疾病几乎难以区别。在某些情况下,该菌在丙酮酸钠培养基上不生长。

10. 戈登分枝杆菌　戈登分枝杆菌是一种慢生长、暗产色的非结核分枝杆菌,罗氏培养基上为橘黄色菌落。传统上被认为是一种临床意义不大的非致病性环境分枝杆菌。它可以从各种环境中分离出来,包括土壤和自来水。随着时间的推移,越来越多的病例报告将戈登分枝杆菌作为皮肤和其他部位感染的致病菌。

11. 海分枝杆菌　此菌为慢生长、光产色菌,存在海水和淡水中。最适宜的生长温度为30~32℃,37℃初代生长不良,传代培养时可在37℃生长,罗氏培养8~14 d可见菌落生长,菌落为灰白色,光照后菌落变为深黄色。人类接触污染的海水或海洋生物而感染,本菌可引起游泳池肉芽肿。在组织内,该菌由短粗的、染色均匀的杆菌聚集成丛,或由细长的、串珠状和条纹状的杆菌分散于整个组织,在痰中通常不会被发现。

12. 蟾分枝杆菌　此菌首次从一只非洲瓜蟾(Xenopus Laevis)的皮肤病灶中分离出来,1959年施瓦巴彻(Schwabacher)对该菌进行了描述。该菌为缓慢生长菌,最适生长温度是42℃,培养3~4周,形成细小、扁平、光滑型菌落,有时略有色素产生,继续培养常产生黄色色素。本菌为长杆状或长丝状。热水贮存系统中可检出,可引起医院内感染,肺部是最常见的感染部位。

13. 溃疡分枝杆菌　此菌是在热带患者皮肤溃疡处缓慢生长的非色素菌,最初在热带发现,可引起坏死性的皮肤疾病,如不及早治疗,即形成中心坏死的慢性溃疡。该菌长1.5~3.0 μm,宽0.5 μm,在组织切片中,一般较大并呈串株状。该菌最适宜生长温度为33℃,生长非常缓慢,于30~33℃持续温育6~12周可出现菌落,菌落光滑、细小而隆起,呈淡乳脂色至黄色,在37℃不生长。从痰中不能分离到溃疡分枝杆菌。

14. 猿分枝杆菌　1965年有专家首次报告了猿分枝杆菌。该菌的某些生物化学性状和培养特性,包括其产生烟酸的能力使之与其他光产色菌区别开来。该菌菌落细小,生长不良,曝光后黄色色素产生很缓慢,除非做烟酸试验和色素产生试验,否则可能与胞内分枝杆菌混淆。该菌抗多数常用的抗结核药物,因此应做吡嗪酰胺、环丝氨酸、卷曲霉素、卡那霉素、四环素及红霉素的药敏试验。

15. 瘰疬分枝杆菌　1956年,Prissiek和Masson首次确证瘰疬分枝杆菌是儿童淋巴腺炎一种类型的病原体。该菌比人型分枝杆菌长、粗并呈更粗的串珠状,菌落坚硬,隆起,产生黄橙色色素。

16. 苏尔加分枝杆菌　1972年苏尔加分枝杆菌被首次鉴定为致病菌。在室温培养时,该菌呈现光产色性,而在37℃培养时呈现暗产色性。苏尔加分枝杆菌分布广泛,在威尔士、日本和美国均有病例报告。该菌必须与戈登分枝杆菌鉴别开来。戈登分枝杆菌是一种常从未被结核菌感染患者痰中分离出的慢生长暗产色菌,吐温-80水解试验可以鉴别这两种菌:戈登分枝杆菌呈阳性反应,而苏尔加分枝杆菌一般呈阴性反应。尿素酶试验和硝酸还原试验也有助于鉴别。

(刘一力　卢洪洲)

参考文献

1. 倪语星,尚红.临床微生物学与检验[M].北京:人民卫生出版社,2011.
2. 中国防痨协会基础专业委员会.结核病诊断实验室检验规程[M].北京:中国教育文化出版社,2006.
3. 严碧涯,端木宏谨.结核病学[M].北京:北京出版社,2003.
4. 熊礼宽.结核病实验室诊断[M].北京:人民卫生出版社,2003.
5. 綦迎成,李君莲,陈美娟.实用结核病实验室诊断[M].北京:人民军医出版社,2012.
6. 李中兴.非结核分枝杆菌与临床感染[M].北京:科学出版社,2015.
7. Chadwick MV.分枝杆菌[M].李国利,庄玉辉,译.北京:人民军医出版社,1985.
8. 王金良,倪语星,徐英春,等.分枝杆菌病实验诊断规范[M].上海:上海科学技术出版社,2006.
9. 刘同伦,实用结核病学[M].沈阳:辽宁科学技术出版社,1987.
10. Peyffer GE. Mycobacterium: General Characteristics, Laboratory Detection, and Staining Procedures[M]//Jorgensen JH, Pfaller MA, Carroll KC, et al. Manual of clinical microbiology. 11th ed. USA: ASM press, 2015: 552-553.
11. 何文英,黄新玲,郑丽英.结核病感染预防与控制[M].武汉:华中科技大学出版社,2018.

第四章

临床送检标本采集、运送和保存

临床送检标本包括各种体液、组织标本、脓液、粪便、尿液和痰等标本。当怀疑肺结核时，最常见的送检标本为痰，最好是连续3 d的晨痰标本。在留标本前，应该指导患者如何咳出深部痰，样品体积5～10 ml为最佳。当处理体积较少的样本时，应在报告上注明"此标本量少于最佳数量，会影响培养或涂片的敏感性"。由于拭子收集的标本量太少，当涂片或培养阴性时，易误导临床诊断，所以不推荐拭子采集标本。肾结核的诊断是通过培养3～5个早晨第一次中段尿标本，这是一种传统的"无菌性脓尿"。混合尿液样本是不合适的，因为合并增加了细菌污染，会降低分枝杆菌的分离率。

一、呼吸道标本的采集

1. 痰标本的性状　合格的痰标本应是患者深呼吸后，由肺部深处咳出的分泌物。

(1) 干酪痰：标本外观黄色(或奶酪色)、脓样、团块状的肺部分泌物为主，具体见下页图4-1-1，黏度较黏液痰低，制片时较易涂抹；由于此类标本是由肺部深处咳出，对肺结核的诊断最有价值，故抗酸杆菌(AFB)的检出率较高。

(2) 血痰：此类标本是因黏液痰或干酪痰标本中混有血液而形成，颜色为褐色或深褐色、鲜红色或伴有血丝，具体见下页图4-1-2；由于含血标本易干扰AFB的镜检结果，故在直接涂片时应尽量避免挑取含血标本。

(3) 黏液痰：标本外观以白色、黏稠度较高的肺部和支气管分泌物为主，具体见下页图4-1-3，制片时需仔细涂抹；此类标本的AFB检出率较唾液高。

(4) 唾液：目视观察标本外观，以透明、半透明水样或浑浊无黏度的口腔分泌物为主，有时可见食物残渣，见下页图4-1-4。由于此类标本进行AFB检查时检出率很低，用于患者确定诊断时是不合格的标本。

2. 用于采集标本的容器　采用WHO推荐的国际通用螺旋盖容器。见下页图4-1-5和下页图4-1-6。

3. 标本采集　根据痰标本采集的时间，可将标本分为三类。① 即时痰：就诊时深呼吸后咳出的痰液。② 晨痰：患者晨起立即用清水漱口后，咳出的第2口、第3口痰液。③ 夜间痰：送痰前一日，患者晚间咳出的痰液。标本量一般为5～10 ml，标本性状属于干酪痰、褐

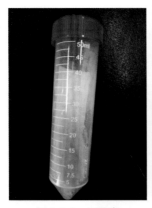 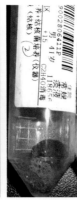 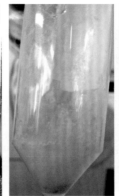 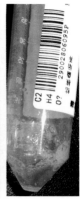

图4-1-1 干酪痰　　图4-1-2 血痰　　图4-1-3 黏液痰　　图4-1-4 唾液

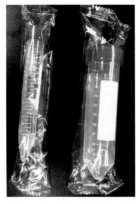

图4-1-5　15 ml和50 ml尖底离心管　　图4-1-6　留取粪便容器

色血痰或含少量新鲜血液的血痰、黏液痰者为合格的标本。痰标本不合格者,应给予进一步指导并要求其重新送检。进行细菌学检查时,应在登记本和检验报告单上注明标本性状,以供分析结果时参考。

（1）痰：为取得理想的痰标本,建议留取连续3 d的晨痰标本。取痰前应先以冷开水漱口,减少口内的食物残渣、漱口液、药物等物质以免污染或抑制结核分枝杆菌的生长;同时咳痰时,应深吸气,屏住再用力咳出肺部深处的痰,而不是咳出唾液或喉头分泌物。有些患者只会咳出少量痰,则增加咳痰次数或收集24～48 h的痰以供培养或涂片所用。须注意蜡质痰盒留取标本易造成抗酸杆菌假阳性的结果。

（2）人工诱导痰：对于不能产生痰的患者,可利用吸入温暖的雾化高渗盐水(5%～10%),以刺激肺部,诱导受检者咳嗽及产生薄水样的标本。由于采得的检体呈水样,应特别予以注明。

（3）支气管肺泡灌洗液、支气管刷取物：当雾化吸入无效或需要立即诊断时,支气管肺泡灌洗是最好的选择。支气管肺泡灌洗取肺远端标本,为研究提供了丰富的材料(灌洗液、刷取物和活检标本),支气管刷取物2～5 ml,支气管肺泡灌洗液20～50 ml。注意事项为：不能使用自来水清洗支气管镜,避免分枝杆菌污染环境。由于支气管镜灭菌困难,有假阳性和交叉感染的报道。

（4）胃液：本法适合于下述两种患者。① 凡X线检查怀疑有结核病而用其他检痰方法均属阴性者。② 所有将痰咽下或一点也不能吐出来的患者均可使用此法。尽管胃液标本的质量可能低于诱导痰，对于儿童和一些不能排痰的成人患者来说，是一种可接受的替代标本采集方法。在痰检阴性的结核病患者中（包括培养在内），如能利用洗胃检查，可有20% ～ 25%的患者发现结核分枝杆菌。统计资料证明，痰直接涂片与集菌阴性的患者，采取痰与胃内容物培养，可以提高10% ～ 20%的阳性结果。采集胃液可于空腹时抽取胃液或洗胃液（特别是儿童）40 ml左右置无菌瓶中送检，连续收集3 d。若采集的胃液标本不能在4 h内处理时，应加入100 mg碳酸钠中和胃液中的酸性物质，避免酸性物质对结核分枝杆菌造成伤害。须注意胃液中常有共生的分枝杆菌，会引起假阳性的结果。

（5）气管洗涤液：在支气管镜检查时，以无菌操作注入气管适量无菌蒸馏水，抽吸几次后，抽吸出的液体即可送检。也可用8 ～ 9号消毒导尿管从鼻腔插入气管内，缓慢注入无菌蒸馏水5 ml，取出导尿管，留取患者3 h内咳出的痰液送检。

（6）活体切片及气管穿刺抽取物：利用本方法采集，除了能直接取得标本外，数日后可使受检者自然产生痰，以供检查。

4. 注意事项

（1）婴儿及儿童的标本只可在咳嗽后涂抹喉部或鼻部获得，或者是检查胃液及大便。

（2）早期或慢性纤维性肺结核时，痰量都很少。特别是后一种的患者只有在清晨时有一些痰。平常在排痰的时候常伴有轻微的咳嗽，有的时候咳嗽很剧烈且很费力气，可是痰量很少，应该将24 h的痰全部留下。

二、肺外标本的采集

结核分枝杆菌对人体各器官均可能造成病变，所以实验室可能收到肺部以外的各种标本，如体液、组织液、脓、尿等，根据受污染情形，可分为无菌标本和有菌标本两大类。

1. 脑脊液　无菌操作由腰椎穿刺采集脑脊液3 ～ 5 ml，于无菌容器中送检。

2. 穿刺液　包括胸水、腹水、心包液、关节液及鞘膜液等标本，严格按照无菌操作，进行穿刺术抽取胸腹水40 ～ 50 ml，心包液、关节液1 ～ 5 ml，骨髓0.5 ～ 1 ml，于无菌容器中送检，或直接注入分枝杆菌培养瓶中。为防止标本凝固，标本中应加灭菌抗凝剂如肝素（每毫升体液加0.2 mg肝素）或柠檬酸钠（每10 ml体液加2滴20%的柠檬酸钠）、草酸钾（每毫升体液加0.01 ～ 0.02 ml 10%中性草酸钾），或每5 ml体液加0.5 ml的肝素以阻止凝固。

3. 尿　收集早晨第一次中段尿于无菌容器，连续收集3 d。采集时，应先清洁外生殖器，以减少污染发生。分枝杆菌培养至少需要40 ml的尿量，应拒收少量或者24 h的尿标本。必要时做无菌导尿送检。诊断尿路结核通常需3 ～ 5份标本，增加采检次数可提高阳性率。

4. 粪便　适用于艾滋病患者播散性鸟-胞内分枝杆菌感染诊断。挑取脓性或黏液部分粪便于灭菌的广口瓶中送检1 ml左右。粪便涂片的敏感性只有32% ～ 34%。

5. 脓液　封闭性脓肿经无菌穿刺术抽取，置无菌试管送检。开放性脓肿和脓性分泌物以无菌纱布或棉拭子擦拭采集。原则上各器官和组织的冷脓肿应尽可能避免直接穿刺，以免造成结核性瘘管。由于脓液中感染的部分分枝杆菌适合在较低的温度下培养，建议第二套培养应在30℃孵育。

6. 血液　推荐抽取5 ml血液直接接种至Myco/F Lytic血培养瓶，见图4-1-7。若不能直接接种，血液标本需要用聚茴香脑磺酸钠（SPS）或肝素或柠檬酸盐抗凝后送实验室检测，不能使用EDTA抗凝。

7. 拭子标本　一般不推荐用拭子取标本，采集后的拭子加5～10滴生理盐水，防止拭子干燥。至少采集10根拭子。

8. 会厌分泌物　将灭菌棉拭子于生理盐水或肉汤中浸湿，借助喉镜在会厌部刮拭分泌物，直接涂片；或置1 ml灭菌生理盐水中供培养用。

9. 无菌技术取得的组织　怀疑含有结核分枝杆菌的组织标本，可装入无菌容器送检（不能固定或防腐），若无法立即处理可加入无菌生理食盐水防止干燥，尽速送检。收到的组织标本应于生物安全柜内予以研磨均质化或用无菌剪刀剪碎后，直接接种入液体及固体培养基。

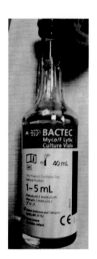

图4-1-7　血或无菌体液培养瓶，适用于真菌和分枝杆菌培养

三、标本采集注意事项、运送及保存

1. 标本采集时的注意事项

（1）于未开始治疗前采检标本，因为即使是数日的药物治疗仍可能杀死或抑制足够量的结核杆菌，使其无法培养出来，影响诊断的正确性。

（2）将标本收集于清洁、无菌、防漏、带螺旋盖的一次性塑料容器。

（3）收集早晨第一口痰标本至少3次。

（4）标本的质和量都非常重要。对于痰标本，一定要咳出深部痰液，如无痰或痰少，可以多次咳痰，标本量至少5 ml。对于尿和胸腹水，标本量最好为50 ml左右。

2. 标本运送及保存

（1）在尽可能短的时间内送到实验室，若超过1 h分离培养，应将标本保存在冷藏冰箱，以避免污染物过度生长。分离培养用标本保存时间最好在3 d内，最迟不超过7 d。分子生物学检测标本−20℃保存。

（2）标本运送时，应妥善包装避免漏出或破损。

（3）血液收集于BACTEC FX分枝杆菌培养瓶，不要冷藏，在室温下保存。

（4）如果胃液标本延迟超过4 h检测，在容器中加入大约100 mg碳酸钠以中和酸度，减少胃酸对分枝杆菌的伤害。

（钱雪琴　卢洪洲）

参考文献

1. Murray PR, Baron EJ, Jorgensen JH. Manual of Clinical Microbiology［M］. 8th Ed. Washington DC: American Society for Microbiology Press , 2003: 972−990.
2. Washington WJ, William SA, Koneman E. Koneman's Color Atlas and Textbook of Diagnostic Microbiology［M］. 6th Ed. Philadelphia: Lippincott Williams & Wilkins, 2005: 1065−1083.

3. 中国疾病预防控制中心.中国结核病防治规划·痰涂片镜检实验室质量保证手册［EB/OL］.2011.

4. 赵雁林.结核病实验室诊断技术培训教程［M］.北京：人民卫生出版社,2014.

5. 谢惠安,阳国庆,林善梓,等,现代结核病学［M］.北京：人民卫生出版社,2000.

第五章

抗酸杆菌涂片、染色及显微镜检查

第一节　抗酸杆菌涂片处理方法及局限性分析

一、概述

标本涂片抗酸染色镜检是应用最长久、最广泛、最为简便的检测结核杆菌的方法,是临床医生诊断肺结核的第一步,方法简单、快速,能给临床提供诊断与治疗的有力依据。

抗酸杆菌涂片包括直接涂片法和集菌后涂片法。痰标本直接涂片的阳性检出率不高,一般为30%～40%,通常痰液中菌量多于$5×10^3$/ml才能检出;直接涂片法由于阳性率低,缺乏浓缩集菌涂片法的敏感性,并且与检测者的技术和责任心等有很大关系,应选择标本中奶酪状、坏死组织或含血丝的部分制片,较易得到阳性结果;浓缩集菌涂片法是直接涂片法的改进,通过消化离心或漂浮集菌等方法富集标本中的抗酸杆菌,提高阳性率。对于同一个标本,漂浮集菌法阳性率高于直接涂片法,消化离心浓缩集菌法阳性率高于漂浮集菌法10%左右。实验室常用的消化离心浓缩法分为2%～4% NaOH消化法和5%次氯酸钠消化法,对于呼吸道标本,后者阳性率高于前者。

二、涂片镜检的优缺点

(一) 优点

1. 报告时间短。

2. 操作简单。

3. 便宜。

4. 可用于治疗效果评价。

(二) 缺点

1. 抗酸杆菌涂片镜检的缺点是敏感性低,其灵敏度为22%～78%,低于分枝杆菌培养。

2. 阴性的抗酸杆菌涂片镜检结果并不能排除分枝杆菌感染,因为痰中抗酸杆菌的检测限仅为每毫升痰5 000～10 000条菌,而培养可检测每毫升痰10～100条有活力的分枝杆菌。

3. 工作质量与操作人员密切相关,当处理大量标本时,假阴性结果的可能性增加。

4. 不能鉴别死菌还是活菌。

5. 不能区分结核分枝杆菌和非结核分枝杆菌。痰涂片中见到粗大、交叉带状形态的抗酸杆菌,常怀疑为堪萨斯分枝杆菌感染。

世界卫生组织建议通过以下策略改进镜检阳性率:① 使用荧光染色代替传统的姜-尼抗酸染色;② 使用发光二极管(LED)显微镜代替传统荧光显微镜。

抗酸杆菌常用的染色方法为姜-尼抗酸染色(简称抗酸染色)及荧光染色。有文献报道采用金胺O染色法(荧光染色法)检测,其灵敏度是抗酸染色的10倍,而LED荧光显微镜的出现,使得该技术更适合于资源贫乏的地区,但特异性不如抗酸染色法。抗酸杆菌染色对分枝杆菌不具有特异性,非分枝杆菌例如诺卡菌、红球菌、麦氏军团菌、隐孢子虫、等孢球虫属、圆孢子虫的孢囊和小孢子可能表现出不同程度的抗酸性。大约10%的快速生长非结核分枝杆菌抗酸染色阳性,荧光染色阴性,对于临床高度怀疑快速生长非结核分枝杆菌感染,建议同时做荧光染色和抗酸染色,避免漏检。

三、直接涂片法

该方法快速,操作简便、价格低廉,数小时可报告结果,适于各级实验室开展,是直接发现病原菌的检查方法、目前发现和确定传染源的主要途径、考核和评价疗效的重要指标,有重要的流行病学意义。适用标本类型为呼吸道标本、粪便、脓液标本。尿液、脑脊液和胸腹水标本需要NaOH处理后涂片或蒸馏水稀释或生理盐水稀释后涂片。

直接涂片方法易受人为因素影响,不同检验人员之间可能会出现较大误差,需要经过标准化培训,缩小差异,减少漏检。且敏感性低,通常每毫升含5 000 ～ 10 000条以上抗酸杆菌才可得到阳性结果,阳性率低于漂浮集菌法和离心沉淀法。直接涂片时,痰标本不易黏附在玻片上,最好是在生物安全柜中烤片机上加热玻片后再挑取标本进行涂片,或者将痰标本先高压灭菌,再进行涂片。涂片方式挑取脓痰、血痰或黏稠部分,以同心圆画圈的形式,涂成椭圆形10 mm×20 mm大小、厚薄适度的痰膜,这样菌体分布比较均匀,镜检时不易漏检。涂片过厚时,染色时涂膜易脱落,抗酸染色时,厚重的蓝色掩盖红色的抗酸杆菌;荧光染色时,背景浅黄色,黄绿色的荧光不易观察,易漏检。

注意事项:黏液脓性痰常含有无数微小的白色或灰白色的小颗粒,其大小有所不同,可从非常小到具有1 mm直径那么大。这些小颗粒没有痰中黏液那样黏稠,涂在玻片上好像是颗粒状浆糊样。它们很像食物颗粒,必须加以鉴别。这些小颗粒是由小的脓细胞堆或坏死肺组织的碎块所组成,它可能含有的结核分枝杆菌数量比黏液成分多的痰多,所以要将痰中这些小颗粒选做涂片用。

(一) 呼吸道标本

1. 脓痰　用折断的竹签茬端挑取痰标本的脓样、干酪样部分约50 μl,于玻片正面的右侧2/3中央处以同心圆划圈的方式,均匀抹成10 mm×20 mm椭圆、厚薄适度的涂片,置于烤片机上烘干,备染色用。

2. 干酪痰　用折断的竹签茬端挑取痰标本的脓样、干酪样部分约50 μl,于玻片正面的右侧2/3中央处以同心圆划圈的方式,均匀抹成10 mm×20 mm椭圆、厚薄适度的涂片,置于烤片机上烘干,备染色用。

3. 黏液痰　用折断的竹签茬端挑取黏液,将标本在标本管壁上稍微研磨后,取标本约50 µl,涂在玻片上,另取一支新竹签于玻片正面的右侧2/3中央处以同心圆划圈的方式,均匀抹成10 mm×20 mm椭圆状、厚薄适度的涂片,置于烤片机上烘干,备染色用。

4. 混合痰　用一次性吸管将口水吸出弃去,用竹签将黏液拉出,涂片方法同"黏液痰"。

5. 口水痰　用一次性吸管吸取标本,滴在玻片正面的右侧2/3中央处,以同心圆划圈的方式,均匀抹成10 mm×20 mm椭圆、厚薄适度的涂片,置于烤片机上烘干,备染色用。

6. 血痰　涂片方法同黏液痰,对于严重的血性痰液,推荐NaOH消化后,PBS中和或蒸馏水稀释,离心沉淀后涂片。若不处理就直接涂片,褐色的血红素会干扰镜检,造成漏检。

(二) 脓液

脓液直接涂片法阳性率为46%,浓缩法涂片阳性率为80% ～ 96%。

方法1:用折断的竹签茬端挑取脓液约绿豆大小,于玻片正面的右侧2/3中央处以同心圆划圈的方式,均匀涂抹成10 mm×20 mm椭圆、厚薄适度的涂片,置于烤片机上烘干,备染色用。

注意事项:涂片太厚时,染色时涂膜易脱落,涂片宜薄不宜厚。

方法2:用一次性无菌吸管取脓液一滴或用竹签取绿豆大小脓液,于玻片右端,另取一张玻片十字交叉盖在脓液上,两张玻片压紧,轻轻拉开,置于烤片机上烘干,备染色用。该方法涂片,可以避免或减少染色冲洗时涂膜脱落,见图5-1-3-1。

(三) 粪便标本

用折断的竹签茬端挑取粪便标本的脓样、黏液样部分约50 µl,于玻片正面的右侧2/3中央处以同心圆划圈的方式,均匀涂抹成10 mm×20 mm椭圆、厚薄适度的涂片,置于烤片机上烘干,备染色用。切记涂片宜薄不宜厚。

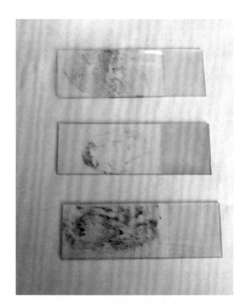

图5-1-3-1　脓液推片、涂片差别

四、漂浮集菌法

主要适用于呼吸道标本,也可适用于尿液、脓液等。该法的优点是阳性率高于直接涂片法,生物安全有保证,缺点操作烦琐、费时。

1. 痰　首先将12 ～ 24 h痰液收集在100 ml专用螺旋盖的锥形玻璃瓶中(瓶口直径约为2 cm),121℃高压灭菌15 min,待标本冷却后,加灭菌蒸馏水20 ～ 30 ml,总体积勿超过容器的1/2,加0.1 ～ 0.3 ml汽油或二甲苯或正己烷,旋涡振荡5 min左右,待痰彻底液化,缓慢加入蒸馏水与瓶口齐平,将涂有蛋白甘油(蛋清与甘油按1 ： 1比例配置)标记好的玻片放置在容器开口处,静置至少20 min,取下玻片,将其反转,有涂膜一面朝上,自然干燥或过火烤干后,进行姜-尼抗酸染色或荧光染色。

也可以静置后用接种环或一次性吸管,从二甲苯或汽油交界处的油沫层取液体,置于玻片上,待干后再滴加,如此反复多次,直至厚度适宜,干燥后火焰固定,染色镜检。

2. 尿 将留取在玻璃瓶中的尿标本弃去一部分,剩余20～30 ml,121℃高压灭菌15 min,待标本冷却后,加0.3 ml汽油或二甲苯,涡旋振荡5 min,其他操作同"痰"。

3. 脓液 取少于30 ml标本于100 ml专用螺旋盖的玻璃瓶中,其他操作同"痰"。

4. 支气管灌洗液、支气管刷取物 操作同"尿"。

五、离心沉淀法

主要分为三种:直接离心沉淀法、NaOH消化离心沉淀法和次氯酸钠消化离心沉淀法。

(一)标本类型

适用于支气管灌洗液、支气管刷取物、胃液、无凝块的胸腹水、无絮状物的脑脊液。

1. 支气管灌洗液、支气管刷取物、胃液 将上述标本离心15 min,离心力为3 000～3 800 g,弃上清,取沉淀物涂片,涂片方法同"黏液痰"(本书第30页)。

2. 无凝块的胸腹水、无絮状物的脑脊液

(1)无凝块、无血性的黄色胸腹水:将标本离心3 000～3 800 g,15 min,弃上清,加入蒸馏水5 ml,涡旋振荡,破坏红细胞,再加蒸馏水至50 ml,3 000～3 800 g离心15 min,弃上清,取一滴涂成10 mm×20 mm卵圆形,置于烤片机上烘干,备染色用。

(2)脑脊液:无凝块、无血性、淡黄色脑脊液加蒸馏水3 ml,涡旋振荡,破坏红细胞,再加蒸馏水至10 ml或15 ml,3 000～3 800 g离心15 min,弃上清,取2滴涂成10 mm×20 mm卵圆形,置于烤片机上烘干,备染色用。

(3)无凝块、无血性、淡黄色胸腹水、无色脑脊液标本:将标本离心15 min,离心力为3 000～3 800 g,弃上清,加3～4滴蒸馏水,取沉淀物1滴于玻片正面的右侧2/3中央处,以同心圆划圈的方式,均匀涂抹成10 mm×20 mm椭圆、厚薄适度的涂片,置于烤片机上烘干,备染色用。

(注意:以上方法加入蒸馏水的目的是破坏红细胞和稀释标本中蛋白,避免染色时标本脱落,不可省略)

(4)脑脊液中加入5%鞣酸2滴使成沉淀,离心沉淀后弃上清,混匀,取沉淀物1滴于玻片正面的右侧2/3中央处,以同心圆划圈的方式,均匀涂抹成10 mm×20 mm椭圆、厚薄适度的涂片,置于烤片机上烘干,备染色用。

六、消化后离心沉淀法

(一)NaOH消化离心沉淀法

适用于所有标本的消化处理。

1. 试剂配制

(1)2%～4% NaOH溶液:取2～4 g NaOH加入80 ml灭菌新鲜制备蒸馏水中,完全溶解后补充蒸馏水至终体积100 ml,冰箱冷藏保存。

（2）pH6.8磷酸盐缓冲液（PBS）：将 KH_2PO_4 45.59 g 和 $Na_2HPO_4 \cdot 12H_2O$ 119.977 g 溶解于 1 000 ml 蒸馏水中，配制成10倍磷酸缓冲液储存液，取100 ml 储存液加到900 ml 蒸馏水中，分装后高压灭菌备用。

试剂配制注意事项：一定要用新鲜制备的蒸馏水配制，放置时间久的蒸馏水中可能含有非结核分枝杆菌，涂片镜检时易造成假阳性结果。

2. 呼吸道标本的处理

（1）脓痰需加2～3倍体积的2%～4% NaOH 消化液；黏液痰加入1～2倍体积的消化液；稀薄痰则加等量消化液；支气管灌洗液、支气管刷取物、胃液先离心15 min，离心力为 3 000～3 800 g，弃上清，加入5～10 ml 2%～4% NaOH 消化液。

（2）涡旋振荡器上振荡22 s 左右，直至标本充分液化。

（3）加入pH为6.8的PBS（0.067 mol/L）缓冲液或蒸馏水至50 ml 标记的刻度，上下颠倒混匀。

（4）3 000～3 800 g 离心15 min，弃上清。

（5）取沉淀物1～2滴制成10 mm×20 mm 椭圆、厚薄适度的涂片，备染色用。

注意事项：① 糊状沉淀物取1滴涂片，充分涂抹开，用棉签蘸取多余标本，否则痰膜易脱落。② 标本离心好后，要立即取出离心管，看着离心管底部的沉淀物，轻轻倒掉上清液，一旦沉淀悬浮起，要立即将离心管直立，用吸管小心吸取上清，留下沉淀。③ 离心力至少为 3 000 g，离心15 min。④ 标本加消化液总体积不要超过20 ml。

3. 脓液的处理　　取1～2 ml 脓液标本，加入5～15 ml 2%～4% NaOH，涡旋震荡至完全液化，静置15～20 min，加无菌PBS（pH6.8）或蒸馏水至50 ml 混匀，3 000～3 800 g 离心15 min，弃上清，若沉淀物少，取1～2滴涂成厚薄均匀10 mm×20 mm 卵圆形，备染色用。若沉淀物较多，则用吸管加3滴蒸馏水或生理盐水或PBS混匀，取1滴涂成厚薄均匀 10 mm×20 mm 卵圆形，备染色用。

注意事项：① 标本量1～2 ml 为宜，否则过多标本不易液化。② 涂片易薄不易厚，厚涂片会出现染色时涂膜脱落，镜检时造成假阴性。

4. 骨髓、淋巴穿刺液、肺穿刺液的处理　　对于肺穿刺液，通过NaOH消化溶解红细胞，与直接涂片法相比，阳性率可由6%提高到50%左右。淋巴穿刺液经NaOH消化处理，涂片阳性率为70%左右。对于血性标本，破坏红细胞是关键。

（1）稀薄血性标本等量加入2%～4%的NaOH，消化其中的凝块或血液；浓厚的血性标本，加入3～4倍体积的2%～4% NaOH。

（2）涡旋震荡，将未消化的凝块用两根竹签固定，沿管壁研磨，静置15～20 min。

（3）加无菌PBS（pH6.8）或蒸馏水至50 ml。

（4）3 000～3 800 g 离心15 min，弃上清。

（5）若沉淀物少，取1～2滴涂成厚薄均匀10 mm×20 mm 卵圆形涂片，备染色用。

（6）若沉淀物较多，则用吸管加3滴蒸馏水或生理盐水或PBS混匀，取1滴涂成厚薄均匀 10 mm×20 mm 卵圆形，备染色用。

注意事项：① 若沉淀呈褐色，再加溶痰剂5 ml，消化至透明澄清，离心，弃上清，加入 1～2滴（血浆与蒸馏水按1∶15稀释配制）稀释血浆，涂片。② 比较浓的血性穿刺液初次消化,一定要用NaOH消化,不宜先用溶痰剂。

5. 尿标本的处理　传统的尿标本处理方法为离心后,取沉淀物直接涂片,染色过程中标本易从玻片上脱落,是造成涂片阳性率低的主要原因。尿标本离心后,将沉淀物用NaOH消化,可避免染色时标本脱落,阳性率可达50%左右,具体操作步骤如下。

(1)先将50 ml左右尿液3 000～3 800 g离心15 min,弃上清。

(2)加入5～10 ml 2%～4% NaOH,涡旋震荡至完全液化,静置15～20 min。

(3)加蒸馏水或无菌PBS(pH6.8)至50 ml。

(4)3 000～3 800 g离心15 min,弃上清。

(5)取1～2滴涂成厚薄均匀10 mm×20 mm卵圆形,备染色用。

注意事项:① 若尿离心后沉淀很多,建议加5 ml左右的溶痰剂处理,离心弃上清后加1∶15的血浆1～2滴,吹打均匀后涂片;② 若尿沉淀物加入NaOH后,标本变为黏稠,建议临床重新留取一份尿液,离心后用5～10 ml的溶痰剂处理;③ 推荐荧光染色,LED显微镜镜检。

6. 粪便标本的处理

(1)将标本与5～10 ml 2%～4% NaOH混合,振荡7 s。

(2)吸取上清5 ml左右,加蒸馏水或无菌PBS(pH为6.8)至50 ml。

(3)3 000～3 800 g离心15 min,弃上清。

(4)取1滴涂成厚薄均匀10 mm×20 mm卵圆形,备染色用。

注意事项:若涂片太厚,可用吸管垂直于玻片,倒吸一部分标本弃去,或用棉签吸取多余标本。

7. 胸、腹水标本的处理　传统方法离心后弃上清,取沉淀涂片,染色过程中标本易从玻片上脱落,是造成涂片阳性率低的主要原因,传统方法阳性率＜5%。胸腹水经NaOH消化后离心沉淀涂片,阳性率可达30%左右。

(1)先将胸腹水中的凝块或絮状物吸出至另一试管。

(2)剩余部分3 000～3 800 g离心15 min,弃去上清液,与上述凝块混合成一管。

(3)加10～15 ml 2%～4% NaOH消化40～60 min至透明。

(4)加无菌PBS(pH6.8)或蒸馏水中和至50 ml。

(5)3 000～3 800 g离心15 min,弃上清。

(6)混匀沉淀,取1滴制成厚薄均匀、卵圆形10 mm×20 mm涂片,备染色用。

注意事项:① 次氯酸钠(溶痰剂)不适合用于消化胸、腹水,否则标本染色时不易脱色,无法镜检。② 标本离心后,一定要消化处理或蒸馏水洗涤处理,否则染色时标本易被冲洗掉,降低镜检阳性率。

8. 脑脊液标本的处理　结核性脑膜炎患者的脑脊液,蛋白含量高,若离心后直接涂片,染色时标本易脱落,降低涂片的阳性率。用NaOH消化处理或蒸馏水洗涤,阳性率可达30%左右。

(1)若脑脊液为无色透明、无絮状物,3 000～3 800 g离心15 min,弃上清,加3滴PBS或蒸馏水稀释标本中蛋白浓度,将沉淀部分混合均匀,取1滴制成厚薄均匀、卵圆形10 mm×20 mm涂片,备染色用。

（2）若为淡黄色或有絮状物，加等量的2%～4% NaOH消化至絮状物消失，加3～4倍的无菌PBS（pH6.8）中和或蒸馏水稀释碱性，3 000～3 800 g离心15 min，弃上清，混匀沉淀，取2～3滴制成厚薄均匀、卵圆形10 mm×20 mm涂片，备染色用。

注意事项：含絮状物的脑脊液，一定要NaOH消化处理，否则染色过程中标本易脱落。

9. 拭子的处理

（1）加入2～3 ml 2%～4% NaOH于装有拭子的离心管中。

（2）涡旋震荡，静置15～20 min。

（3）将拭子沿管壁挤压出多余水分，弃去拭子。

（4）加无菌PBS（pH为6.8）中和或蒸馏水至15 ml。

（5）3 000～3 800 g离心15 min，弃上清。

（6）将沉淀部分混合均匀，取2～3滴制成厚薄均匀、卵圆形10 mm×20 mm涂片，备染色用。

10. NaOH消化离心沉淀法操作注意事项

（1）标本离心结束后，立即倒掉上清，动作要轻，看着沉淀慢慢倒，一旦沉淀悬起，要用吸管慢慢吸取上清，弃去。若离心后，长时间未倒掉上清，沉淀在倾倒过程中易悬浮。

（2）若为肺外标本，同一标本一张玻片涂两个，一个厚些，一个薄些。

（3）建议离心速度至少要3 000 g以上，最好3 800 g。

（4）一定要使用尖底离心管离心标本。平底离心管倾倒上清时，沉淀易悬浮被倒掉。

（5）对于糊状沉淀，取1滴沉淀涂片，用棉签轻轻蘸取玻片上多余标本，避免染色时涂膜脱落。

（二）次氯酸钠消化离心沉淀法

由于漂白水或5%～6%次氯酸溶液能杀死大部分微生物及标本内的结核杆菌，若标本仅用于抗酸杆菌涂片，可利用次氯酸消化法，以降低操作者被感染的危险性。利用本方法处理可不在生物安全柜内操作，但若处理时间超过15 min以上时，会造成抗酸杆菌分解，所以标本处理时应注意时间不可过长。

1. 试剂　①贝索溶痰剂，主要成分次氯酸钠，室温保存。②1∶15血浆：2 ml献血者血浆加蒸馏水至30 ml，冰箱冷藏保存。

2. 标本类型　呼吸道标本、尿。

3. 标本处理

（1）脓痰或黏稠痰，加入3倍体积溶痰剂；黏液痰加入2倍体积溶痰剂；稀薄痰则加等量溶痰剂；口水痰加3～4滴溶痰剂（以痰液彻底液化为准）；少量的灌洗液、支刷物、胃液处理同稀薄痰液，如果量超过10 ml，处理同尿标本，先3 800 g离心15 min，弃上清，沉淀物中加入5 ml左右的溶痰剂。

（2）涡旋震荡，至完全液化（查看管底有无黏液）。

（3）3 000～3 800 g离心15 min，弃上清。

（4）加入1～2滴（1∶15）血浆，吹打均匀。

（5）若沉淀物颜色为乳白色，取1滴制成10 mm×20 mm椭圆的涂片，再将吸管垂直于玻片，吸去多余标本；若沉淀物为清亮或稍混浊的液体，取1～2滴制成10 mm×20 mm椭圆、厚薄适度的涂片,备染色用。

4.溶痰剂消化法操作注意事项

(1)一定要使用尖底离心管离心标本;平底离心管倾倒上清时,沉淀易悬浮被倒掉。

(2)倾倒上清结束时,最后再轻轻甩2～3下,尽量将上清液去除干净。

(3)溶痰剂处理标本,涂片宜薄不宜厚,一般取1～2滴涂片,当沉淀为明显浑浊,取半滴涂片(1滴涂片后,再将吸管垂直于玻片,倒吸多余标本)。涂片太厚,染色时标本易脱落,镜检时,非特异性抗酸物质增加,干扰镜检,造成漏检。

(4)沉淀中加入1～2滴(1∶15)血浆,可减少涂片在染色时标本脱落,背景易观察。

(5)溶痰剂处理标本荧光染色时,第三液用0.3%亚甲蓝而不是高锰酸钾,可以减少非特异性荧光。

(6)溶痰剂处理标本荧光染色时,个别标本存在较多非特异性荧光,或出现较亮、菌体特别短的现象,建议用高倍镜镜检。镜检时存在非特异性抗酸阳性物质,报告典型形态的抗酸杆菌。

(三) NaOH与溶痰剂处理呼吸道标本优缺点比较

见表5-1-6-1。

表 5-1-6-1 NaOH 与溶痰剂处理效果比较

因 素	NaOH	溶 痰 剂
阳性率	低	高
镜检背景	干净	非特异性抗酸物质多
消化效果	低	好
适用标本类型	所有标本	呼吸道标本、尿
生物安全	危险	安全

七、涂片注意事项

1.应以95%乙醇擦拭(浸泡)脱脂,用干燥、清洁、无油污、无划痕的新玻片制备。

2.载玻片应清洁无划痕、一次性使用,不得清洗后再次用于AFB涂片检查,避免假阳性。

3.每张玻片只涂一份标本。

4.所有的操作必须在生物安全柜内进行。

5.为避免交叉污染,在操作过程中,同一时间只打开一个标本,其余标本应盖紧盖子。

6.为保证检验人员的安全,严禁在涂抹标本的同时对载玻片进行加热。

7.涂片最好自然干燥后染色,抗酸染色或荧光染色镜检时背景比较干净,不易漏检或出现假阳性。若烤片烘干,烤片温度不要超过65℃,烘干后立即取出,否则易出现假阳性。

8.最好选用低温冷冻离心机,减少气溶胶的产生。

(钱雪琴 许晓广)

第二节　抗酸染色及显微镜检查

抗酸杆菌抗酸染色方法有很多,分别为萋-尼抗酸染色(简称抗酸染色)、改良萋-尼抗酸染色、Kinyoun抗酸染色(又称冷抗酸染色)、潘本汉抗酸染色、弱抗酸染色、卡贝托(Gabbet)抗酸染色、改良J-K抗酸染色等。

抗酸染色注意事项如下。

(1)染色期间始终保持涂片被染色液覆盖,必要时可续加染色液,加温时勿使染色液沸腾。

(2)脱色时,滴加盐酸乙醇的量要充足,以盖满玻片为准,否则镜检时非特异性物质增多,奴卡菌属易被污染呈阳性,影响镜检和出现假阳性。

(3)每次在进行下一步染色前,一定要用流水将玻片冲洗干净,否则染色效果不好。

(4)若染色时手套污染了石炭酸复红或金胺O,切记要更换手套,否则镜检时非特异性抗酸物质增加会干扰镜检。

(5)染色时,玻片间距离为1～2 cm,冲洗时水流要小,缓慢冲洗染液,避免交叉污染造成假阳性和标本被冲掉。

(6)涂片过度加热或紫外线照射时间过长,会使分枝杆菌失去抗酸性,造成假阴性结果。

(7)诺卡菌可呈弱抗酸性,取罗氏培养新鲜菌落涂片抗酸染色镜检时,会出现少部分菌体为阳性、大部分菌体为阴性现象,需加注意。

(8)培养基上某些快速生长的分枝杆菌在抗酸染色镜检时,会出现大部分菌体为阳性,少部分菌体为阴性现象,须与杂菌污染相区分。

一、萋-尼抗酸染色

(一) 原理

抗酸杆菌细胞壁中分枝菌酸在苯酚的渗透性助染作用下,与首染染料中复红结合牢固,能够耐受酸性乙醇的脱色,显微镜观察时保持红色;与之相反,非抗酸杆菌和绝大多数人体细胞由于细胞结构和菌体成分的限制,在首染染料染色后,容易被酸性乙醇脱色,经复染后被亚甲蓝染为蓝色,以此区分。

(二) 染色液配制

1. 石炭酸复红染液　碱性复红0.3 g,95%乙醇10.0 ml,石炭酸(已溶)5.0 ml,蒸馏水95.0 ml。

2. 脱色剂　35%浓盐酸3 ml,95%乙醇97 ml。

3. 复染液　亚甲蓝0.3 g,蒸馏水100 ml。

注意事项:碱性复红乙醇储存液应避光保存,为保证染液的质量,建议储存液保存不超过6个月。石炭酸(苯酚,phenol,分子式为C_6H_6O):应使用熔点为40.5℃的分析纯试剂。

(三) 染色操作步骤 (图5-2-1-1)

1. 涂片自然干燥后,放置在染色架上,玻片间距保持1 cm以上的距离,玻片两端顶部

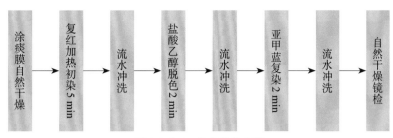

图 5-2-1-1　染色操作步骤

悬空；

2. 滴加石炭酸复红染液，盖满涂膜，用酒精灯火焰在玻片下方来回加热至出现蒸汽后，撤离火焰，染色 5 min；

3. 流水自玻片上端轻缓来回冲洗，冲去染色液，沥去标本上剩余水分；

4. 滴加盐酸乙醇布满玻片，脱色 2 min；如有必要，需流水洗去脱色液后，再次脱色至无可视红色为止；

5. 流水自玻片一端轻缓冲洗，冲去脱色液，沥去玻片上剩余水分；

6. 滴加亚甲蓝复染液，染色 2 min；

7. 流水自玻片一端轻缓冲洗，冲去复染液，然后沥去标本上剩余水分，待玻片干燥后镜检。

二、改良萋-尼抗酸染色

染色液配制同"一、萋-尼抗酸染色"（见上文第 36 页）。

1. 涂片自然干燥；

2. 取一张涂片 6 s 内在酒精灯火焰上来回过火 5～6 次，以烫手背为准；

3. 立即放置在染色架上，滴加石炭酸复红染液，布满涂片；

4. 剩余涂片染色同上，玻片间距保持 1 cm 以上的距离，玻片两端顶部悬空，保持染色 5～10 min；

5. 流水自玻片上端轻缓来回冲洗，冲去染色液，沥去标本上剩余水分；

6. 滴加盐酸乙醇布满玻片，脱色 2 min；如有必要，需流水洗去脱色液后，再次脱色至无可视红色为止；

7. 流水自玻片一端轻缓冲洗，冲去脱色液，沥去玻片上剩余水分；

8. 滴加亚甲蓝复染液，染色 2 min；

9. 流水自玻片一端轻缓冲洗，冲去复染液，然后沥去标本上剩余水分，待玻片干燥后镜检。

三、Kinyoun 抗酸染色

该染色法又称冷抗酸染色。当涂膜较厚时，此方法会出现抗酸染色假阴性情况，推荐热染法。

（一）染色液配制

1. 石炭酸复红染液

（1）配方：碱性复红 4 g，95% 乙醇 20 ml，石炭酸 8 ml，蒸馏水 100 ml。

（2）配制方法：① 将碱性复红溶于95% 乙醇，然后边摇边加入蒸馏水（缓慢）。② 将石炭酸放入56℃水浴箱中熔化后，用吸管取 8 ml 到染色液中。

2. 脱色剂　浓盐酸 3 ml，95% 乙醇 97 ml。

3. 复染液　亚甲蓝 0.3 g，蒸馏水 100 ml。

（二）染色步骤

1. 涂片烤片机上烘干，或涂片自然干燥后，火焰固定（在 5 s 内将玻片置于火焰上 3 ～ 4 次）；

2. 放置在染色架上，玻片间距保持 1 cm 以上的距离，玻片两端顶部悬空；

3. 滴加石炭酸复红染液，盖满涂膜，保持染色 5 min；

4. 流水自玻片上端轻缓来回冲洗，冲去染色液，沥去标本上剩余水分；

5. 滴加盐酸乙醇布满玻片，脱色 2 min；如有必要，需流水洗去脱色液后，再次脱色至无可视红色为止；

6. 流水自玻片一端轻缓冲洗，冲去脱色液，沥去玻片上剩余水分；

7. 滴加亚甲蓝复染液，染色 2 min；

8. 流水自玻片一端轻缓冲洗，冲去复染液，然后沥去标本上剩余水分，待玻片干燥后镜检。

四、潘本汉（Pappenheim）抗酸染色

本法主要用于尿液及粪便中抗酸杆菌检查，以区分耻垢分枝杆菌：结核分枝杆菌呈红色，耻垢分枝杆菌及其他细菌呈蓝色。

（一）染色液配制

1. 石炭酸复红染液　配制同"一、姜—尼抗酸染色"（见本书第36页）。

2. 复染液　蔷薇色酸 1 g 先溶于 100 ml 纯乙醇中，然后加亚甲蓝 2 g（至饱和），置室温 4 d，并经常振摇使其充分溶解，以滤纸过滤后，加甘油 20 ml 混匀备用。

（二）染色操作步骤

1. 固定涂片，滴加石炭酸复红加热染 2 min。

2. 倾去染液，勿水洗。

3. 滴加复染剂，边滴边倾去，重复 4 ～ 5 次后水洗。

4. 待干，油镜检查。

五、弱抗酸染色

怀疑诺卡菌感染时用这一染色方法，分枝杆菌、诺卡菌为红色。

（一）染色液配制

1. 石炭酸复红染液配制　同"三、Kinyoun抗酸染色"（本页上半部分）。

2. 脱色液 1%硫酸（1 ml硫酸缓慢加到99 ml蒸馏水中）或0.5%盐酸乙醇（0.5 ml浓盐酸溶于99.5 ml的70%乙醇中）。

3. 亚甲蓝染液 亚甲蓝2.5 g溶于100 ml 95%乙醇中。

（二）染色方法

1. 涂片自然干燥；

2. 取一张涂片6 s内在酒精灯火焰上来回过火5～6次，以烫手背为准；

3. 放置在染色架上，立即滴加石炭酸复红染液，布满涂片；

4. 玻片间距保持1 cm以上的距离，玻片两端顶部悬空，保持染色5～10 min；

5. 流水自玻片上端轻缓来回冲洗，冲去染色液，沥去标本上剩余水分；

6. 滴加1%硫酸或0.5%盐酸乙醇布满玻片，脱色2 min；如有必要，需流水洗去脱色液后，再次脱色至无可视红色为止；

7. 流水自玻片一端轻缓冲洗，冲去脱色液，沥去玻片上剩余水分；

8. 滴加亚甲蓝复染液，染色1 min；

9. 流水自玻片一端轻缓冲洗，冲去复染液，然后沥去标本上剩余水分，待玻片干燥后镜检。

六、卡贝托（Gabbet）抗酸染色

这种对比染液有脱色作用，染色而不必脱色，在脱色同时除抗酸杆菌仍呈红色外，标本中所有的组积均被染成蓝色。这个方法染色非常迅速，但不如姜-尼抗酸染色法满意。

（一）试剂

1. 石炭酸复红染液 配制同"一、姜—尼抗酸染色"（见本书第36页）。

2. 硫酸亚甲蓝液 将1.5 g亚甲蓝溶于85 ml蒸馏水中，慢慢加入浓硫酸15 ml，混匀。

（二）染色方法

1. 涂片固定后，滴加石炭酸复红液染色5 min，水洗。

2. 加硫酸亚甲蓝液2～3 min，水洗。干后镜检。

本法染色后，抗酸杆菌呈红色，背景和其他细菌为蓝色。

七、改良I-K抗酸染色

适用于L型分枝杆菌染色。

1. 染色剂

（1）碱性复红3 g，溶于20 ml 95%乙醇，加苯酚8 ml、蒸馏水80 ml，溶解后过滤，临用前加0.1 ml吐温-80。

（2）脱色剂：0.5%盐酸乙醇（浓盐酸0.5 ml加入95%乙醇溶液100 ml）。

（3）复染剂：亚甲蓝0.1 g溶于0.2%乙酸100 ml。

2. 染色步骤

（1）涂片于空气中自然干燥后，丙酮固定，或石蜡切片4 μm经脱蜡后，蒸馏水清洗（玻片倾斜，水自一端流下，不可直接冲洗）。

（2）加苯酚品红液后置湿盒内，于室温24 h后细流水洗。

（3）加脱色剂，脱至无红色为止。

（4）加复染剂复染0.5～2 min，水洗后干燥，镜检。病理切片水洗后，用95%乙醇处理数秒，无水乙醇脱水，二甲苯透明处理，中性树胶封固后镜检。

注意事项：载玻片需用清洁液浸泡过夜，自来水充分冲洗，最好用黏附剂（如多聚赖氨酸或APES等）处理后，晾干备用。染色时用一张阳性片作为对照。染色剂使用一段时间后，如效果不好，可再加吐温-80少许。

八、显微镜镜检

干燥后的涂片置光学显微镜检查，先在40倍放大率下扫描整个涂片，观察是否存在抗酸杆菌，再用油镜确认。每张涂片须用油镜观察300个视野，约用时5 min。若涂片上有形成分太少，先低倍镜找到有形成分，油镜观察，或者沿着涂片边缘镜检。对于初诊患者、肺外标本涂片阴性时，要反复镜检，镜检时间10 min左右。

九、结果判断

在淡蓝色背景下，抗酸杆菌呈红色，杆状、分枝状、V形、串珠状等，菌体细长。其他细菌和细胞呈蓝色。

十、结果判读

抗酸杆菌阴性：连续观察300个不同视野，未发现抗酸杆菌。

抗酸杆菌阳性（报告抗酸杆菌菌数）：1～8条/300视野。

抗酸杆菌阳性（1+）：3～9条/100视野，连续观察300个视野。

抗酸杆菌阳性（2+）：1～9条/10视野，连续观察100个视野。

抗酸杆菌阳性（3+）：1～9条/视野。

抗酸杆菌阳性（4+）：≥10条/视野。

报告+时至少观察300个视野，报告2+至少观察100个视野，3+、4+时至少观察50个视野。

十一、痰涂片抗酸杆菌浓度与涂阳概率

见表5-2-11-1。

表 5-2-11-1　痰涂片抗酸杆菌浓度与阳性结果概率

镜 检 分 级	菌数/视野数	标本含菌量/ml	涂 阳 概 率
－	0/300视野	1 000～5 000	＜10%

（续表）

镜 检 分 级	菌数/视野数	标本含菌量/ml	涂阳概率
±	1～2/300视野	5 000～10 000	50%
1+	3～9/100视野	5 000～10 000	80%
2+	1～9/10视野	约50 000	90%
3+	1～9/每视野	约100 000	96.2%
4+	≥10/每视野	约500 000	99.95%

十二、读片时间与镜检阳性率的关系

见表5-2-12-1。

十三、不同离心力对涂片镜检及培养结果的影响

见表5-2-13-1。

表 5-2-12-1　读片时间与阳性率

读片时间（min）	阳性率（%）
15	100
10	90
5	67

表 5-2-13-1　不同离心力下涂片及培养的阳性率

离心力（g）	涂片阳性率（%）	培养阳性率（%）
1 260	1.8	7.1
3 000	4.5	11.2
3 800	9.6	11.6

十四、标本中不同抗酸杆菌抗酸染色形态汇总

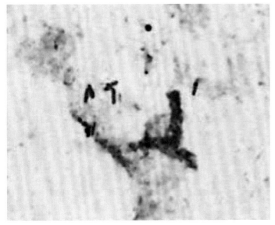

图5-2-14-1　抗酸杆菌阳性，着色好，粗，×1 000

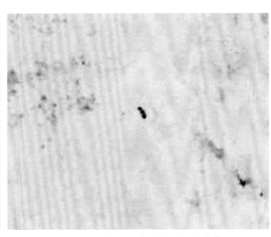

图5-2-14-2　标本抗酸杆菌阳性，短，串珠状，×1 000

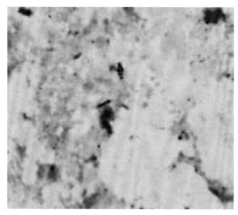

图5-2-14-3　标本抗酸杆菌阳性,纺锤状,×1 000

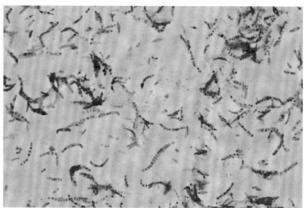

图5-2-14-4　抗酸染色,菌体粗大,串珠状,×1 000

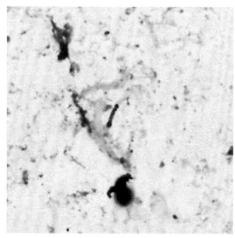

图5-2-14-5　标本抗酸染色阳性,两极浓染,×1 000

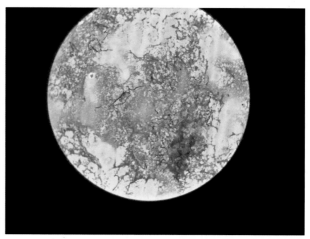

图5-2-14-6　抗酸染色,分枝状排列,×1 000

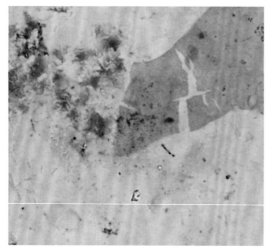

图5-2-14-7　标本抗酸染色阳性,菌体断裂,×1 000

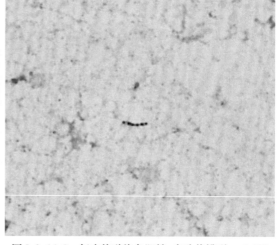

图5-2-14-8　标本抗酸染色阳性,串珠状排列,×1 000

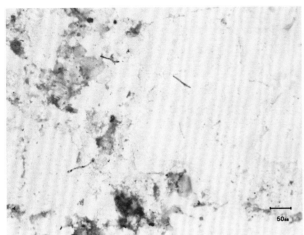

图5-2-14-9　标本抗酸染色阳性，菌体粗大，×1 000

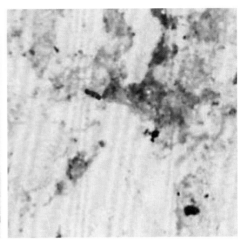

图5-2-14-10　标本抗酸染色阳性，菌体粗短，×1 000

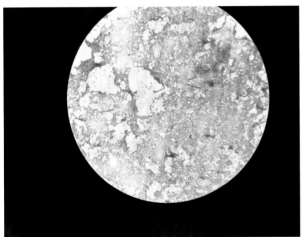

图5-2-14-11　标本抗酸染色阳性，菌体细长，串珠状，×1 000

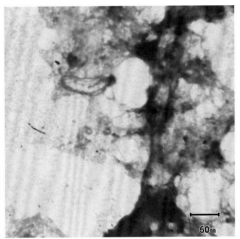

图5-2-14-12　标本抗酸染色阳性，菌体细长，有断裂，×1 000

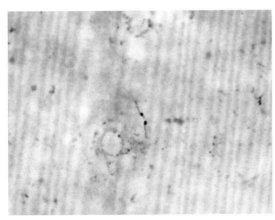

图5-2-14-13　标本抗酸染色阳性，浓染颗粒明显，×1 000

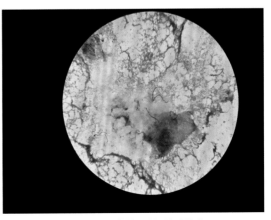

图5-2-14-14　液体培养阳性，抗酸染色，×1 000

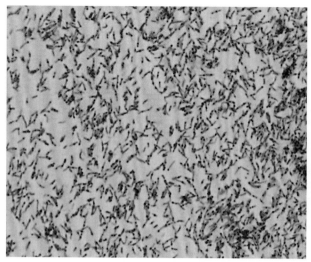
图 5-2-14-15　标本抗酸染色阳性++++,×1 000

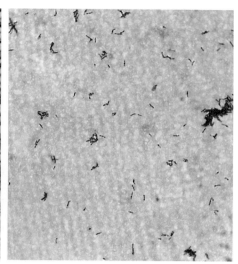
图 5-2-14-16　标本抗酸染色阳性,×1 000

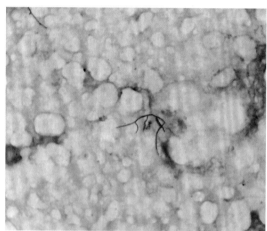
图 5-2-14-17　分泌物涂片:偶发分枝杆菌,抗酸染色,×1 000

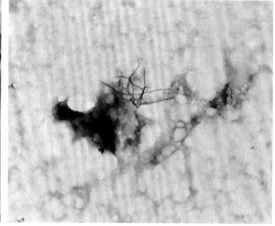
图 5-2-14-18　分泌物涂片:偶发分枝杆菌,抗酸染色,分枝状,×1 000

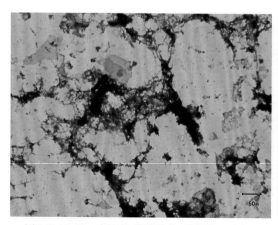
图 5-2-14-19　痰标本,抗酸染色,假阳性,×1 000

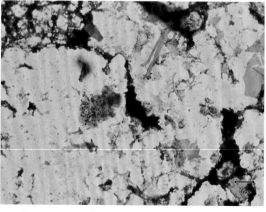
图 5-2-14-20　痰标本,抗酸染色,假阳性,×1 000

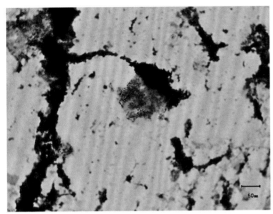

图 5-2-14-21　痰标本,抗酸染色,假阳性,×1 000

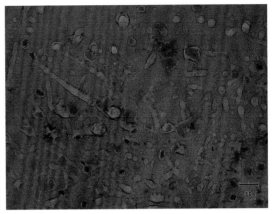

图 5-2-14-22　痰标本,抗酸染色,假阳性,×1 000

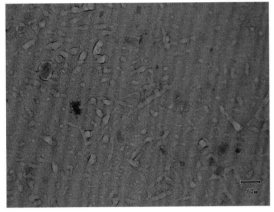

图 5-2-14-23　痰标本,抗酸染色,假阳性,×1 000

（钱雪琴）

第三节　荧光染色及显微镜检查

一、原理及特点

（一）原理

抗酸杆菌细胞壁中分枝菌酸在苯酚的渗透性助染作用下,与首染染料中金胺O牢固结合,能够耐受酸性乙醇的脱色,在荧光显微镜下呈现黄绿色或橘黄色荧光,非抗酸杆菌和绝大多数人体细胞由于细胞结构和菌体成分的限制,在首染染料染色后,容易被酸性乙醇脱色,经复染后无荧光或很弱的荧光,可以此区分。

（二）特点

由于荧光染色一般于200～400倍镜检,而抗酸染色则于1 000倍镜检。镜检时相同时间内荧光镜检染色观察的视野较抗酸染色范围广（4～10倍）,所以荧光染色敏感度较好,此外荧光染色法将抗酸杆菌于黑色背景下染成橘黄色或黄绿色的菌体,而抗酸染色将抗酸菌于蓝色背景下染成红色菌体,显然荧光染色法较易于观察。荧光染色的涂片应于24 h内镜检,否则荧光可能会减弱。本实验室涂片经贝索荧光染液染色后,涂片1周之内镜检质量可保证。

(三) 荧光染色注意事项

1. 金胺O浓度为1/5 000 ~ 1/1 000时,加罗丹明B能增强荧光性。

2. 脱色液盐酸浓度以0.5%为佳,如加0.5 g氯化钠效果更好。

3. 用高锰酸钾溶液复染超过2 min,能使荧光减弱,有时可用亚甲蓝作为复染液。标本直接涂片或标本经NaOH处理后涂片,推荐使用高锰酸钾溶液复染,背景干净易观察,若用亚甲蓝复染,标本中细胞背景很亮,阳性易漏检;标本经次氯酸处理的涂片,推荐使用亚甲蓝复染,可显著减少非特异性荧光。如果遇到一种复染液复染后,镜检背景不理想,可直接再滴加另一种复染液染色1 min,背景会有改善,不影响阳性结果。

4. 氯化镁能增强荧光亮度。

5. 少数铜绿假单胞菌会显示弱荧光性。

二、LED荧光显微镜与传统荧光显微镜比较

详见表5-3-2-1。

表 5-3-2-1　LED 荧光显微镜与传统荧光显微镜比较

LED荧光显微镜(发光二极管荧光显微镜)	传统荧光显微镜
1. 成本低廉 2. 可承受的价格,价格接近于现有的光学显微镜 3. 寿命长,20 000 h左右 4. 省电 5. 可用电池供能 6. 可靠性更强 7. 不需要空调设施 8. 不需要暗室 9. 诊断性能优于标准荧光显微镜 10. 操作人员工作负荷减轻	1. 单位花费和保养成本较高 2. 高压灯寿命有限(100 ~ 200 h) 3. 需要暗室 4. 处置与保养需要较高的技术 5. 需要连续供电

三、金胺O染色

(一) 染液

1. 染色剂(金胺O染液)　金胺O(Auramine O, 分子式为$C_{17}H_{21}N_3 \cdot HCl$, 用于AFB染色时必须使用最低染料含量约80%的生物染色剂)1 g, 石炭酸50 ml, 乙醇100 ml, 补蒸馏水至1 000 ml。

2. 脱色剂　0.5%盐酸乙醇(0.5 ml浓HCl溶于100 ml的70%乙醇)。

3. 复染剂　0.5%高锰酸钾水溶液或0.3%亚甲蓝溶液。

(二) 操作步骤

1. 加入金胺O荧光染色液,覆盖整个涂片,静置15 min(不必加滤纸和加热)。

2. 以蒸馏水或去离子水冲洗(所用的水不可含氯,因为氯会干扰荧光的产生)。

3. 加入盐酸乙醇覆盖整个涂片,脱色约2 min,以水冲洗。

4. 加入高锰酸钾(**直接涂片或NaOH处理涂片使用**)或0.3%亚甲蓝溶液(**次氯酸钠处理的涂片使用**),覆盖整个涂片复染约2 min。时间不能过长,否则荧光会消失,以水冲洗,置于空气中干燥。

四、金胺O-罗丹明染色

(一) 染色液配制

1. **染液**　金胺O 1.5 g,罗丹明0.75 g,甘油75 ml,石炭酸10 ml,蒸馏水50 ml。将上述各种溶液混合均匀(利用磁性搅拌器搅拌24 h,或微微加热后强力搅拌5 min),再用玻璃纤维过滤,装于玻璃瓶,储存于4℃冰箱,可保存数个月之久。

2. **脱色液**　0.5 ml浓HCl溶于100 ml的70%乙醇。

3. **复染液**　0.5%高锰酸钾。

(二) 操作步骤

1. 将涂片自然干燥或加热器加热至65℃烘干。

2. 加上金胺O-罗丹明染液于涂片上。

3. 置室温或35℃染色15 min。

4. 以蒸馏水冲洗。

5. 用0.5%盐酸乙醇脱色2 ~ 3 min,以蒸馏水冲洗。

6. 用0.5%高锰酸钾水溶液(过滤后保存于棕色瓶)复染,2 ~ 3 min(不可太久以免亮度消失)。

7. 再以蒸馏水冲洗,干燥后镜检。

五、镜检

干燥后的涂片置荧光显微镜下,每张涂片须用20倍物镜观察50个视野并计数,约用时2 min,40倍物镜观察确认。

六、结果判断

在黑色背景(高锰酸钾溶液复染)或淡蓝色背景(亚甲蓝复染)下,抗酸杆菌呈橘黄色或黄绿色,杆状、分枝状、V形、串珠状等,长短不一。其他细菌和细胞呈黑色或蓝色。

七、结果判读

荧光染色抗酸杆菌阴性(-): 0条/50视野。

荧光染色抗酸杆菌阳性(报告抗酸杆菌菌数): 1 ~ 9条/50视野。

荧光染色抗酸杆菌阳性（1+）：10 ～ 49条/50视野。

荧光染色抗酸杆菌阳性（2+）：1 ～ 9条/视野。

荧光染色抗酸杆菌阳性（3+）：10 ～ 99条/视野。

荧光染色抗酸杆菌阳性（4+）：100条及以上/视野。

报告"2+"至少观察50个视野，"3+"及以上的阳性结果至少观察20个视野。

八、荧光染色优越性

1. 每日可检查至少60个涂片。

2. 节省人力时间，每张涂片平均阅片时间不到2 min。

3. 染色不需要加热。

4. 与抗酸染色相比阳性率增加10 ～ 30倍；对于呼吸道标本，直接涂片法荧光染色阳性率相当于浓缩法抗酸染色；同一呼吸道标本消化离心浓缩处理，荧光染色阳性程度高于抗酸染色1 ～ 2个级别，例如抗酸染色"1+"及以下标本，用荧光染色，可能为"2+"，对于菌量少的呼吸道标本，荧光染色能显著提高涂片阳性率。

5. 可免除镜头油。

6. 可帮助早期诊断肺结核，即使菌浓度较低。

7. 对HIV检测阳性患者更灵敏。

8. 成本低于抗酸染色。

9. 长期服用胺硫脲患者抗酸染色阴性，荧光染色阳性。

九、荧光染色局限性

1. 与抗酸染色相比会产生更多的假阳性，需要有经验的技术人员进行镜检才能减少假阳性结果。

2. 不能明显提高脑脊液、胸腹水及心包积液等无菌体液阳性率。

3. 镜检时非特异性物质干扰多。涂片自然干燥后染色可以减少非特异性荧光现象。若涂片需要进行烤干，温度不要超过70℃，干燥后立即取出，不可烘烤时间太长，否则非特异性物质增多，影响结果观察。

4. 对于标本中菌体较短的抗酸杆菌如鸟-胞内分枝杆菌易漏检，若20倍物镜观察到非常亮、短的黄绿色荧光时，用40倍物镜或油镜进行镜检。

5. 约10%的快速生长分枝杆菌荧光染色为阴性，还需抗酸染色加以证实。经荧光染色的涂片，可直接做抗酸染色确认，但经抗酸染色的玻片，则不能再用于荧光染色确认。

十、标本中不同抗酸杆菌荧光染色形态汇总

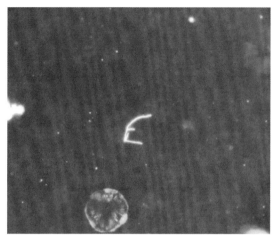

图5-3-10-1　分泌物涂片：偶发分枝杆菌,荧光染色,×1 000

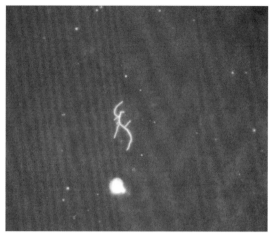

图5-3-10-2　分泌物涂片：偶发分枝杆菌,荧光染色,×1 000

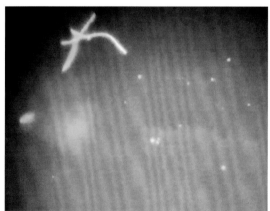

图5-3-10-3　分泌物涂片：偶发分枝杆菌,荧光染色,×1 000

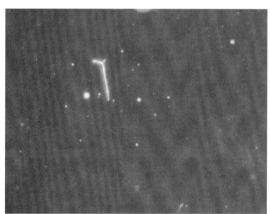

图5-3-10-4　分泌物涂片：偶发分枝杆菌,荧光染色,×1 000

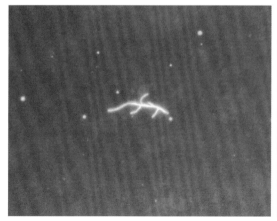

图5-3-10-5　分泌物涂片：偶发分枝杆菌,荧光染色,×1 000

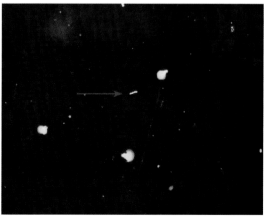

图5-3-10-6　分泌物涂片：偶发分枝杆菌,荧光染色,×1 000

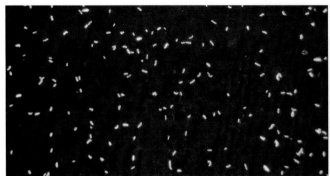

图5-3-10-7　痰标本涂片：荧光染色阳性，×400

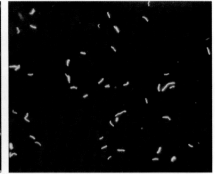

图5-3-10-8　痰标本涂片：荧光染色阳性，×1 000

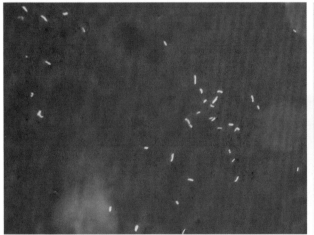

图5-3-10-9　痰标本涂片：荧光染色阳性，×1 000

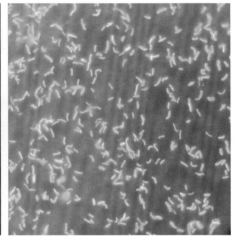

图5-3-10-10　痰标本涂片：荧光染色阳性，×1 000

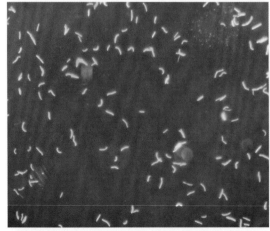

图5-3-10-11　痰标本涂片：荧光染色阳性，×1 000

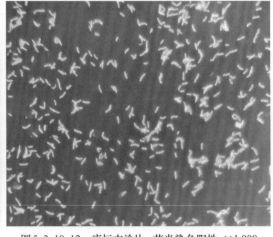

图5-3-10-12　痰标本涂片：荧光染色阳性，×1 000

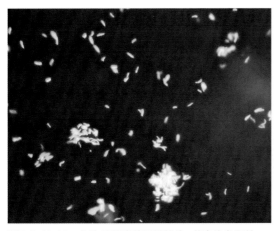

图5-3-10-13　分枝杆菌培养阳性涂片：荧光染色阳性，×1 000

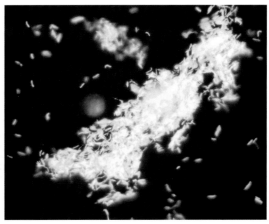

图5-3-10-14　分枝杆菌培养阳性涂片：荧光染色阳性，×1 000

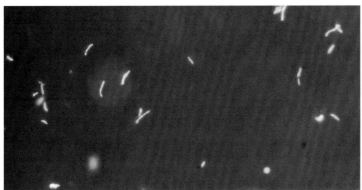

图5-3-10-15　痰标本涂片：荧光染色阳性，×1 000

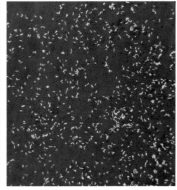

图5-3-10-16　痰标本涂片：荧光染色阳性，×400

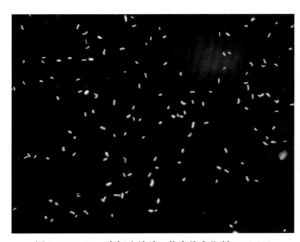

图5-3-10-17　痰标本涂片：荧光染色阳性，×1 000

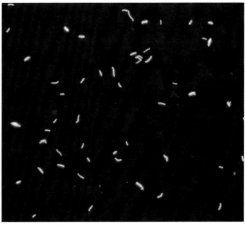

图5-3-10-18　痰标本涂片：荧光染色阳性，×1 000

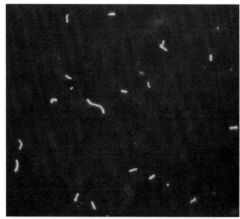

图5-3-10-19　痰标本涂片：荧光染色阳性，×1 000

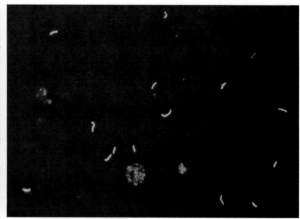

图5-3-10-20　痰标本涂片：荧光染色阳性，×1 000

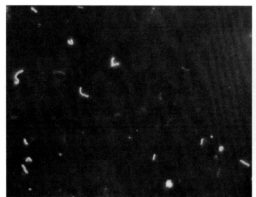

图5-3-10-21　痰标本涂片：荧光染色阳性，×1 000

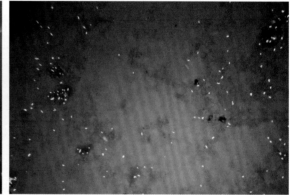

图5-3-10-22　鸟-胞内分枝杆菌：荧光染色，×400

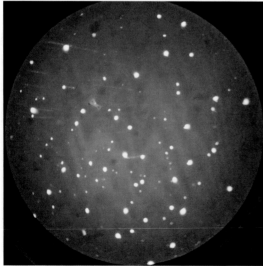

图5-3-10-23　烤片温度高，时间久导致假阳性，非特异性荧光，×400

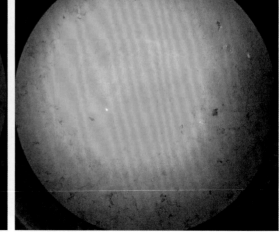

图5-3-10-24　涂片自然干燥，荧光染色，背景干净，×400

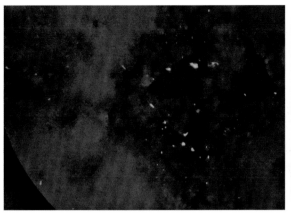

图5-3-10-25　假阳性：非特异性荧光，×400

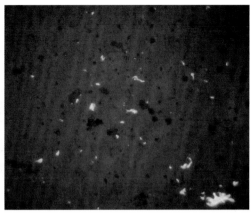

图5-3-10-26　荧光染色，假阳性，×400

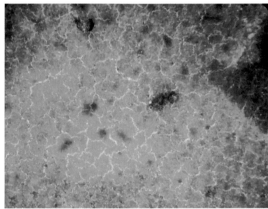

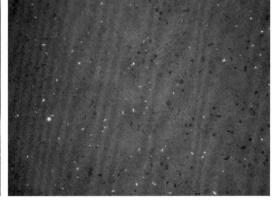

图5-3-10-27　脓液标本厚涂片：荧光染色，背景亮，影响阳性结果观察，造成假阴性

图5-3-10-28　脓液标本薄涂片：荧光染色，背景干净，×400

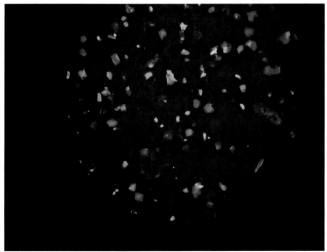

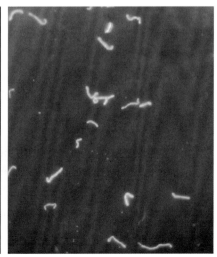

图5-3-10-29　尿标本：NaOH处理，荧光染色第三液为亚甲蓝复染，细胞有荧光现象，影响结果观察

图5-3-10-30　痰标本涂片：荧光染色阳性，菌体粗大，有分枝，×1 000

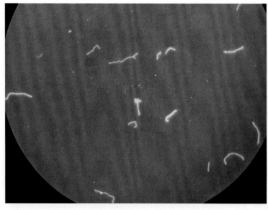

图5-3-10-31　痰标本涂片：荧光染色阳性，菌体串珠状，粗大，有分枝，×1 000

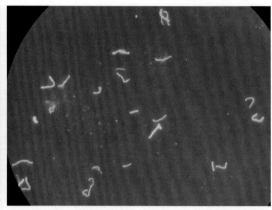

图5-3-10-32　痰标本涂片：荧光染色阳性，菌体形态各异，×1 000

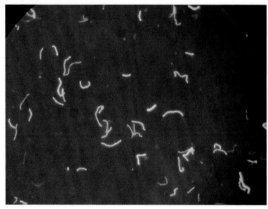

图5-3-10-33　痰标本涂片：荧光染色阳性，×1 000

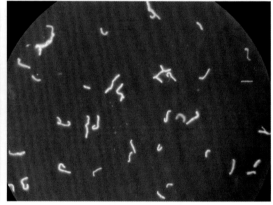

图5-3-10-34　痰标本涂片：荧光染色阳性，×1 000

（钱雪琴　赵洋洋）

第四节　质量控制

一、室内质控

1. 当进行抗酸杆菌染色时及收到新批号试剂时，必须做阳性和阴性对照，以验证染色操作和试剂有效性。大肠埃希菌常用作阴性对照，结核分枝杆菌H37Ra为阳性对照。

抗酸染色：阳性对照在蓝色背景下，抗酸杆菌为红色；阴性对照大肠埃希菌为蓝色。

荧光染色（金胺O或金罗丹明）：阳性对照抗酸杆菌呈黄绿色或橙色的荧光（颜色可能因过滤系统而异），阴性对照大肠埃希菌不着色，无荧光现象。

2. 荧光染色每批设阳性及阴性对照，抗酸染色当天做阳性及阴性对照。

3. 质控指标

(1)通常假阴性率应少于2%；

（2）"1+"以上的阳性片复验时不允许存在假阴性；

（3）不允许存在假阳性；

（4）玻片必须洁净无油污；

（5）痰涂片染色不得有肉眼可见的红色斑块，荧光染色不得有黄色斑块；

（6）痰膜脱落面积在10%以下；

4. 自查和互查　抽查复检当日10%涂片，在抽查的涂片流水号旁边签名。要求抗酸杆菌阳性片符合率≥98%，阴性片符合率≥96%。

二、室间比对

目前无荧光染色室间质评，可通过与同级医院进行的室间比对的方式进行，2次/年，每次至少5张涂片，含阳性和阴性涂片，进行检测结果一致性比较。

三、注意事项

1. 严禁使用染色缸将玻片放置一起染色。

2. 染色时勿使玻片上的染液干燥。

3. 滴加镜油时，严禁容器滴口直接接触涂片标本。

4. 严禁物镜镜头直接接触涂片标本。

5. 准确记录和报告结果。

6. 当荧光染色涂片出现荧光衰弱或背景干扰物质多时，可重新进行荧光染色，增强荧光强度。

7. 荧光染色时，不要对涂片进行加热，否则会造成假阴性。

8. 荧光染色或抗酸染色时，染液、脱色液及复染液要加足量，时间要按照试剂说明书或操作规程要求，否则会造成假阳性或假阴性结果。

第五节　抗酸杆菌涂片假阳性、假阴性原因分析及处理措施

一、假阳性原因分析及预防措施

详见表5-5-1-1。

表 5-5-1-1　抗酸杆菌涂片假阳性原因分析及预防措施

序号	假阳性原因分析	预防措施
1	患者标本采集管错误，贴有甲患者信息的标本管采集的是乙患者标本	患者留取标本后再次核对标签信息

（续表）

序号	假阳性原因分析	预防措施
2	实验室人员标本编号及输入信息时发生错误	标本信息输入后，检测前再次核对标本编号与信息系统中患者信息一致
3	离心沉淀法涂片时，吸取前一个患者标本的吸管忘记丢弃，继续用来吸取下一个患者标本	试验过程中要专心，特别是不要边聊天边做检验
4	离心沉淀法涂片时，吸管吸取的阳性标本不小心少量溅到其他患者的涂片上	吸管吸取标本后，在离心管口沥去多余的液体，再小心进行涂片
5	染色时玻片之间位置太近，在冲洗时阳性标本溅到阴性标本上	玻片之间相距至少1 cm，冲洗水流要小
6	染色结束时，手上或所戴手套沾有红色的石炭酸复红染液或黄色的荧光染料，污染了涂片	更换沾有第一液的手套或用75%乙醇洗干净手上的染液后，再去取涂片
7	阅片时，将阳性标本号码记录或输入错误，如1号阳性，记录或输入成2号阳性	阳性涂片有他人复核或报告发出前，再次复检阳性涂片
8	使用有划痕的旧玻片进行涂片	使用新的载玻片进行标本涂片检查
9	技术人员误将非特异性抗酸物质当作抗酸杆菌	加强人员抗酸杆菌镜检形态培训及考核
10	使用的镜油污染了抗酸杆菌	滴镜油时，不要碰到标本
11	油镜镜头上沾有之前阳性涂片的抗酸杆菌	镜检阳性涂片后，要用擦镜纸擦拭油镜镜头
12	食物残渣	清水漱口后取痰
13	染液沉渣	定期过滤染液，新鲜配制染液使用新的试剂瓶
14	标本被自来水或非无菌的标本容器中环境分枝杆菌污染	染色时使用新鲜蒸馏水冲洗涂片和无菌容器留取标本
15	配制试剂的蒸馏水被环境中分枝杆菌污染	使用新鲜蒸馏水配制消化液或缓冲液

二、假阴性原因分析及预防措施

详见表5-5-2-1。

表 5-5-2-1 抗酸杆菌涂片假阴性的原因分析及预防措施

序号	假阴性原因分析	预防或纠正措施
1	标本量少或标本质量不好	尿、胸水、腹水至少需要40 ml；痰至少5 ml，要求患者深咳，留取深部痰液；对于无痰或少痰患者，可以留取24 h痰于无菌容器中，或留取支气管刷取物、灌洗液或胃液
2	患者标本采集管错误，贴有甲患者信息的标本管，采集的是乙患者标本	患者留取标本后再次核对标签信息

（续表）

序号	假阴性原因分析	预防或纠正措施
3	实验室人员标本编号及输入信息时发生错误	标本信息输入后,检测前,再次核对患者信息
4	标本离心后,倒上清时将沉淀不小心倒掉	看着沉淀倒上清,一旦沉淀悬浮,用吸管吸取多余上清
5	涂片太薄或太厚,染色时标本被冲掉	对于次氯酸钠处理的呼吸道标本,在涂片前,沉淀中加1～2滴1∶15稀释血浆,增加黏附力。对于沉淀较多的标本,吸1滴涂片,再倒吸去多余的标本
6	直接涂片时,未挑取有病理意义的标本涂片	培训工作人员仔细挑取脓样、干酪样或血性标本涂片
7	镜检时观察视野数量少	抗酸染色阴性涂片要100倍物镜观察300个视野,荧光染色阴性涂片要20倍物镜观察50个视野
8	离心沉淀涂片时标本未充分混匀,菌体分布不均	标本要吹打均匀后,再涂片
9	直接涂片未按同心圆的形式涂片,菌体分布不均	按同心圆划圈的形式涂片
10	抗酸染色时,第一液染色时间不够、未加热、滴加的染液少,导致抗酸杆菌未被染色或颜色暗淡	抗酸染色第一步,加热后染色或染色后加热,滴加足量的染液,至少染5 min
11	技术人员对菌体很短抗酸杆菌如鸟-胞内分枝杆菌不认识,或对菌体很长的抗酸杆菌如偶发分枝杆菌形态不熟悉,不敢报告	碰到形态较短或较长或有分枝的抗酸染色阳性的细菌,重新染色,确保染色正确,报告阳性并联系临床医生沟通
12	染液质量有问题	染色时要做阴、阳性对照,及时发现问题和更换染液
13	紫外线照射时间过长或加热固定过度,标本焦化	紫外线照射时间1 h,60～70 ℃烤片时间20 min左右
14	读片人员色盲或色弱	色盲检查合格人员从事镜检工作
15	染色液局限性:姜-尼抗酸染色对部分分枝杆菌着色浅或不被染色。荧光染色对经过高压的分枝杆菌染色浅,菌体形态不典型呈细线样,易漏检	对于不被姜-尼抗酸染色着色菌体,用荧光染色代替抗酸染色。高压过的标本推荐姜-尼抗酸染色

（钱雪琴　卢洪洲）

参考文献

1. 赵雁林,逄宇.结核病实验室检验规程［M］.北京：人民卫生出版社,2015.
2. Jorgensen J H. Manual of Clinical Microbiology［M］. 11th ed. NJ: John Wiley & Sons, 2015.

3. Henry D. Isenberg. Clinical Microbiology Procedures Handbook［M］. 2nd ed. Washington DC: ASM Press, 2004.

4. 中国防痨协会基础专业委员会.结核病诊断实验室检验规程［M］.北京：中国教育文化出版社,2006.

5. 马玙,朱莉贞.结核病［M］.北京：人民卫生出版社,2006.

6. Technical Guide: Sputum Examination for Tuberculosis by Direct Microscopy in Low Income Countries［M］. 15th edition. Paris: IUATLD, 2000.

7. 熊礼宽.结核病的实验室诊断及其进展［M］.北京：中国科学技术出版社,1992.

8. 郭钧.结核病细菌学［M］.沈阳：辽宁科学技术出版社,1983.

9. 中华结核和呼吸杂志编辑委员会.L型结核分枝杆菌的检测方法(试行)［J］.中华结核和呼吸杂志,2003,26（2）: 67-69.

第六章

分枝杆菌培养

第一节　分枝杆菌培养概述

一、概述

　　分枝杆菌分离培养检查法，是结核病确诊最可靠的方法，其敏感性是抗酸杆菌涂片的100倍，10～100个活菌/ml就可培养阳性，涂片阳性需要5 000～10 000个菌/ml。Zadi等总结了65篇对分枝杆菌鉴定的论文，发现痰涂片的敏感度为20%～70%，特异度为95%～98%；培养法的敏感度为95%，特异度为98%。培养法的优点是敏感性较直接涂片法高，理论上10～100个活菌/ml可检出阳性；特异性较直接涂片法高，可分离出具有活力的纯培养物，为进一步试验提供基础。培养法的缺点是需时长，根据接种量的大小，一般2～8周才能得到肉眼可见菌落，结果受标本保存运送时间、前处理方法、培养基成分和质量、培养温度等影响，操作较直接涂片法复杂，需经严格培训，成本是直接涂片法的7～8倍。

二、不同化学物质对分枝杆菌的生长影响

　　1998年Mukamolova在"细菌因子"一文中首先提出了复苏因子（Resuscitation promoting factor，Rpf），并证实复苏因子是由有活性的微球菌分泌的一种蛋白质，它在皮摩尔级浓度就能有效地促进休眠的非生长同源菌的复苏和生长。随后他又发现了结核分枝杆菌中存在复苏因子家族（RpfA、RpfB、RpfC、RpfD、RpfE），由对数生长期的结核分枝杆菌分泌的。其主要功能是刺激休眠状态的细菌细胞复苏，缩短细菌生长繁殖的迟滞期，恢复其生长繁殖，可以促进受损伤或休眠状态的不可培养菌恢复为可培养的状态。借助于Rpf可大大缩短结核分枝杆菌分离培养的时间，有利于早期诊断。

　　1945年Dubos报道，通过加入长链脂肪酸于无蛋白培养基中，能使人型、牛型结核分枝杆菌在液体中生长3 d，不致病的分枝杆菌和鸟分枝杆菌生长1 d，0.1%的牛血白蛋白有促进生长作用，长链脂肪酸中的油酸对结核分枝杆菌有刺激和抑制双重作用，在含有水解

蛋白的液体培养基中百万分之一浓度的油酸即能完全抑制人型结核分枝杆菌生长。在培养基中加入结晶的血清蛋白能中和油酸的毒性,显示脂肪酸的刺激生长作用。油酸酯化成水溶性酯吐温-80,吸附在结核分枝杆菌的疏水表面,使其在液体培养基内扩散生长,加入0.01%～0.05%吐温-80,结核分枝杆菌即分散生长,痰液中结核分枝杆菌在加有吐温-80的无甘油鸡蛋培养基上培养菌落多,生长快。

铁在某些方面促进细菌对甘油的利用,它是构成触酶分子的一种成分。触酶对细菌的毒力和异烟肼耐药有密切关系。20 mg硫酸铁加入100 ml甘油肉汤中,可使结核分枝杆菌菌量增加41%,0.3%以上时则抑制其生长。枸橼酸存在时,铁对结核分枝杆菌的促进作用可发挥到100%。铁分子如能与铜镁结合,结核菌产量增加2倍。镁是结核分枝菌生长必需的元素,镁盐与酶的作用有关。微量的锌对人型结核分枝杆菌有刺激作用,锌对糖的代谢有特殊作用,如果无锌,细菌不能充分利用糖的能量。

葡萄糖可作为结核分枝杆菌的碳源和能源,结核分枝杆菌生长的基质仍以葡萄糖为最佳。葡萄糖能促进结核分枝杆菌生长,但并不能代替甘油。在有甘油的培养基中加入葡萄糖,可促进细菌生长,而且葡萄糖的浓度愈高,细菌利用得也愈多。Long和Finner(1927)曾进行试验,在含葡萄糖的综合培养基内4周得到1.4 g干菌;而在无葡萄糖的培养基内8周才能产生相同的菌量。在最初4周结核分枝杆菌的生长主要是受葡萄糖的影响。葡萄糖在含天门冬素的培养基中提高结核分枝杆菌的生长率,1%浓度的葡萄糖能使结核分枝杆菌最大限度地生长。葡萄糖的用量为0.1%～1%,超过4%对结核分枝杆菌有抑制作用。在碱性条件下,当葡萄糖与磷酸盐一起高压灭菌时,会产生有毒物质焦糖,抑制结核分枝杆菌的生长,所以葡萄糖要单独高压灭菌或过滤,再加到培养基中。

其他的化学物质,如0.1%马血清可使10^{-7} mg浓度的结核分枝杆菌生长。蛋黄油促进结核分枝杆菌生长和增加其毒力作用。1%～5%甘油对人型、鸟分枝杆菌最适宜,4%以上抑制牛型结核分枝杆菌生长。0.01%～0.1%孔雀绿可抑制10^{-8} mg浓度的结核分枝杆菌生长。结核分枝杆菌培养中天门冬素不仅是最好的氮源,而且它在脱氨时产生的琥珀酸对结核分枝杆菌生长很重要。它的使用浓度为0.5%,如超过1%则结核分枝杆菌的生长要受到影响。味精中含有谷氨酸钠,有时可代替天门冬素,但用量需要加倍。细菌在含1%酪蛋白酶解物的培养基内生长4周后,每100 ml培养基可得920 mg的干菌;而在由20种合成氨基酸混合物所组成的培养基内(总氨基酸为0.472%),100 ml培养基所得的干菌不超过500 mg。酪蛋白酶解物比合成氨基酸混合物更有利于结核分枝杆菌生长。磷酸盐是构成结核分枝杆菌核酸和磷脂的重要物质。触酶可促进结核分枝杆菌生长。在中性罗氏培养基上以0.1%的丙酮酸钠代替甘油,并加0.25%葡萄糖促进细菌繁殖,缩短培养时间,并使潜伏期内的细菌重新活起来,含菌量少的标本中结核分枝杆菌早期生长。0.5%的丙酮酸钠可促进非洲分枝杆菌生长。细胞色素C可提高结核分枝杆菌阳性率,缩短培养时间。

分枝杆菌是专性需氧菌,绝大多数分枝杆菌包括结核分枝杆菌适宜培养温度为35～37℃,但海分枝杆菌、嗜血分枝杆菌、溃疡分枝杆菌及非结核分枝杆菌理想的培养温度为30℃。5%～10%浓度的CO_2能促进固体培养基上分枝杆菌的生长,培养的前3～4周应放在5%～10% CO_2的环境中。分枝杆菌培养操作流程见下页图6-1-2-1。

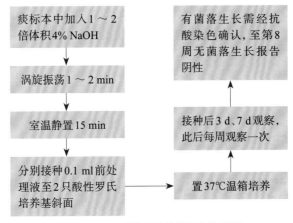

图 6-1-2-1 分枝杆菌培养操作流程图

第二节 临床标本前处理方法

一、概述

从临床标本中培养分离出结核分枝杆菌是结核病诊断的金标准,标本的质量及前处理流程直接影响培养结果。分枝杆菌分离培养时,取自非无菌部位的标本如痰、尿或其他"非无菌"标本,会受到生长快速的杂菌污染,从而抑制慢生长的分枝杆菌。分枝杆菌细胞壁的高脂含量,使它们与其他细菌相比,具有耐强酸和强碱的特性。这一特性被用于有菌标本消化去污染处理,以消除其他微生物生长而分离培养分枝杆菌。

实验室使用的消化剂有 NaOH、草酸、硫酸、苯扎氯铵三钠磷酸盐等,碱性消化方法是现今最常用的方法之一。强酸或强碱消化剂对结核分枝杆菌同样有杀伤力。用盐酸、硫酸、草酸等酸性试剂处理方法,虽然其污染率很低,但结核分枝杆菌的分离率也比用碱性方法低得多。酸性方法可杀死痰标本中的 90% 的结核分枝杆菌,污染率约为 0.5%。碱性方法杀死痰标本中约 75% 的结核分枝杆菌,污染率约为 3%。 N-乙酰半胱氨酸是一种黏液溶解试剂,同NaOH 一起应用于分离分枝杆菌的标本。1963 年和 1964 年,库比卡和他的同事比较了用 4% NaOH 和 2% NaOH 加 N-乙酰半胱氨酸处理痰标本的方法,证明 2% NaOH 加 N-乙酰半胱氨酸的方法可提高阳性培养率约 30%。1966 年络里安、1967 年络里安和拉卡斯比较了用 2% NaOH 加 N-乙酰半胱氨酸和 2% NaOH 处理痰标本的方法,发现 2% NaOH 加 N-乙酰半胱氨酸的方法仅提高阳性培养率 0.5% ~ 2%。三钠磷酸盐方法对结核分枝杆菌的损害比 NaOH 法小得多,但污染率较高。

消化去污染的时间和浓度应该严格控制。若消化不足,则会因污染菌太多,使生长缓慢的分枝杆菌无法长出;消化剂浓度很高,消化时间长,可杀死临床标本中 20% ~ 90% 的分枝杆菌。以 NaOH 消化剂为例,其在标本中的最终浓度以 1% ~ 2% 为宜,不可超过 2%,消化时间 15 ~ 20 min。任何消化去污染处理方法的污染率,固体培养应不高于 5% 或低于 3%,液体培养污染率以 6% ~ 8% 为宜。污染率高时,实验室提高去污染试剂浓度之前,应首先考虑以下几个因素：① 患者是否得到充分的告知如何采集合格样本及采集最佳时间，严禁将不同时间段采集的标本混合后送检；② 标本不能及时送检或运送路途较远时，标本是否进行冷藏保存；③ 标本前处理过程中是否因无菌操作不当而受到污染。另外，实验室监测戈登分枝杆菌的分离率也有助于了解结核分枝杆菌培养的质量。戈登分枝杆菌主要存在于水和土壤中，此菌可定植于患者，通常极少认为该菌为致病菌。因此，当戈登分枝杆菌分离率增加，可能说明实验室操作环节受到污染，需要仔细查找原因。一个好的前处理方法是结核分枝杆菌分离率与污染率之间的良好平衡。

来源于无菌部位的样本，如胸腹水、血液及骨髓等标本，无须执行去污染步骤，可以直接进行接种，有时受样本量的影响需要进行离心后接种在罗氏培养基或7H11平板或其他固体培养基。为提高分枝杆菌分离率，标本应经过离心浓缩的步骤，离心速度对结核分枝杆菌的分离率影响很大，一般建议离心速度至少要 3 000 g 以上，最好能达 3 800 g。同时因高速离心会产生高热，对分枝杆菌活性有害，建议使用低温离心机。组织标本培养前需要加入生理盐水或0.2%小牛血清进行研磨后接种。在离心沉淀物中加入0.2%白蛋白液可缓冲沉淀物的毒性。

二、分枝杆菌培养去污染方法

（一）4% NaOH法

NaOH作为一种强碱性试剂，既能起到杀灭微生物作用又能去除痰液中的黏液使其液化，实验室通常使用终浓度为2% NaOH溶液去污染，与标本作用时间不可超过15 min，具体操作步骤如下。

1. 向标本中添加等量体积的新鲜配制4% NaOH溶液，如标本量超过10 ml，可将10 ml脓性、血性部位样本转移至50 ml螺口离心管内，加入 10 ml NaOH溶液。如污染率超出范围，可增加NaOH溶液终浓度至3%，但不可增加消化时间；

2. 拧紧管盖涡旋震荡22 s；

3. 室温静置15 min，取 100 μl 直接接种酸性罗氏培养基或者继续下面操作；

4. 用0.67 M磷酸盐缓冲液（pH6.8）稀释混合液至50 ml；

5. 旋紧管盖颠倒混匀数次；

6. 3 000 g 离心力离心至少15 min；

7. 将上清液转移至装有消毒剂的废液容器；

8. 向沉淀物中加入 1 ml 0.67 M磷酸盐缓冲液或无菌生理盐水，旋紧管盖混匀，作为接种培养物；

9. 将培养物接种至合适的培养基进行培养；

10. 制作涂片，固定后抗酸染色镜检。

（二）2% NaOH−0.5% NALC法

单独使用2%的NaOH溶液会对结核分枝杆菌产生杀伤作用，通过加入0.5% ～ 2%的黏液溶解试剂NCLC（N-乙酰半胱氨酸），可以实现快速消化黏液和去污染的同时保护结核分枝杆菌少受损伤。磷酸盐缓冲液可稀释处理液，减低密度，使抗酸杆菌更有效地沉淀。

NaOH-NALC法可以用来处理多种标本,包括胃灌洗液、组织液、粪便、尿液及其他体液标本。NaOH最终浓度为1%～2%,大多数实验室选择终浓度为1%。为了防止污染率的上升,可以适当增加NaOH浓度,但处理消化的时间绝不可以超过15 min。具体操作步骤如下。

1. 向标本中添加等量体积的NaOH-NALC溶液,如标本量超过10 ml,可转移10 ml血性部位样本至50 ml螺口离心管,加入10 ml NaOH-NALC溶液;

2. 旋紧管盖涡旋震荡22 s;

3. 室温静置15 min;

4. 用磷酸盐缓冲液(pH6.8)稀释至50 ml;

5. 旋紧管盖颠倒混匀数次;

6. 3 000 g离心力离心至少15 min;

7. 将上清液转移至装有消毒剂的废液容器;

8. 向沉淀物加入1 ml无菌生理盐水;旋紧管盖混合均匀,作为接种培养物;

9. 将培养物接种至适当培养基上进行培养;

10. 制作涂片,固定后抗酸染色镜检。

(三) 5%草酸法

此法最初用于处理来自囊性纤维化(CF)患者的呼吸道标本,由于CF患者痰液中常常分离出铜绿假单胞菌,此菌因能快速生长且不易被杀死而影响结核分枝杆菌的分离,此法优于NaOH法处理铜绿假单胞菌及其他污染菌的去污染效果,亦可以用于处理其他液体培养因铜绿假单胞菌导致的污染。具体操作步骤如下。

1. 向标本中加入等量体积的新鲜5%草酸溶液,如标本体积超过10 ml,可转移血性部位的10 ml标本至50 ml螺口离心管中,再加入10 ml草酸溶液;

2. 旋紧管盖涡旋震荡22 s;

3. 室温静置30 min,期间偶尔摇晃几次;

4. 用无菌生理盐水稀释至50 ml;

5. 旋紧管盖上下颠倒混匀;

6. 3 000 g离心力离心至少15 min;

7. 将上清液转移至装有消毒剂的废液容器,向沉淀物中加入几滴酚红指示剂,以滴定测量方式逐滴加入4%的NaOH溶液,直至指示剂变成淡粉色;

8. 加入1 ml无菌生理盐水,旋紧管盖混匀,作为培养物;

9. 将培养物接种至适当培养基上进行培养;

10. 制作涂片,固定后抗酸染色镜检。

(四) 4%硫酸法

其液化效果不如NaOH,易污染,4%硫酸多用于处理尿标本及其他体液经碱处理法后依旧发生污染的标本,具体操作步骤如下。

1. 将所有标本以≥3 000 g离心力离心30 min;

2. 去除上清至含消毒剂的废液容器,如使用多支离心管需将各管的沉淀合并至一管;

3. 加入等体积的4%浓度的硫酸溶液至沉淀物中;

4. 旋紧管盖涡旋震荡混匀,室温静置15 min;

5. 向离心管加入至 50 ml 的无菌生理盐水；

6. 旋紧管盖上下颠倒混匀，以 ≥ 3 000 g 离心力离心 15 min，弃掉上清液；

7. 加入 1 滴酚红指示剂，以滴定测量方式逐滴加入 4% 的 NaOH 溶液，直至指示剂变成淡粉色；

8. 加入 1 ml 生理盐水，旋紧管盖混匀，作为培养物；

9. 将培养物接种至适当培养基上进行培养；

10. 制作涂片，固定后抗酸染色镜检。

(五) 苯扎氯铵三钠磷酸盐法

苯扎氯铵是一种季铵盐，联合三钠磷酸盐后可以选择性破坏许多污染细菌而对结核分枝杆菌的损伤较小，此法适用于实验室无法计算标本暴露于去污染试剂中的时间时使用。苯扎氯铵对于结核分枝杆菌而言为抑菌剂，又兼具消化功效，离心后的沉淀在接种前必须经缓冲液中和，富含卵磷脂的培养基可以对其进行中和。该组试剂不能与 BACTEC 系统联合使用。具体操作步骤如下。

1. 向 50 ml 离心管中加入不超过 10 ml 的标本，等体积加入苯扎氯铵三钠磷酸盐溶液消化；

2. 旋紧管盖，将离心管倒置，放置于摇床上摇晃 30 min，然后室温静置 20 ~ 30 min；

3. 以 ≥ 3 000 g 离心力离心 15 min，弃掉上清液；加入 20 ml 专门的缓冲溶液，旋紧管盖，涡旋震荡 32 s 以彻底悬浮沉淀（缓冲溶液的作用是灭活沉淀中微量的苯扎氯铵，否则会中和培养基中的磷脂而影响培养基的营养成分）；

4. 再次离心 15 min；

5. 弃掉上清，加入 1 ml 无菌生理盐水重悬沉淀；

6. 将培养物接种至适当培养基上进行培养；

7. 制作涂片，固定后抗酸染色镜检。

(六) 1% 氯化十六烷基吡啶法 (CPC)

CPC 也是一种季铵盐，可以用作标本的去污染，而其中的 2% 氯化钠可以起到液化的作用。CPC 对于接种至琼脂基础培养基上的结核分枝杆菌而言是一种抑菌剂，由于在样本处理过程中没有进行中和步骤，因此只适用于接种鸡蛋为基础的培养基，如罗氏培养基，原理同苯扎氯铵相同。培养基中的卵磷脂可以中和 CPC。此法适用于远距离运输标本至参考实验室检测，因为结核分枝杆菌在此溶液中 8 d 仍能保持活性。具体操作步骤如下。

1. 将不超过 10 ml 的痰液加入至 50 ml 离心管中；

2. 向管中加入等体积的 CPC-NaCl 溶液，旋紧管盖，摇晃离心管直至样本液化；

3. 用无菌生理盐水稀释至 50 ml，旋紧管盖颠倒混匀数次；

4. 以 ≥ 3 000 g 离心力离心 15 min，弃掉上清液；

5. 加入 1 ml 无菌生理盐水重悬沉淀；

6. 接种沉淀至培养基；

7. 制作涂片，固定后抗酸染色镜检。

(七) 1% 氯己定法

氯己定又名洗必泰，是一种广谱抗生素，具有相当强的广谱抑菌、杀菌作用，是一种较好的杀菌消毒药,对革兰阳性菌、阴性菌的抗菌作用,比新洁尔灭等消毒药强,即使在有血清、血液等存在时仍有效。氯己定对非结核分枝杆菌如胞内分枝杆菌、海分枝杆菌、戈登分枝杆菌、草分枝杆菌、耻垢分枝杆菌、偶发分枝杆菌等伤害作用大,对结核分枝杆菌伤害作用小。氯己定处理的标本不能接种BACTEC系统,适合于接种鸡蛋为基础的培养基。二硫苏糖醇(DTT)常常被用于蛋白质中二硫键的还原,可用于阻止蛋白质中的半胱氨酸之间所形成的蛋白质分子内或分子间二硫键。但DTT往往无法还原包埋于蛋白质结构内部(溶剂不可及)的二硫键,这类二硫键的还原常常需要先将蛋白质变性(高温加热或加入变性剂,如6M盐酸胍、8M尿素或1% SDS)。

1. 样品中加入等量的0.1%二硫苏糖醇,室温下涡旋振荡15 min;

2. 加入三倍体积的1%葡萄糖酸氯己定,在室温下涡旋振荡15 min;

3. 样品用磷酸盐缓冲液洗涤,3 000 g离心20 min;

4. 弃上清,重悬于1 ml的PBS,混匀;

5. 接种于罗氏培养基。

(八) 10%磷酸三钠方法

它是一种适用于新鲜标本的处理方法。本法对结核杆菌的损害比NaOH法小很多,但污染率较高;2 d内可杀死杂菌,而对结核杆菌7 d内不影响其阳性结果,故进行大量培养工作时可使用此方法。

1. 取约5 ml痰液放到普通容器内,加等量10%磷酸三钠溶液,在振荡器上涡旋振摇混匀;

2. 在37℃培养箱内,孵育24 h;

3. 加无菌蒸馏水或无菌青霉素水溶液至50 ml,旋紧管盖颠倒混匀数次;

4. 3 000 g离心30 min,弃掉上清液;

5. 加入1 ml无菌蒸馏水重悬沉淀;

6. 接种沉淀至培养基;

7. 涂片备抗酸染色镜检。

(九) 0.1%新洁尔灭法

新洁尔灭别名为苯扎溴铵/溴化苄烷铵,水溶液呈弱碱性反应,振摇时产生多量泡沫。本品在水或乙醇中极易溶解,属消毒防腐药。它是阳离子表面活性剂,能破坏细胞膜,改变其通透性而起杀菌作用,具有杀菌和去垢效力,作用强而快,对金属无腐蚀作用,不污染衣服,性质稳定,易于保存;对革兰阴性杆菌及肠道病毒作用弱,对结核分枝杆菌及芽孢无效。新洁尔灭的常用浓度为0.1% ～ 0.2%。

1. 取1 ～ 2 ml痰液加2 ～ 3倍0.1%新洁尔灭;

2. 在振荡器上涡旋振摇混匀,置37℃温箱10 min;

3. 直接接种中性罗氏培养基2支,每支0.1 ml,置37℃温箱培养。

(十) SDS-NaOH法

1. 将3 ml样品转移到50 ml塑料离心管中,并加入等量的SDS-NaOH溶液(1% NaOH+3% SDS)。

2. 在振荡器上涡旋振荡混匀,室温放置30 min,期间不断摇匀;

3. 加入含有 0.006% 溴甲酚紫作为 pH 指示剂的 H_3PO_4 中和样品。

4. 4 000 g 离心 20 min,弃去上清液;

5. 加 40 ml 蒸馏水混匀;

6. 4 000 g 离心 20 min,弃去上清液;

7. 加 1 ml 蒸馏水混匀;

8. 接种液体或固体培养基;

9. 涂片备抗酸染色镜检。

(十一)0.1% 二硫苏糖醇-2% NaOH

二硫苏糖醇是一种去黏剂,在空气中较 NALC 更稳定,但价格昂贵,具有打开二硫键的作用,是很有效的溶痰剂,与标本作用时间不可超过 15 min。该方法在美国使用普遍。

1. 试剂配制

取 2 g NaOH 加入 80 ml 灭菌蒸馏水中,完全溶解后补充蒸馏水至终体积 100 ml,121℃ 30 min,高压灭菌。使用时加入 0.1 g 二硫苏糖醇。

2. 操作步骤

(1)将标本装于离心试管中,加入等量、常温的含 0.1% 二硫苏糖醇的 2% NaOH,以 Vortex 搅拌器(或其他)剧烈振动,静置 15 min。

(2)加无菌 0.067 mol/L PBS、pH6.8 至离心管,直至离盖子 1.2 cm 处,关紧盖子,颠倒混匀离心管至少 3 次。

(3)3 000 g 离心 15 min,离心完毕后,将上清液倒掉,保留沉淀物。

(4)加 1 ~ 2 ml PBS 缓冲液至沉淀物,以手轻摇混合。

(5)取沉淀物直接涂片及接种培养。

(范齐文　钱雪琴)

参考文献

1. Betty A. Forbes, Niaz Banaiee, Kathleen G. Beavis, et al. Laboratory detection and identification of Mycobacteria[EB/OL]. Approved Guideline. CLSI M48-A, Vol 28: N. 17.

2. Leber AL. Clinical microbiology procedures handbook[M]. 4th edition. Washington, DC : ASM Press. 2016.

3. Jorgensen JH, Pfalle MA, et al. Manual of clinical microbiology[M]. 11th edition. Washington, DC: ASM press. 2015.

4. Caulfield AJ, Wengenack NL. Diagnosis of active tuberculosis disease: From microscopy to molecular techniques[J]. *Journal of Clinical Tuberculosis and Other Mycobacterial Diseases*. 2016; 4(8): 33-43.

5. Ferroni A, Vu-Thien H, Lanotte P, et al. Value of the chlorhexidine decontamination method for recovery of nontuberculous mycobacteria from sputum samples of patients with cystic fibrosis[J]. *Journal of Clinical Microbiology*. 2006; 44(6): 2237-2239.

6. Chadwick MV. 分枝杆菌[M]. 李国利,庄玉辉,译. 北京:人民军医出版社,1985.

7. 王金良,倪语星,徐英春,等. 分枝杆菌病实验诊断规范[M]. 北京:上海科学技术出版社,2006.

8. 郭钧.结核病细菌学［M］.沈阳：辽宁科学技术出版社,1983.

9. 孟昭赫,郭钧.结核病细菌学诊断法［M］.北京：北京书店出版社,1951.

10. 北京结核病研究所.结核病学［M］.北京：人民卫生出版社,1964.

11. 蔡文城.实用临床微生物诊断学［M］.南京：东南大学出版社,1998.

第三节 分枝杆菌培养基种类及介绍

一、概述

分枝杆菌培养基分为液体培养基、固体培养基和液/固双相培养基。米氏7H9和Doubos tween白蛋白肉汤是最常见的液体培养基,用于传代培养和药敏试验,也用于细菌增菌。 20世纪70年代发展的以米氏7H9为基础自动化培养系统,包括有放射性的BACTEC TB 460培养体系和无放射性的MB/BacT ALERT 3D、BACTEC Myco/Flytic、BACTEC MGIT 960、VersaTREK培养系统,通过测定细菌生长代谢,检测分枝杆菌生长。BACTEC 460由于存在放射性,已不再使用。其他商品化的液体培养检测系统的试剂及仪器价格昂贵。与固体培养基相比,液体培养提高了分枝杆菌检出率10%左右。Cruciani等对已发表的10项研究进行Meta分析,共计14 745份临床标本的1 381株,发现MGIT系统的分析灵敏度为81.5%,而罗氏培养基的敏感性仅为67%。Simner等报道MGIT系统结核分枝杆菌复合群和非结核分枝杆菌平均报阳时间分别为10 d和14 d。固体培养涂片阳性培养时间16 d,涂片阴性29 d(平均);液体培养涂片阳性报阳时间为8 d,涂片阴性16 d(平均)。罗氏培养报阳时间为18 ～ 24 d,7H10/7H11培养报阳时间为10 ～ 12 d。

二、商品化快速培养、药敏检测系统

以BACTEC MGIT 960为代表的第二代分枝杆菌快速培养、药敏检测系统,解决了BACTEC TB 460存在的放射性污染问题,并保留了其快速和阳性率高的优点。BACTEC MGIT 960的基本原理是其所使用的培养瓶底部含有包被于树脂上的荧光显示剂,当分枝杆菌生长使氧消耗后,荧光显示剂被激活而发出荧光。检测系统每隔60 min连续测定培养管内荧光强度,从而判断管内分枝杆菌生长情况。该培养仪可用于除血和尿标本之外各种临床标本的分枝杆菌培养、初步菌种鉴定和药物敏感试验。BACTEC MGIT抗菌/药物敏感性测试(AST或DST)系统是一种快速定性检测分枝杆菌敏感性的方法,可以检测结核分枝杆菌对链霉素、异烟肼、利福平、乙胺丁醇和吡嗪酰胺的敏感性。BACTEC MGIT 960的自动化程度更高,操作更为简便,缺点是价格更高;由于BBL MGIT肉汤的丰富性和MGIT指示剂的非选择性,必须严格遵循推荐的消化-去污程序,以减少标本污染率;为达到理想的分枝杆菌培养阳性率,使用推荐的接种量(0.5 ml)对于分枝杆菌的最佳分离率至关重要;使用BBLMGIT PANTA抗菌剂混合物,虽然对所有有菌部位标本是必要的,但可能对某些分枝杆

菌有抑制作用。与BACTEC MGIT 960相似的还有BBL MGIT分枝杆菌快速手工培养、鉴定、药敏检测系统，该法所用培养基同BACTEC MGIT 960，只是培养和检测需手工操作，结果判断采用小型紫外检测仪或普通紫外灯检测荧光强度，该法检测结果与BACTEC MGIT 960无显著性差异。

BacT ALERT 3D培养系统是法国公司生产的分枝杆菌快速培养、药敏检测系统，该系统还可同时用于普通细菌的培养。其检测原理是其所用的培养瓶底部有颜色感应器，当细菌在培养瓶中生长，有CO_2产生时，颜色感应器由绿色变成黄色。每隔10 min测定一次，通过比色计传感器和反射光连续自动监测培养瓶底部的CO_2变色指示剂的颜色变化来显示培养瓶内是否有细菌生长。该系统具有操作简便、全自动化、高阳性率及耗时短等优点。

三、液体变色培养基

该培养基最先由德国公司研制，称为MBRedox系统。该系统含改良米氏7H9培养基、促生长剂、抗生素混合物PACT（多黏菌素B、两性霉素B、萘啶酸、甲氧苄啶）和氧化还原显示器。促生长剂主要包括血清、复合维生素，可加速分枝杆菌生长。其检测原理为当分枝杆菌在液体变色培养基中生长时，通过氧化还原系统，使培养基中的五色四唑嗡盐还原成粉红色、红色或紫色甲臜。由于甲臜不溶于水，以颗粒形式分泌至细胞表面，这样分枝杆菌菌落就变成了用肉眼可以观察到的红色或紫色。其检测临床标本分枝杆菌阳性结果报告时间与BACTEC TB 460相当，较罗氏培养基提前5～10 d，阳性检出率也与BACTEC TB 460相当。液体变色培养基的优点是：操作简便，培养时间短，肉眼观察结果，无须特殊仪器，无放射性污染，还可用于分枝杆菌的药敏试验和菌种鉴定。存在的问题是结果观察存在主观性，但该培养基简便、快速、价廉，便于基层推广应用。

四、固体培养基

主要分为以鸡蛋为基础和以琼脂为基础两类培养基。以鸡蛋为基础使用最广泛的为罗氏培养基，根据pH的不同，可以分为中性罗氏培养基和酸性罗氏培养基。还可以向培养基中添加一定浓度的抗生素，用于结核分枝杆菌的药敏试验。罗氏培养基具有很好的缓冲能力，可以较长时间保存（可保存数月），培养基中所含的孔雀绿可抑制杂菌生长，不需要特殊的仪器，用于结核分枝菌培养效果较好，但对牛分枝杆菌生长不佳，用丙酮酸钠代替培养基中的甘油，可以促进牛分枝杆菌的生长。琼脂为基础的米氏培养基和Cohen培养基是透明培养基，于10～12 d即可检出菌落，而罗氏等不透明的培养基需要18～24 d。透明的培养基还可使技术人员将平板置于解剖镜上观察微小菌落，以早期鉴定结核分枝杆菌和其他菌种。米氏培养基主要有Middlebrook 7H11（简称7H11）和Middlebrook 7H10（简称7H10），其主要成分为琼脂、有机化合物、盐、甘油和白蛋白，为结核分枝杆菌实验室研究及药敏试验的标准培养基。Cohn等在7H10的基础上进行了改良，通过添加酪蛋白水解物而发明了7H11琼脂。7H11琼脂能够提供更多的营养成分，针对在7H10琼脂上因苛养生长或耐药而生长不良或不生长的这类结核分枝杆菌有较好的分离培养效果。 CLSI M24中建议使用7H10或7H11培养基进行药敏试验,已被视为绝对浓度法的标准培养基。与罗氏培养基相比,使用7H10或7H11培养分枝杆菌不容易污染,原因是污染菌不易在此培养基上生长。缺点是保存时间较短(1个月),过度加热和光照会释放甲醛,对分枝杆菌有毒性。

关于罗氏培养和Middlebrook 7H11培养分枝杆菌阳性率方面比较,文献报道有两种不同结果。 Battaglioli等报道罗氏培养基分枝杆菌敏感性为76%,低于Middlebrook 7H11琼脂培养基的86%。Idigoras等以罗氏培养为对照,应用显微镜观察Middlebrook 7H11平板培养结果,比较两者阳性率及阳性出现时间,前者阳性率为4.9%(265/5438),后者阳性率为4.2%(227/5438),阳性率差异无统计学意义。Middlebrook 7H11培养检出时间平均为12 d,而罗氏培养平均时间为23 d。Harmalingam等使用107份涂片阳性标本同时做罗氏培养和Middlebrook 7H11平板培养,106份标本在两种培养基上生长。Middlebrook 7H11平板培养,显微镜观察结果,51份标本1周内生长,占比48.1%,2周之内全部生长;而罗氏培养最早生长时间为14 d,12份标本2周开始生长,占比11.3%,5周之内79份标本生长,占比74.5%。

五、双相培养基

由于有液相作为基础,结核分枝杆菌生长较快,在获得快速培养结果的同时可从固体表面观察到菌落。常用的有Middlebrook 7H11琼脂斜面/米氏7H9肉汤和罗氏斜面/米氏7H9肉汤。与固体培养基相比,能缩短分枝杆菌培养时间和提高培养的阳性率。 Ghatole等对双相培养基(Middlebrook 7H11斜面/米氏7H9肉汤)与罗氏培养基进行比较,涂阳标本双相培养阳性率为97.0%,报阳时间(21±4.44)d;罗氏培养阳性率79.41%,报阳时间(28±3.76)d;双相培养污染率较低(1.33%),对结核分枝杆菌的分离效果优于罗氏培养基。

六、常用培养基成分介绍

根据是否添加抗生素可以将培养基分为选择性和非选择性两种,前者适用于非无菌部位的标本,添加的抗生素可以降低污染情况的发生;后者适用于无菌部位来源的标本。详见表6-3-6-1。

表 6-3-6-1　分枝杆菌常用培养基成分介绍

培　养　基	成　　分	抑　菌　剂
非选择性培养基		
罗氏培养基	全卵、规定的盐、甘油、马铃薯粉	孔雀石绿,0.025 g/100 ml
潘氏培养基	全卵、蛋黄、牛奶、甘油、马铃薯粉	孔雀石绿,0.052 g/100 ml
ATS培养基	新鲜蛋黄、马铃薯粉、甘油	孔雀石绿,0.02 g/100 ml
Middlebrook 7H10	规定的盐、维生素、辅助因子、油酸、清蛋白、触酶、甘油、葡萄糖	孔雀石绿,0.002 5 g/100 ml

（续表）

培 养 基	成 分	抑 菌 剂
Middlebrook 7H11	规定的盐、维生素、辅助因子、清蛋白、触酶、甘油、0.1%的酪蛋白水解物	孔雀石绿，0.025 g/100 ml
CHOC培养基	巧克力琼脂添加IsoVitaleX因子和牛血红蛋白营养物	
选择性培养基		
Gruft中性罗氏培养基	全卵、规定的盐、甘油、马铃薯粉、RNA（5 mg/100 ml）	孔雀石绿，0.025 g/100 ml；青霉素，50 U/ml；萘啶酸，35 μg/ml
Mycobactosel罗氏培养基	全卵、规定的盐、甘油、马铃薯粉	孔雀石绿，0.025 g/100 ml；放线菌酮，400 μg/ml；萘啶酸，35 μg/ml；林可霉素，2 μg/ml
Mycobactosel Middlebrook 7H10	规定的盐、维生素、辅助因子、清蛋白、触酶、甘油、葡萄糖	孔雀石绿，0.025 g/100 ml；放线菌酮，360 μg/ml；萘啶酸，20 μg/ml；林可霉素，2 μg/ml
选择性7H11培养基（Mitchison培养基）	规定的盐、维生素、辅助因子、油酸、清蛋白、触酶、甘油、葡萄糖、酪蛋白水解物	羧苄青霉素，50 μg/ml；两性霉素B，200 U/ml；甲氧苄啶乳酸，20 μg/ml

　　理想的分枝杆菌培养基应符合下列需求：① 能使较少量的分枝杆菌迅速长出茂盛的菌落；② 能初步区分菌落的颜色及形态；③ 能抑制污染菌的生长；④ 便宜、易于制备；⑤ 可用于药敏试验。由于目前使用单一的培养基无法完全符合上列需求，同时有些分枝杆菌只能生长于特定培养基，所以一般建议最好是选择液体培养基再加上罗氏培养基，也可以用罗氏培养基加Middlebrook琼脂平板培养基。若怀疑嗜血分枝杆菌感染时，应增加一个巧克力培养基或添加血红素的琼脂培养基。

（范齐文　卢洪洲）

参考文献

1. Leber AL. Clinical microbiology procedures handbook［M］, 4th edition. Washington DC: ASM Press. 2016.

2. Atlas RM. Handbook of Microbiological Media［M］. 3rd Edition. London: CRC press, 2004.

3. 刘忠泉，张宗德.结核分枝杆菌的复苏因子［J］.中华流行病学杂志，2007；28（6）：616-617.

4. Cruciani M, Scarparo C, Malena M, et al. Meta-analysis of BACTEC MGIT 960 and BACTEC460 TB, with or without solid media, or detection of mycobacteria［J］. *J Clin Microbiol*. 2004; 42(5): 2321-2325.

5. Simner PJ, Doerr KA, Steinmetz LK, et al. Mycobacterium and Aerobic Actinomycete Culture: Are Two Medium Types and Extended Incubation Times Necessary[J]. *J Clin Microbiol*. 2016; 54(4): 1089−1093.

6. Peyffer GE. Mycobacterium: General Characteristics, Laboratory Detection, and Staining Procedures[M]//Jorgensen JH, Pfaller MA, Carroll KC, et al. Manual of clinical microbiology. 11th ed. Washington DC: ASM press, 2015: 552−553.

7. Caulfield AJ, Wengenack NL. Diagnosis of active tuberculosis disease: From microscopy to molecular techniques[J]. *Journal of Clinical Tuberculosis and Other Mycobacterial Diseases*. 2016 (4): 33−43.

8. Battaglioli T, Rintiswati N, Martin A. Comparative performance of Thin Layer Agar and Löwenstein-Jensen culture for diagnosis of tuberculosis[J]. *Clinical Microbiology and Infection*. 2013; 19 (11): 502−508.

9. Idigoras P, Pérez-Trallero E, Alcorta M, et al. Rapid detection of tuberculous and non-tuberculous mycobacteria by microscopic observation of growth on Middlebrook Middlebrook 7H11 agar[J]. *Eur J Clin Microbiol Infect Dis*. 1995; 14(1): 6−10.

10. Tharmalingam D, Kopula SS, Palraj KK. Evaluation of thin-layered agar for Mycobacterium tuberculosis isolation and drug susceptibility testing[J]. *Int J Mycobacteriol.* 2019; 8(2): 153−156.

11. Ghatole M, Sable C, Kamale P, et al. Evaluation of biphasic culture system for mycobacterial isolation from the sputum of patients with pulmonary tuberculosis[J]. *Indian J Med Microbiol*. 2005; 23(2): 111−113.

12. Mukamolova GV, Tumpov OA, Young DI, et al. A family of autocrine growth factors in Mycobaterium tuberculosis[J]. *Molecular Microbiology*. 2002; 46(3): 623−635.

13. Zhang Y, Yang Y, Woods A, et al. Resuscitation of dormant Mycobacterium tuberculosis by phospholipids or specific peptides[J]. *Biochem Biophys Res Commun*. 2001; 284(2): 542−547.

14. Biketov S, Mukamolova GV, Potapov V, et al. Culturability of Mycobaeterium tuberculosis cells isolated from murine macrophages: a bacteria growth factor promotes recovery[J]. *FEMS Immunol Med Microbiol*. 2000; 29(4): 233−240.

15. 郭钧.结核病细菌学[M].沈阳:辽宁科学技术出版社,1983.

16. 彭卫生,王英年,肖成志.新编结核病学[M].北京:中国医药科技出版社,2003.

第四节　分枝杆菌固体培养操作程序

一、试剂、培养基与耗材

(一) NALC (N−乙酰半胱氨酸) −NaOH 处理液

1. 4%（W/V）NaOH 配制　取 4 g NaOH 加入 80 ml 灭菌蒸馏水中,完全溶解后补充蒸馏水至终体积100 ml，121℃高压灭菌30 min。

2. 2.94%（0.1 mol/L）枸橼酸钠配制　取29.4 g枸橼酸钠溶于500 ml灭菌蒸馏水中，完全溶解后补充蒸馏水至终体积1 L，121℃高压灭菌30 min。

使用时，上述两种试剂等体积混合，每100 ml混合液加0.5～2 g N-乙酰半胱氨酸，保质期为24 h。

（二）无菌磷酸缓冲液 (0.067 M)

1. 10倍磷酸盐缓冲液储存液配制　将KH_2PO_4 45.59 g和$Na_2HPO_4 \cdot 12H_2O$ 119.977 g溶解于1 000 ml蒸馏水中。

2. pH6.8磷酸盐缓冲液配制　取10倍磷酸缓冲液储存液100 ml加到900 ml蒸馏水中，分装后121℃高压灭菌30 min备用。

3. 在试剂瓶的标签上标明试剂名称、配制浓度、配制日期、有效期、储存条件、配制人等。

（三）培养基

中性罗氏培养基。

（四）耗材

50 ml尖底离心管，一次性3 ml无菌吸管，一次性无菌棉签。

二、标本前处理

（一）标本的核对

准确核对患者的申请单信息，标本的条码是否与申请单符合，标本标签上患者信息是否与申请单符合，标本种类是否与申请单符合，标本是否合格等（编号则为实验室的流水号：为结核菌培养记录表中的连续编号）。

（二）标本编号

将固体培养基从冷藏环境中取出，室温下放置，待罗氏培养基恢复至室温，在罗氏培养管的盖子进行实验室编号。

（三）生物安全柜操作

提前开启生物安全柜，确认生物安全柜的负压和定向气流运行正常，准备废弃物容器及消毒液。

（四）配制2% NaOH-NALC消化液

针对要处理不同标本数量，将4% NaOH与2.94%枸橼酸钠按1 ：1的比例配制适量的混合液，加入N-乙酰半胱氨酸，使其浓度达到0.5%～2%（W/V）备用。

（五）有菌标本的预处理 (NaOH-NALC法)

1. 标本中加入消化液　根据标本的黏稠程度，加入不同体积的2% NALC-NaOH消化液。

（1）脓痰、黏稠痰、浑浊的口水，需加入2～3倍体积的消化液；黏液痰、稀薄血痰、清亮的口水痰，先将不足5 ml的痰液用蒸馏水补充到5 ml，再加5 ml消化液。

（2）胃液、淋巴穿刺液、灌洗液、支气管洗刷物、渗出液：少于10 ml，加入等量的消化液；多于10 ml，先3 000 g离心15 min，弃上清，留取5 ml沉淀，加等量消化液。

（3）尿液：采集晨尿，最好体积不少于40 ml，3 000 g离心15 min，弃上清，留取5 ml沉淀，加入2～3倍体积的消化液。

（4）粪便：对于成型粪便，用竹签取0.5～1 g（绿豆大小），于50 ml尖底离心管中，沿着管壁研磨均匀，加10 ml无菌蒸馏水用竹签混匀，使之成为混悬液，切勿上下震荡，严禁离心管盖子接触到粪便，静置5～10 min，用吸管将底部沉淀弃去，留5 ml上清液；如果是水样便，取2 ml于50 ml尖底离心管中。加入3倍体积消化液。

（5）脓液：用无菌吸管取2～3 ml标本加入50 ml尖底离心管中，加入3倍体积消化液。

（6）拭子类标本：先加入无菌蒸馏水5 ml，再加等量消化液，盖紧盖子涡旋振荡20 s后，将拭子沿着管壁拧挤干后弃去。

（7）一次消化处理标本不超过16个，从消化液加入最后一个标本开始计时，定时20 min。

2. 振荡标本管　旋紧容器螺旋盖，接通涡旋振荡器电源，将标本管在涡旋振荡器上振荡7 s左右，取下后接着振荡下一个标本，以此类推，直至最后一个标本。接着，从第一个标本开始振荡，方法同前，进行第二轮标本振荡，再进行第三轮振荡。将离心管倾斜倒置，轻轻在工作台面上拍打2次，转个方向继续拍打，共计转4个方向拍打8次（目的是将离心管盖上隐蔽处的标本暴露，与消化液充分反应，杀死杂菌，减少污染率）。拍打完毕后，再继续进行一轮的涡旋振荡，直至标本充分液化，每个标本总的振荡时间不超过32 s。

3. 将标本管置于试管架内，平放，室温静置，偶尔用手轻轻摇动。消化期间，如果标本黏稠或浊度很浓，可适当弃去一部分标本再加入少许消化液，涡旋振荡。

4. 加入pH为6.8 PBS（0.067 mol/L）缓冲液至50 ml标记的刻度，混匀。

5. 放入冷冻离心机中，3 000～3 800 g离心15 min，取出标本管，置生物安全柜内看着底部沉淀，小心将上清液倒入防喷溅的、含有消毒剂的容器中。小心倾去上清，不要倒掉沉淀。一旦看到沉淀悬浮，直立标本管，用无菌吸管将上清液吸出弃去。

6. 用无菌吸管向每一个标本管中加入磷酸盐缓冲液0.5～1.0 ml，形成混悬液。

（六）无菌标本的处理

1. CSF、胸腹水（须抗凝处理，每毫升标本加入0.2 mg肝素）、骨髓

（1）若为无菌标本量小于500 μl，可直接接种；

（2）若标本量＞500 μl，离心3 000～3 800 g，15 min，取沉淀接种；

（3）若怀疑标本受污染时，须经去污染，加入等量消化液，具体操作同稀薄痰液。

2. 组织　消毒剪刀，将组织放在浅口的无菌盖子上，用剪刀剪碎，加0.5～1 ml蒸馏水，将标本转移至离心管中强力涡旋振荡22 s，破坏红细胞，室温静置15～20 min，用无菌吸管取管底部分标本接种。

三、标本接种

取两支中性罗氏培养基放在试管架上，如果有过多的冷凝水，倒掉冷凝水，保持盖子是松的。用一次性无菌吸管将上述处理好的标本沿着管壁吹打均匀，吸取标本进行接种，第一滴液体接种至固体培养基斜面中部，第二滴接种到培养基上部，每支培养基接种0.1～0.15 ml（2～3滴），轻轻转动并放低培养管底部，使菌液均匀铺于斜面，斜面水平向上放入（36±1）℃恒温培养箱内培养，见图6-4-3-1。每个标本同时接种2支罗氏培养基。

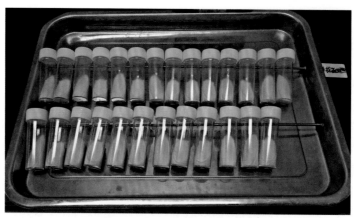

图6-4-3-1　标本固体培养倾斜放置

四、结果观察

接种后第3 d、7 d各观察1次菌落生长情况。发现菌落生长者，经抗酸染色证实，若阳性可报告快速生长分枝杆菌生长。此后每周观察1次，记录菌落生长及污染情况。阳性生长物经抗酸染色证实后，可报告分枝杆菌生长。满8周后未见菌落生长者方可报告培养阴性结果，必要时可延长。

五、报告方式

1. 菌落生长不足斜面1/4　分枝杆菌培养阳性（X个菌落）。
2. 菌落生长占整个斜面1/4　分枝杆菌培养阳性（1+）。
3. 菌落生长占整个斜面1/2　分枝杆菌培养阳性（2+）。
4. 菌落生长占整个斜面3/4　分枝杆菌培养阳性（3+）。
5. 菌落生长铺满整个斜面　分枝杆菌培养阳性（4+）。
6. 培养8周仍无菌落生长　分枝杆菌培养阴性。

六、注意事项

1. 由于消化液在杀死杂菌的同时，也杀死20%～90%的分枝杆菌，消化液浓度越高杀死的菌量越多，消化液在标本中的终浓度不要超过2%。

2. 推荐使用50 ml尖底离心管作为患者收集标本管，除了粪便、脓痰、黏稠痰、脓液，对于标本量少于5 ml的有菌标本，用蒸馏水将标本补足到5 ml，再加等量消化液消化，避免加入过多消化液杀死分枝杆菌。

3. 无菌体液尽量不要使用消化液处理，易发生凝固的标本要抗凝。

4. 加入消化液后，要充分涡旋振荡标本，至少三遍，每次7 s左右，否则培养基很容易被杂菌污染。消化期间，标本管最好平放，让消化液持续接触到标本管的管壁和盖子，便于杀死盖子及管壁上的杂菌。很多污染发生的主要原因就是消化时振荡次数少或振荡时间不够，标本未彻底液化所造成。

5. 标本离心时，离心力要达到 3 000 ～ 3 800 g，标本离心结束后，要及时倾倒上清，否则放置时间久，倾倒上清时标本沉淀易悬浮而被倒掉；倾倒上清时一定要看着沉淀，一旦沉淀悬浮，要用无菌吸管吸取上清。

6. 培养阳性标本，用涂片抗酸染色证实时，刮取菌量不要多，涂抹均匀；脱色时，加入的盐酸乙醇量要足，要加满玻片，脱色时间 3 min，避免由于脱色时间短或脱色液不足或涂片太厚造成的假阳性。

7. 罗氏培养基上生长的诺卡菌，抗酸染色易出现假阳性，特点是涂片厚的地方阳性菌多，薄处阳性菌少甚至无，总体分布是绝大部分抗酸染色阴性，部分菌体为阳性，碰到有上述特点的涂片，要结合菌落报培养结果，诺卡菌落一般为干燥、橘黄色。对于上述现象，对于纯培养菌落，切记不能误认为分枝杆菌培养阳性有污染而误导临床。

8. 罗氏培养基上生长的部分非结核分枝杆菌，用抗酸染色证实时，镜检出现涂片厚处有分层现象，上部菌体为阳性，下部菌体为阴性，薄处菌体基本为阳性；总体分布是大部分菌体为阳性，少数菌体为阴性，结合菌落报结果，排除有污染菌落。非结核分枝杆菌一般菌落较湿润、呈橘黄色或奶酪色。

七、室内质控

(一) 人员

应固定 1 ～ 2 名接受过严格培训的技术人员进行分离培养，并严格按照标准操作程序操作，做好室内质量控制。

(二) 设备设施

最好配备 5% ～ 10% CO_2 培养，温度 (35 ± 1) ℃ 和 (30 ± 1) ℃ (用于皮肤软组织的培养)，每日观察记录培养箱温度和二氧化碳浓度，防止温度或二氧化碳浓度失控，影响培养阳性率。

(三) 培养基

1. 颜色　培养基颜色鲜艳，中性罗氏培养基为绿色，若同一批制作的培养基呈现不同的颜色可能是由于混匀不充分，若颜色为深蓝色可能是由于孔雀石绿过多或者pH太低(呈酸性)；深黄色表明培养基中孔雀石绿质量不好或者pH太高(呈碱性)；如果培养基颜色灰暗，过蓝或过黄，均不能使用。

2. 质地　如果培养基液化或者很容易碎裂，可能是由于凝固温度太低或者时间过短。可随机抽取一批培养基中的 1 ～ 2 支培养管，在手上敲打检测，当培养管转动时培养基应不能够转动，质地较差的培养基不适合于培养接种。

3. 凝固水　培养管的底部应该有少量凝结水，但过多的水表明在凝结后过早将螺旋盖旋紧，或者由于培养基的成分量不标准，接种前应倾去过多的凝结水。

4. 匀质性　培养基中出现了较大块状物，表明匀质性较差。

5. 无菌试验　抽取 2% ～ 5% 新批号培养基置于 (36 ± 1) ℃ 孵育，48 h 后观察是否有细菌生长。培养基斜面无培养物生长，即为无菌性测试合格。如果发现任何一支培养基有培养物生长,则将同一批次的所有培养基置(36±1)℃孵育48 h,逐一检查培养基,弃去有细菌生长的培养管,没有培养物生长的培养管拧紧螺旋盖保存备用,填写培养基验证记录。

6. 生长试验 一般情况下,使用保存的结核分枝杆菌、堪萨斯分枝杆菌、偶发分枝杆菌标准菌株进行生长试验。大肠埃希菌可以检测选择性培养基的抑菌效果。挑取菌落至磨菌容器,加入无菌生理盐水1～2滴,研磨后加入生理盐水制备0.5麦氏单位菌悬液。使用校准的接种环或移液管取10 μl菌液进行接种。在35～37℃、5%～10%的CO_2中孵育,培养21 d。结核分枝杆菌、堪萨斯分枝杆菌、偶发分枝杆菌在所有培养基上生长,阴性对照物大肠埃希菌 ATCC 25922部分或完全抑制。

7. 阴性质量质控 每月用5 ml pH6.8磷酸缓冲液作为阴性质控,随当日标本同步进行消化、去污染处理、接种,培养结果为阴性,证明实验室不存在交叉污染。

8. 过度消化监控 戈登分枝杆菌的分离率可作为消化去污染处理的参考,一般而言,本菌的分离率约10%,由于戈登分枝杆菌对消化去污染剂的敏感度较结核分枝杆菌强,若戈登分枝杆菌的分离率低于5%,即表示去污染力过强。

9. 培养基使用期限 有效期内使用。

10. 培养基的储存 ① 所有培养基均应防止光线直接照射。② 将平板培养基以干净塑料袋或无菌干燥容器保存。③ 试管培养基储存时应将盖子盖紧。④ 将所有培养基冷藏以防止蒸发脱水。⑤ 丢弃被污染或脱水的培养基。

八、罗氏培养基上结核分枝杆菌、非结核分枝杆菌、诺卡菌及常见污染杂菌菌落及镜检形态汇总

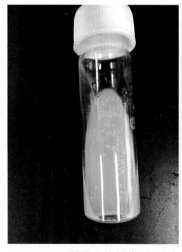 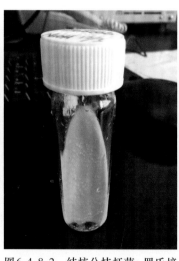 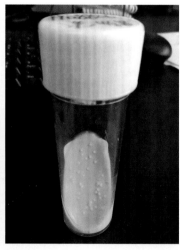

图6-4-8-1 结核分枝杆菌:罗氏培养,37℃,幼龄菌落

图6-4-8-2 结核分枝杆菌:罗氏培养,37℃,菌落

图6-4-8-3 结核分枝杆菌:罗氏培养,37℃,菌落

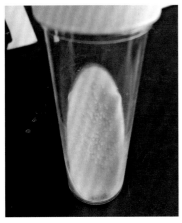

图6-4-8-4　结核分枝杆菌：罗氏培养,37℃,菌落

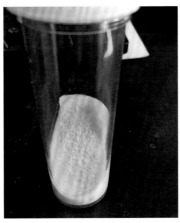

图6-4-8-5　结核分枝杆菌：罗氏培养,37℃,菌落

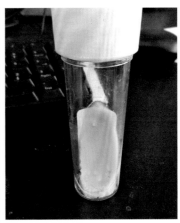

图6-4-8-6　结核分枝杆菌：罗氏培养,37℃,菌落

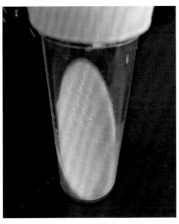

图6-4-8-7　结核分枝杆菌：罗氏培养,37℃,菌落

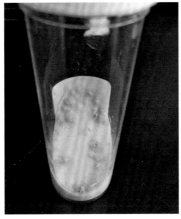

图6-4-8-8　结核分枝杆菌：罗氏培养,37℃,菌落

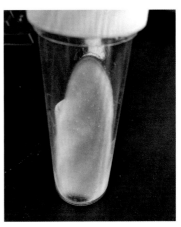

图6-4-8-9　结核分枝杆菌：罗氏培养,37℃,菌落

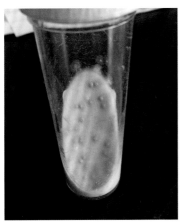

图6-4-8-10　结核分枝杆菌：罗氏培养,37℃,菌落

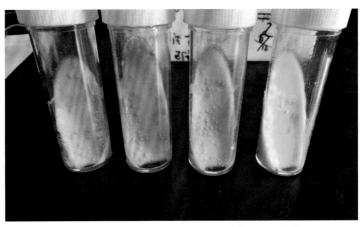

图6-4-8-11　结核分枝杆菌：罗氏培养,37℃,菌落

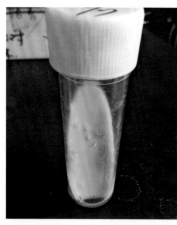

图 6-4-8-12　结核分枝杆菌：罗氏培养,37℃,菌落

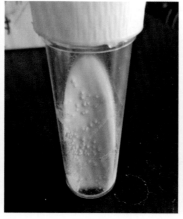

图 6-4-8-13　结核分枝杆菌：罗氏培养,37℃,菌落

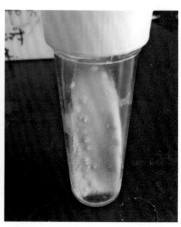

图 6-4-8-14　结核分枝杆菌：罗氏培养,37℃,菌落

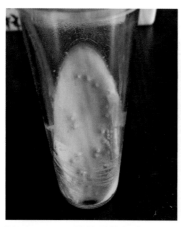

图 6-4-8-15　结核分枝杆菌：罗氏培养,37℃,菌落

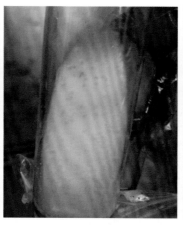

图 6-4-8-16　结核分枝杆菌：罗氏培养,37℃,菌落

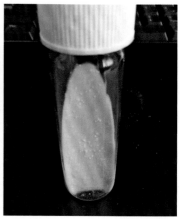

图 6-4-8-17　结核分枝杆菌：罗氏培养,37℃,菌落

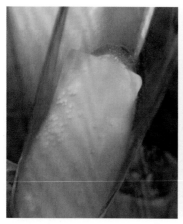

图 6-4-8-18　结核杆菌：罗氏培养,37℃,30 d 菌落

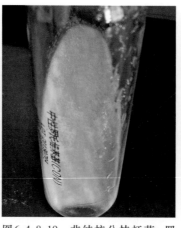

图 6-4-8-19　非结核分枝杆菌：罗氏培养,37℃

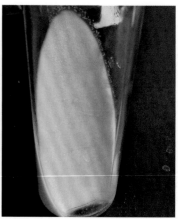

图 6-4-8-20　非结核分枝杆菌：罗氏培养,37℃

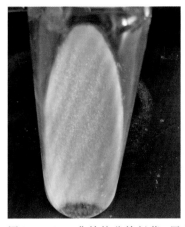

图6-4-8-21　非结核分枝杆菌：罗氏培养，37℃，菌落粗糙，类似结核分枝杆菌

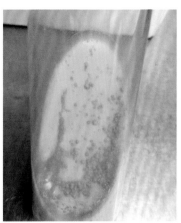

图6-4-8-22　戈登分枝杆菌：罗氏培养，37℃

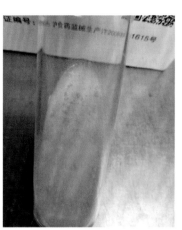

图6-4-8-23　堪萨斯分枝杆菌：罗氏培养，37℃

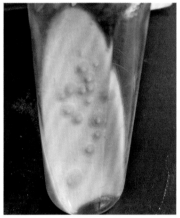

图6-4-8-24　堪萨斯分枝杆菌：罗氏培养，37℃

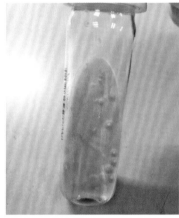

图6-4-8-25　海分枝杆菌：罗氏培养，37℃

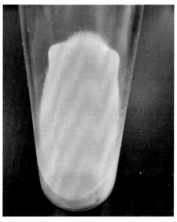

图6-4-8-26　鸟分枝杆菌：罗氏培养"4+"，37℃，奶酪色，30 d

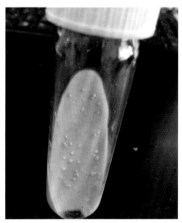

图6-4-8-27　胞内分枝杆菌：罗氏培养30 d

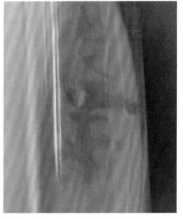

图6-4-8-28　伊朗分枝杆菌：罗氏培养，37℃

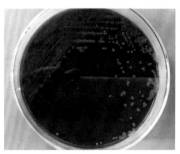

图6-4-8-29　伊朗分枝杆菌：血平板培养

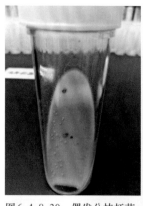 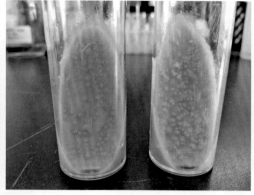 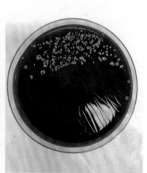

图6-4-8-30 偶发分枝杆菌：
罗氏培养,37℃,5 d

图6-4-8-31 偶发分枝杆菌：罗氏培养,37℃,菌落
类似结核分枝杆菌

图6-4-8-32 偶发分枝杆菌：
血平板培养,35℃

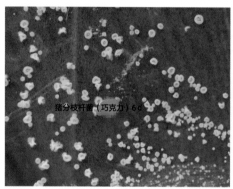 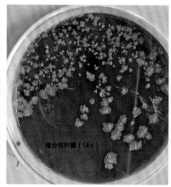 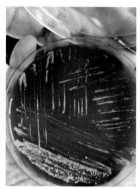

图6-4-8-33 猪分枝杆菌：巧克力平板培养6 d

图6-4-8-34 猪分枝杆菌：血平板
培养14 d

图6-4-8-35 脓肿分枝杆
菌：血平板培养4 d,37℃

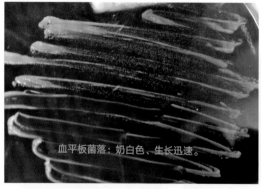 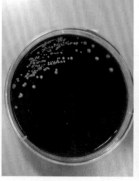 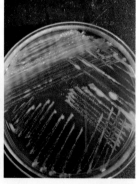

图6-4-8-36 脓肿分枝杆菌：血平板培养

图6-4-8-37 脓肿分枝杆菌：
血平板培养5 d

图6-4-8-38 脓肿分枝杆菌：
中国蓝培养4 d,37℃

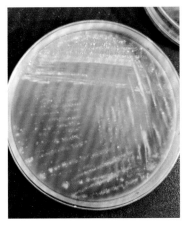

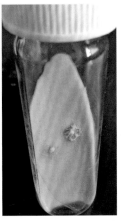

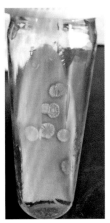

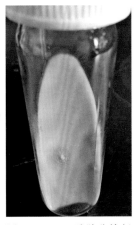

图6-4-8-39 脓肿分枝杆菌：巧克力培养4 d

图6-4-8-40 脓肿分枝杆菌：罗氏培养,37℃

图6-4-8-41 脓肿分枝杆菌：罗氏培养，37℃

图6-4-8-42 脓肿分枝杆菌：罗氏培养,37℃

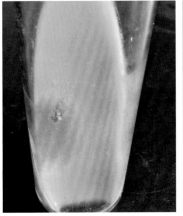

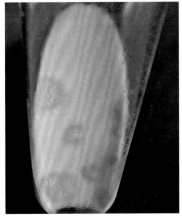

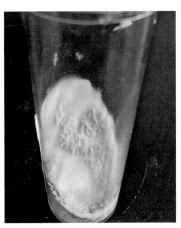

图6-4-8-43 脓肿分枝杆菌：罗氏培养,37℃

图6-4-8-44 脓肿分枝杆菌：罗氏培养,37℃

图6-4-8-45 脓肿分枝杆菌：罗氏培养,37℃

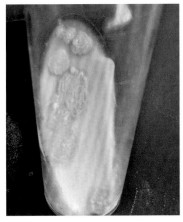

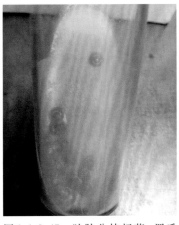

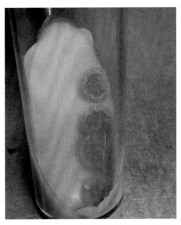

图6-4-8-46 脓肿分枝杆菌：罗氏培养,37℃

图6-4-8-47 脓肿分枝杆菌：罗氏培养,37℃

图6-4-8-48 脓肿分枝杆菌：罗氏培养,37℃

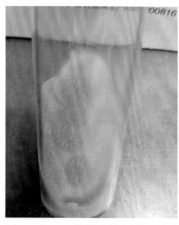

图6-4-8-49　脓肿分枝杆菌：罗氏培养,37℃

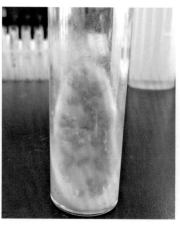

图6-4-8-50　脓肿分枝杆菌：罗氏培养,37℃

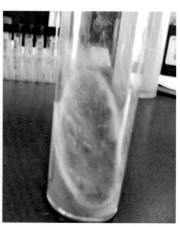

图6-4-8-51　脓肿分枝杆菌：罗氏培养,37℃

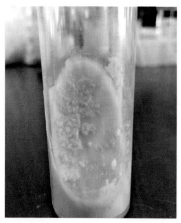

图6-4-8-52　脓肿分枝杆菌：罗氏培养,37℃

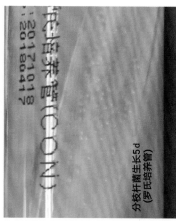

图6-4-8-53　脓肿分枝杆菌：罗氏培养37℃,5 d菌落

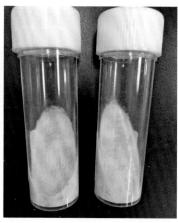

图6-4-8-54　脓肿分枝杆菌：罗氏培养,37℃,粗糙和湿润两种菌落

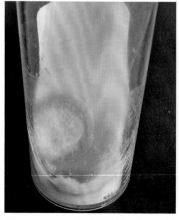

图6-4-8-55　脓肿分枝杆菌：罗氏培养,37℃

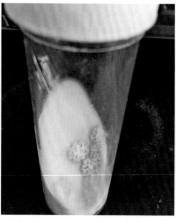

图6-4-8-56　脓肿分枝杆菌：罗氏培养,37℃

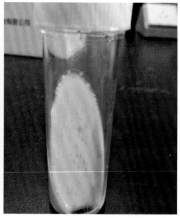

图6-4-8-57　革兰阴性杆菌：罗氏培养,37℃

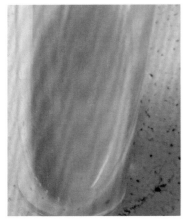

图6-4-8-58 革兰阴性杆菌：罗氏培养，菌落大，湿润

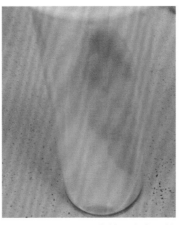

图6-4-8-59 罗氏培养：革兰阴性杆菌菌落

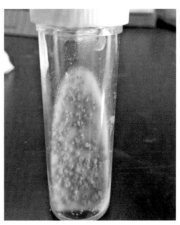

图6-4-8-60 罗氏培养，革兰阳性杆菌生长

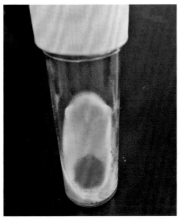

图6-4-8-61 罗氏培养，革兰阳性杆菌生长

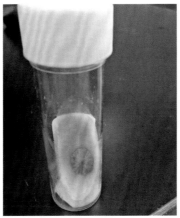

图6-4-8-62 罗氏培养，革兰阳性杆菌生长

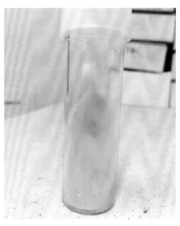

图6-4-8-63 葡萄球菌：罗氏培养菌落

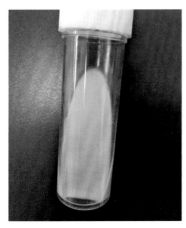

图6-4-8-64 链球菌：罗氏培养，菌落周围培养基颜色变深

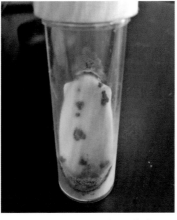

图6-4-8-65 马尔尼菲篮状菌：罗氏培养

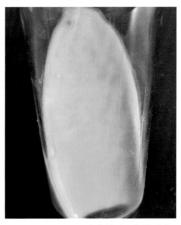

图6-4-8-66 罗氏培养，污染菌生长

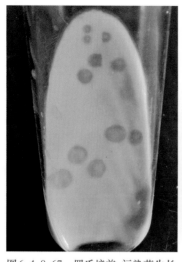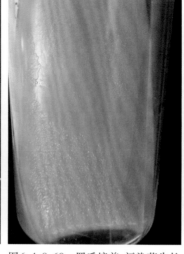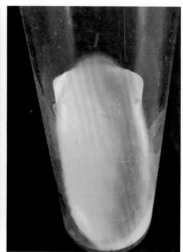

图6-4-8-67　罗氏培养,污染菌生长　图6-4-8-68　罗氏培养,污染菌生长　图6-4-8-69　罗氏培养,污染菌生长,培养基颜色变黄

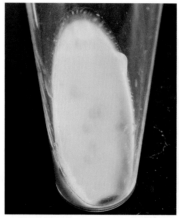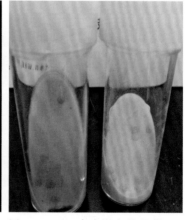

图6-4-8-70　罗氏培养,污染菌生长　图6-4-8-71　皮疽诺卡菌菌落:罗氏培养,37℃

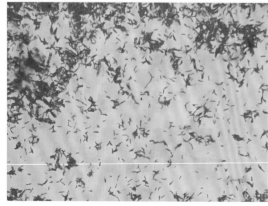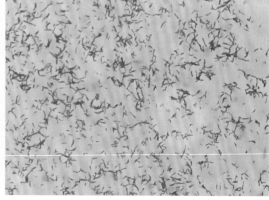

图6-4-8-72　脓肿分枝杆菌马赛亚种:罗氏培养8 d涂片,×1 000　图6-4-8-73　脓肿分枝杆菌:罗氏培养8 d涂片,×1 000

图6-4-8-74　脓肿分枝杆菌:抗酸染色,×1 000

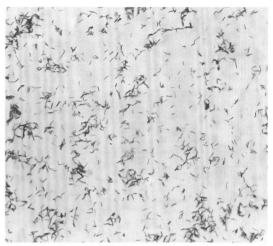

图6-4-8-75　脓肿分枝杆菌:抗酸染色,×1 000

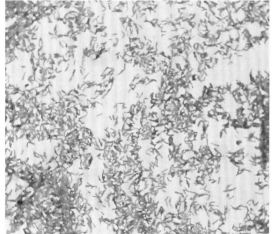

图6-4-8-76　脓肿分枝杆菌:抗酸染色,×1 000

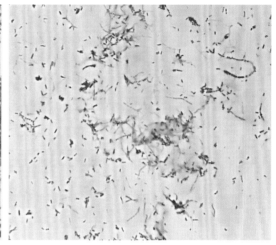

图6-4-8-77　龟分枝杆菌:抗酸染色,×1 000

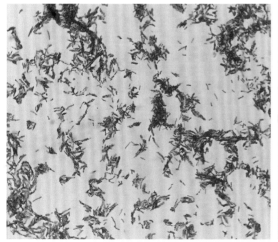

图6-4-8-78　海分枝杆菌:抗酸染色,×1 000

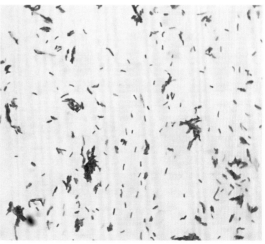

图6-4-8-79　海分枝杆菌:抗酸染色,×1 000

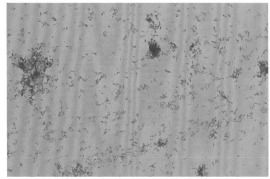

图6-4-8-80　非结核分枝杆菌：抗酸染色，×1 000

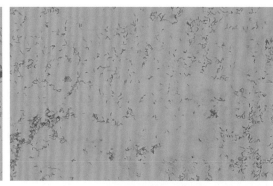

图6-4-8-81　非结核分枝杆菌：抗酸染色，×1 000

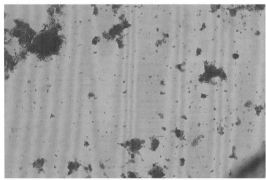

图6-4-8-82　非结核分枝杆菌：抗酸染色，×1 000

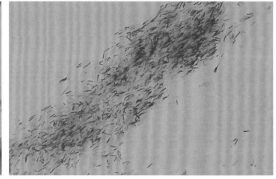

图6-4-8-83　非结核分枝杆菌：抗酸染色，×1 000

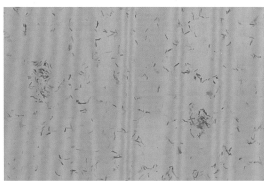

图6-4-8-84　非结核分枝杆菌：抗酸染色，×1 000

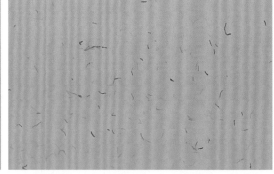

图6-4-8-85　非结核分枝杆菌：抗酸染色，×1 000

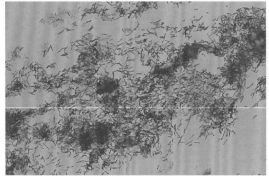

图6-4-8-86　非结核分枝杆菌：抗酸染色，×1 000

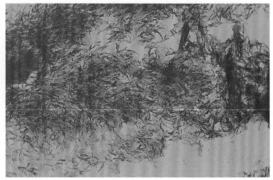

图6-4-8-87　非结核分枝杆菌：抗酸染色，部分菌为阴性，×1 000

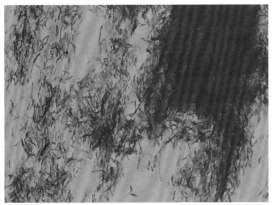

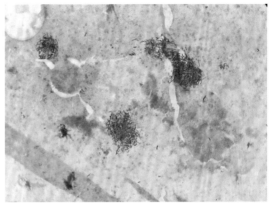

图6-4-8-88 非结核分枝杆菌：抗酸染色，部分菌为阴性，×1 000

图6-4-8-89 结核分枝杆菌：罗氏培养菌落涂片，×1 000

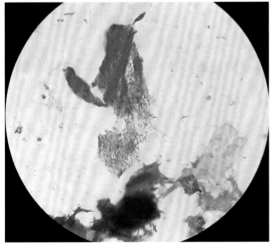

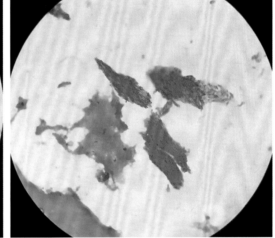

图6-4-8-90 结核分枝杆菌：罗氏培养菌落涂片，×1 000

图6-4-8-91 结核分枝杆菌：罗氏培养菌落涂片，×1 000

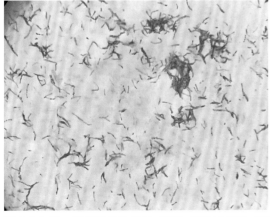

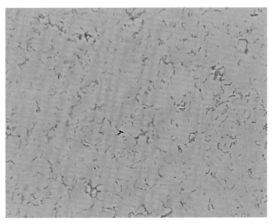

图6-4-8-92 堪萨斯分枝杆菌：37℃，罗氏培养11 d菌落涂片，×1 000

图6-4-8-93 皮疽诺卡菌：抗酸染色，×1 000

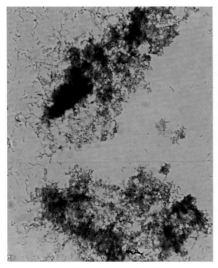

图6-4-8-94　诺卡菌：罗氏培养菌落涂片，抗酸染色部分抗酸阳性，×1 000

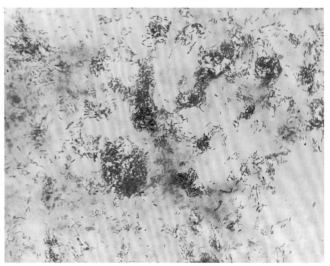

图6-4-8-95　诺卡菌：部分抗酸染色阳性，×1 000

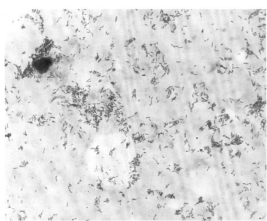

图6-4-8-96　戈登菌属：抗酸染色，×1 000

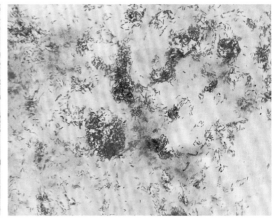

图6-4-8-97　戈登菌属：抗酸染色部分阳性，×1 000

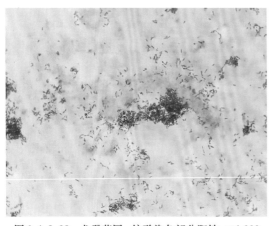

图6-4-8-98　戈登菌属：抗酸染色部分阳性，×1 000

（钱雪琴　刘　红　赵洋洋　卢洪洲）

第五节　BACTEC MGIT 960 System 全自动分枝杆菌检测/药敏系统操作程序

一、概况及检测原理

BACTEC MGIT 960 System是快速全自动分枝杆菌培养/药敏检测系统。MGIT培养管底部包埋有荧光物质,荧光物质将随着管内氧含量的变化而发生反应。若分枝杆菌在MGIT培养管内生长消耗氧,管内荧光物质被激活,在特定光源的激发下释放荧光。BACTEC MGIT 960 System荧光强度记忆探测器每隔60 min连续自动测定培养管内荧光强度的变化,经过计算机处理系统分析后,判断管内分枝杆菌的生长情况。当荧光强度呈现加速度变化时,系统将以生长单位"GU"的形式报告该标本为阳性,利于早期快速发现分枝杆菌生长状况,使阳性标本检出时间缩短为3～6 d。系统内置试验标准管,每小时自动进行一次管控,自动化程度高。该仪器容量为960孔,以培养周期为6周计算,每周可检测154个样本,用于快速检测除血液和尿液外的所有临床标本中的分枝杆菌。

为了适合样本量小的用户的需求,还有BBL/MGIT手工荧光判读器,它可以直接判断培养结果,内含定标管,操作简单快捷。由于其设计精巧,便于携带,使其更适合异地考察、进行流行病学调查等工作的需要。

二、仪器硬件系统

1. Drawers(孵育抽屉)　3个孵育抽屉,从上至下依次为:A、B、C。每个孵育抽屉可容纳320个培养管。每个孵育抽屉外有三个指示灯。分别代表阳性指示灯、阴性指示灯和错误指示灯。

2. LCD Display and Keypad(LCD液晶显示屏和键区)　LCD显示器是一个640像素×480像素的液晶显示器。它通过图形提示整个系统状态的信息及软键功能提示。液晶显示有自动屏幕保护程序,在停止操作5 min后进入屏保状态,按任意键显示屏将回到正常运行状态。

3. Barcode Scanner(条形码扫描器)　条形码扫描器位于仪器显示屏右方。可扫描培养管的条形码,以识别不同的培养管。

4. Floppy Disk Driver(软盘驱动器)　在仪器显示屏的左方有一个软盘驱动器(3.5英寸),其功能是装入新的系统软件,并把重要数据拷贝到软盘上进行数据备份。

5. External Ports(外部接口)　在主机后面有一些用于打印机,网络连接的外部接口。

6. Filters(空气过滤器)　在仪器前部下方有2个空气过滤器,可过滤空气,防止仪器内部吸入灰尘。

7. On/Off Switch(开关)　位于仪器右下方。

三、实验准备

(一) 仪器、设备和耗材

1. 微生物实验室专用生物安全柜。

2. 涡旋振荡器。

3. 能容纳 50 ml 离心管的冷冻离心机（> 3 000 g）。

4. 可调微量加样器（200 ～ 1 000 μl），接种环。

5. 一次性 50 ml 有螺旋盖的离心管及配套试管架。

6. 一次性无菌塑料滴管。

(二) 试剂

1. 样本前处理液　4% NaOH 溶液，2.9% 枸橼酸钠溶液，N-乙酰-L-半胱氨酸（NALC）及无菌 PBS 缓冲液（pH6.8），配制方法同固体培养所用试剂。

2. MGIT　分枝杆菌生长指示培养管（7 ml）含 7 ml 改良 Middlebrook 7H9 培养肉汤，荧光显示剂，10% CO_2。

3. MGIT 营养添加剂（OADC）　为 15 ml 液体试剂，主要含以下五种成分。

(1) 油酸（Oleic Acid）：是分枝杆菌新陈代谢过程中的基础营养物质。

(2) 牛血清蛋白（Albumin of Bovine）：结合游离脂肪酸，保护分枝杆菌，促进生长。

(3) 右旋糖酐（Dextran）：分枝杆菌生长能量的来源。

(4) 触媒（Catalase）：分解不利于分枝杆菌生长的过氧化物。

(5) 多氧乙烯基硬脂酸盐（POES）：促进结核分枝杆菌生长，保持菌种稳定。

4. BBL MGIT　杂菌抑制剂（PANTA）为冻干试剂，是五种抗生素的混合物，分别为：多黏菌素 B（Polymixin B）、两性霉素 B（Amphotericin B）、萘啶酸（Nalidixic acid）、甲氧苄啶（Trimethoprim）、阿洛西林（Azlocillin），可有效抑制或杀灭培养物中的污染杂菌。

5. 标本接种试剂准备　以 15 ml 营养添加剂溶解杂菌抑制剂，颠倒混匀待充分溶解，接种标本前取 0.8 ml 该液体至 MGIT 培养管，剩余试剂于 2 ～ 8℃ 冰箱保存，可保存 5 d。

6. 试剂的保存　MGIT 培养管室温存放，不可冷冻，如培养管出现混浊现象，不可使用。使用前应检查有效期。添加剂于 2 ～ 8℃ 冰箱保存，避免冰冻或过热。生长添加剂打开后应尽快用完，尽量避光保存。

四、标本前处理

可适用的标本种类：痰液、胃液、胸腹水、脑脊液、组织和粪便等。标本采集后，应及时送至结核病实验室进行检测，运输标本时应尽量保证标本处于 4℃ 状态；签收后的标本，若不能当天完成检测，应放置在 4℃ 冰箱保存。培养标本延迟检测时间最好 3 d 内，不可超过 7 d。

(一) 标本消化方式

常选用 2% N-乙酰-L 半胱氨酸-NaOH 消化液（2% NALC-NaOH）。NALC 可溶解黏液并且温和去除污染，使分枝杆菌从黏液中游离，NALC 于 24 ～ 48 h 使用。标本前处理效果是否理想,以污染率为判断标准。污染率以6% ~ 8%为宜,高于9%,应查找引起污染的原因。

(二) 标本前处理

1. 有菌部位标本前处理 同固体培养。

2. 无菌标本的前处理 脑脊液、关节液、胸腹水、心包积液等。胸腹水、关节液、心包积液须抗凝处理,每毫升标本加入0.2 mg肝素。

(1) 若无菌标本量小于500 μl,可直接接种;

(2) 若标本量 > 500 μl,3 000 ~ 3 800 g离心15 min,取0.5 ml沉淀接种;

(3) 若怀疑标本受污染时,须经去污染,加入等量消化液,具体操作同稀薄痰液。

(4) 组织:消毒剪刀,将组织放在浅口的无菌盖子上,用剪刀剪碎,加0.5 ~ 1 ml蒸馏水,将标本转移离心管中强力涡旋振荡22 s,破坏红细胞,室温静置15 ~ 20 min,用无菌吸管吸取0.5 ml标本接种。

五、标本接种

1. 取0.8 ml添加剂溶解好的杂菌抑制剂至MGIT培养管。

2. 取0.5 ml处理好的标本接种至MGIT培养管中。

3. 接种完成后的培养管上机检测。

六、结果报告

BD960仪器报阳后,取出阳性MGIT管,用无菌吸管吸取2 ml左右标本于10 ml或15 ml尖底离心管,加等量溶痰剂上下混匀7 ~ 8次,静置5 min,3 000 ~ 3 800 g离心15 min,弃上清,加1 ~ 2滴稀释的血浆(稀释血浆的配制方法是取血库献血者血浆1 ml,加蒸馏水或生理盐水14 ml混匀),用吸管吹打混匀,取1滴涂成10 mm×20 mm,待干,抗酸染色后镜检。

1. 若抗酸染色阳性,报告分枝杆菌液体培养阳性。

2. 若抗酸染色阴性或阴性伴有其他细菌生长,放37℃温箱继续培养至6周,重新抗酸染色证实是否为阳性。若阴性,报:分枝杆菌液体培养6周,无分枝杆菌生长。若阳性,报:分枝杆菌液体培养阳性。

3. 所有阴性管应在报告为阴性之前,目测观察有无生长现象,如有颗粒沉淀,应涂片抗酸染色证实是否为分枝杆菌生长。

注意事项:无污染的涂片阴性“仪器阳性”管可在取出后5 h内放回仪器。

七、质量控制

质控频度:每新进一批MGIT液体培养基都需做1次质控。质控菌株为结核分枝杆菌(ATCC 27294)、堪萨斯分枝杆菌(ATCC 12478)、偶发分枝杆菌(ATCC 6841)。

1. 从固体培养基中取出菌龄不超过15 d的ATCC菌株,制备Middlebrook 7H9肉汤悬液。

2. 使悬液静置 20 min,将上清液转移到空的无菌试管中,并静置 15 min。

3. 将上清液转移到另外一个空的无菌试管中。

4. 使用比浊仪,将悬液的浊度调节到大约 0.5 麦氏单位待用,剩余标本分装,保存于 −70℃冰箱,待以后新批号培养管验证用。

5. 根据表 6-5-7-1 进行稀释,制备标准菌株的菌悬液,取 0.5 ml 稀释后的悬浮液,接种到加有 0.8 ml 营养增强剂的 MGIT 管中,应在以下时间内检测为阳性。

表 6-5-7-1　制备标准菌株的菌悬液的稀释标准

菌　　　株	0.5麦氏单位稀释倍数	报阳时间(d)
结核分枝杆菌 ATCC 27294	1:500	6 ~ 10
偶发分枝杆菌 ATCC 6841	1:5 000	1 ~ 3
堪萨斯分枝杆菌 ATCC 12478	1:50 000	6 ~ 11

注: 在上述表格中的时间范围内,MGIT培养管应该报阳。如果MGIT培养管未给出预期结果,那么不得使用剩余试管,并立即联系厂家技术服务部门。

八、仪器状态检查及保养

以下操作每日在 BACTEC MGIT 960 仪器上进行。

1. 检查每个抽屉的温度读数(37 ± 2)℃。

2. 按"test drawer indicators"软键,检查三个抽屉上的所有三个外部指示灯。

3. 每个抽屉,按相应键检查红色和绿色发光二极管(LED)灯是否正常。

4. 检查打印机纸张供应并打印"质量控制报告"。

5. 每月清洗和更换过滤器。

九、检测局限性

1. 分枝杆菌培养阳性及出现时间取决于标本中微生物的数量、标本的质量、标本的采集方法、标本的处理方法。

2. 不能观察菌落形态和色素产生。

3. 仪器阳性的 MGIT 管可能含有其他杂菌,易造成药敏试验失败。

4. 仪器阳性的 MGIT 管可能含有一种或多种分枝杆菌,不易区分。

5. 生长较快的分枝杆菌可在生长较慢的分枝杆菌之前被检出,以致漏检慢生长分枝杆菌。

注意事项:用液体培养阳性管做液体药敏前,最好取一滴培养物接种血平板,37℃孵育 48 h,观察是否有杂菌生长,确保药敏检测结果准确性。

十、BACTEC MGIT 960 System培养结核分枝杆菌、非结核分枝杆菌、诺卡菌及常见污染杂菌菌落及镜检形态汇总

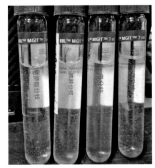
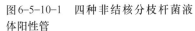
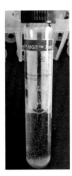
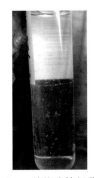

图6-5-10-1 四种非结核分枝杆菌液体阳性管

图6-5-10-2 偶发分枝杆菌：液体培养阳性管

图6-5-10-3 结核分枝杆菌液体培养20 d

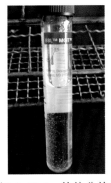
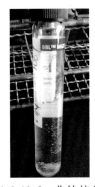
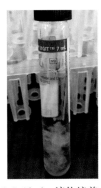
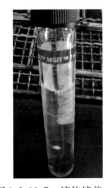

图6-5-10-4 结核分枝杆菌液体培养阳性

图6-5-10-5 非结核分枝杆菌，液体培养阳性，淡黄色颗粒

图6-5-10-6 液体培养：丝状真菌生长

图6-5-10-7 液体培养：球状物为污染菌

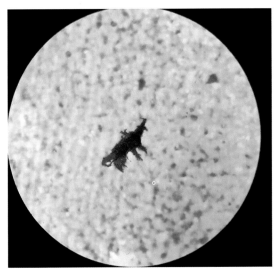
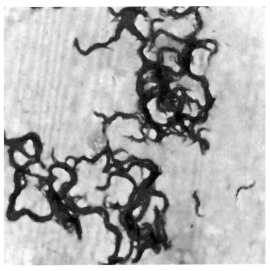

图6-5-10-8 结核分枝杆菌，液体培养涂片，抗酸染色，成堆排列，×1 000

图6-5-10-9 结核分枝杆菌：液体培养阳性涂片，抗酸染色，索状生长，×1 000

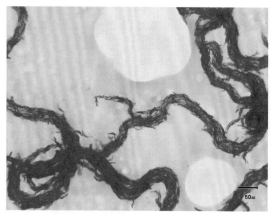

图6-5-10-10　结核分枝杆菌：液体培养阳性涂片，抗酸染色，索状生长，×1 000

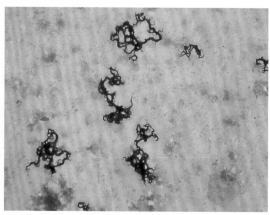

图6-5-10-11　结核分枝杆菌：液体培养阳性涂片，抗酸染色，索状生长，×200

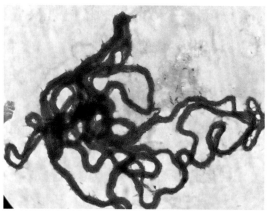

图6-5-10-12　结核分枝杆菌：液体培养阳性涂片，抗酸染色，索状生长，×1 000

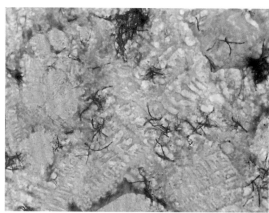

图6-5-10-13　堪萨斯分枝杆菌：液体培养阳性涂片，抗酸染色，×1 000

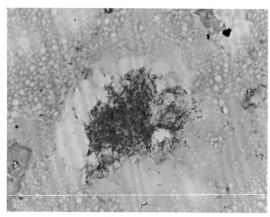

图6-5-10-14　非结核分枝杆菌：液体培养阳性涂片，抗酸染色，成堆松散排列，×1 000

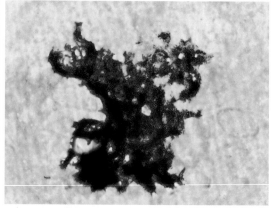

图6-5-10-15　非结核分枝杆菌：液体培养阳性涂片，抗酸染色，成堆排列，×1 000

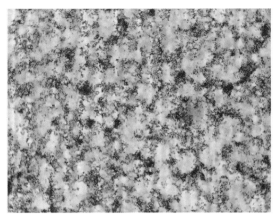

图6-5-10-16　鸟-胞内分枝杆菌：液体培养阳性涂片，抗酸染色，散在分布，×1 000

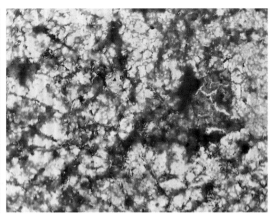

图6-5-10-17　非结核分枝杆菌：液体培养阳性涂片，冷抗酸染色，部分菌体不着色，×1 000

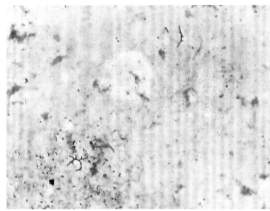

图6-5-10-18　鸟-胞内分枝杆菌：液体培养阳性，抗酸染色，×1 000

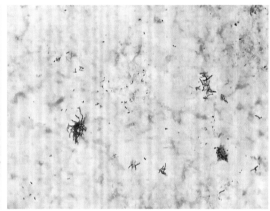

图6-5-10-19　鸟-胞内分枝杆菌：液体培养阳性，部分菌体呈分枝状，抗酸染色，×1 000

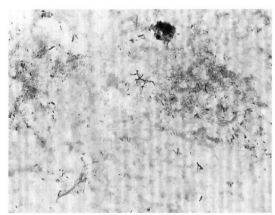

图6-5-10-20　鸟-胞内分枝杆菌：液体培养阳性，部分菌体呈分枝状，抗酸染色，×1 000

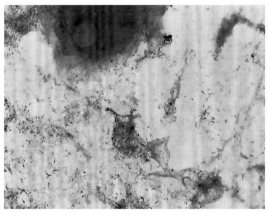

图6-5-10-21　鸟-胞内分枝杆菌：液体培养阳性，抗酸染色，×1 000

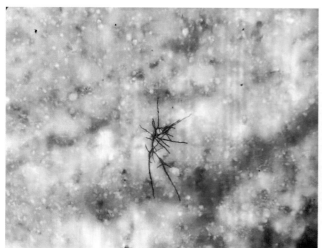

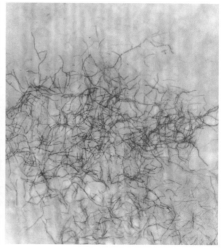

图6-5-10-22 偶发分枝杆菌：液体培养阳性涂片,抗酸染色,×1 000

图6-5-10-23 诺卡菌：液体培养,抗酸染色阴性,×1 000

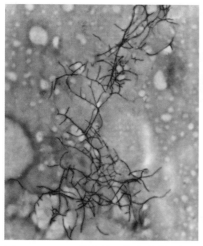

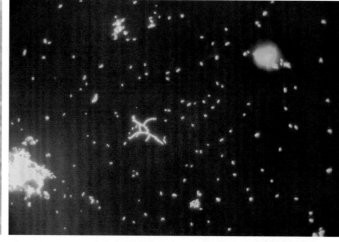

图6-5-10-24 诺卡菌：液体培养,抗酸染色阴性,×1 000

图6-5-10-25 鸟-胞内分枝杆菌：液体培养阳性,部分菌体呈分枝状,多数为球杆状,荧光染色,×1 000

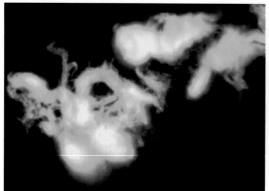

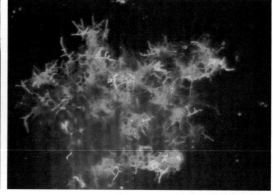

图6-5-10-26 结核分枝杆菌：液体培养阳性,荧光染色,×400

图6-5-10-27 偶发分枝杆菌：液体培养阳性,荧光染色,×400

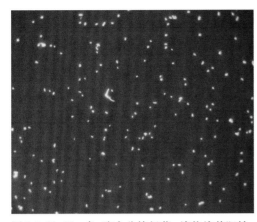

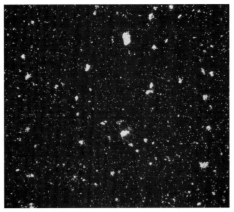

图6-5-10-28 鸟-胞内分枝杆菌：液体培养阳性，荧光染色，×1 000

图6-5-10-29 鸟-胞内分枝杆菌：液体培养阳性，荧光染色，×200

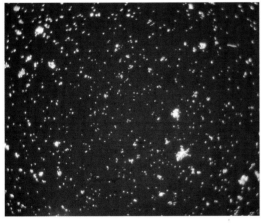

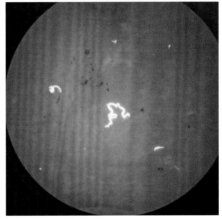

图6-5-10-30 鸟-胞内分枝杆菌：液体培养阳性，荧光染色，×400

图6-5-10-31 结核分枝杆菌：液体培养阳性涂片，荧光染色，索状生长，×100

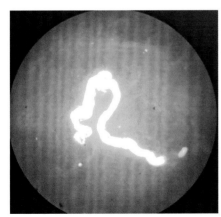

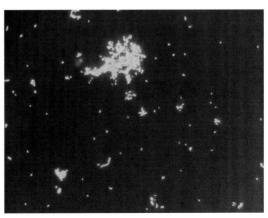

图6-5-10-32 结核分枝杆菌：液体培养阳性涂片，荧光染色，索状生长，×400

图6-5-10-33 鸟-胞内分枝杆菌：液体培养阳性，荧光染色，×1 000

（钱雪琴 刘 红 卢洪洲）

第六节 BACTEC 9120全自动血培养仪

一、原理

BACTEC Myco/F Lytic培养基是一种Middlebrook 7H9心脑浸液（brain heart infusion）配方肉汤，含铁的柠檬酸铵为一些特殊的分枝杆菌和真菌菌株提供铁的来源，添加的皂角苷可作为一种溶血素，添加特殊的蛋白质和糖类可提供营养补充。每一个血培养瓶中有一个荧光感应器，它能检测出血培养瓶内由于微生物代谢和生长而引起的氧浓度下降。用测量出的荧光量的增加对氧浓度下降率进行分析，以此来判定该血培养瓶是否为仪器阳性。阳性结果表明血培养瓶中可能存在活的微生物。

Myco/F Lytic培养基是一种非选择性的培养基，它作为一种对需氧血液培养基的辅助，用于分枝杆菌、酵母菌和真菌的培养。这种培养基也可用于被怀疑有酵母菌或真菌感染而无杂菌的体液培养中。临床医护人员抽取1～5 ml标本注入血培养瓶送检。

二、标本培养检测的操作步骤

首先，对送检血培养瓶进行编号登记。

（一）标本（培养瓶）放入仪器内的具体操作步骤

1. 打开BACTEC 9120仪器孵育箱前门。

2. 用条码扫描仪扫条码面板（图6-6-2-1）。

图6-6-2-1 条码面板

3. 扫描瓶上条码，孵育架上瓶指示灯（红绿）亮，将培养瓶放入指定瓶位，听到“的、的、的”三声指示操作结束，关门。

（二）阴性瓶取出操作步骤

主机对含溶血素分枝杆菌/真菌血培养瓶设定的默认培养周期内如检测不到细菌生长，将作为阴性瓶处理，软件界面“Summary”与瓶位编号指示阴性瓶出现。打开主机门，用条码扫描仪扫描条码面板阴性瓶所在位置瓶位指示灯（绿）亮（下页，图6-6-2-2），逐个取出阴性瓶。如仪器设定为“逐个取出阴性瓶”的用户，在阴性瓶取出后需逐个扫描瓶上条码；如仪器设定为“成批取出阴性瓶”的用户，无须再扫描瓶上条码。听到“的、的、的”三声指示操作结束，关门。

图 6-6-2-2 阴性瓶取出

(三) 阳性瓶取出操作步骤 (Remove Positive)

主机检测到阳性瓶后,软件界面"Summary"、瓶位编号以及主机外部"Positive Vial"均会给出阳性指示,并伴有报警声。

1. 按F2消除报警声,打开主机门,扫描条码面板(图6-6-2-3)。

图 6-6-2-3 阳性瓶条码面板

2. 阳性瓶所在位置瓶位指示灯(红绿)亮,逐个取出阳性瓶,并同时扫描瓶上条码,听到"的、的、的"三声指示操作结束,关门。

(四) 重新放回功能 (Re-Entry)

对于阳性瓶,如在仪器设置中设置了重新放回功能"Re-Entry",则仪器保留该瓶位以及相关数据3 h,该瓶位屏幕显示为灰色闪烁,等待阳性瓶重新放入,重新放入时操作同培养瓶上机操作。如超过3 h未放入,该瓶位及相关数据不再保留。

三、报警及错误处理

对每一批新产品或大量的BACTEC Myco/F Lytic培养基进行质量控制试验,使用表6-6-3-1中确定的ATCC标准菌株作为阳性试验培养物,并使用未接种的血培养瓶作为阴性对照。

表 6-6-3-1 错误的种类

错 误 类 型			可能的产生原因
Anonymous		匿名瓶	培养瓶未插入指定位置/培养瓶上机时未扫描瓶上条码
Error Station	Vial Missing	培养瓶丢失	取出培养瓶时未扫条码或培养瓶错插入其他位置而造成的空位
	Bad Station	瓶位损坏	瓶位检测器损坏

(一) 匿名瓶 (Identify Anonymous) 的处理

当培养瓶未插入指定瓶位或培养瓶上机时未扫描瓶上条码,仪器无法找到相关培养瓶资料而报错,错误类型为匿名瓶与孤儿瓶,软件界面"Summary"和瓶位编码均显示有"Anonymous"出现。

1.打开主机门,扫描条码面板(图6-6-3-1)。

图6-6-3-1 匿名瓶条码面板

2.孵育架上匿名瓶瓶位指示灯(绿)亮,从指定位置取出匿名瓶,扫描瓶上条码,仪器指示应放入位置,孵育架上指定位置指示灯(红绿)亮,将培养瓶放入指定位置,听到"的、的、的"三声,关门。

(二) 错误瓶位与错误瓶 (Resolve Error)

当"Ongoing"的瓶位中培养瓶丢失或检测器发生故障时,系统报告Error Station,软件界面"Summary"瓶位编号,以及主机外部指示灯"System Error"均会有出错指示,并伴有报警声。注意:当系统同时存在匿名瓶和错误瓶时,请务必先解决匿名瓶。

1.按F2消除报警声,打开主机门,扫描条码面板。孵育架上错误瓶位指示灯(红)亮,确定培养瓶是否在指定瓶位并完全插好(图6-6-3-2)。

图6-6-3-2 错误瓶条码面板

2.培养瓶未完全插好,或未在指定瓶位但可以立刻找回:将培养瓶放回指定瓶位并确保插好,扫描条码面板,听到"的、的、的"三声指示操作结束,关门(图6-6-3-3)。

图6-6-3-3 培养瓶未插好条码面板

3.培养瓶未在指定瓶位,且不能找回,扫描条码面板,在计算机上对该瓶位执行人工瓶位状态阴性设定（图6-6-3-4）。

图6-6-3-4 培养瓶不在指定瓶位条码面板

4. 培养瓶已在指定位置，并完全插好，判断可能是培养孔本身问题，则扫描条码面板，封闭该瓶位（图6-6-3-5）。

图6-6-3-5 培养孔出问题条码面板

四、仪器报阳瓶处理

仪器报阳后，取出阳性培养瓶，用75%乙醇消毒瓶口，用一次性注射器取5 ml培养物。

1. 分别转种一支中性罗氏培养基和一支沙氏斜面培养基，每个培养管接种2～3滴，放37℃温箱孵育，待做药敏和进一步结果鉴定。

2. 其余标本注入50 ml尖底离心管中，加溶痰剂10～15 ml，消化至透明澄清，3 000～3 800 g离心15 min，弃上清，加1～2滴1∶15稀释的血浆，用吸管吹打混匀，取1滴涂成10 mm×20 mm，待干，抗酸染色后镜检，观察是否为分枝杆菌或真菌。

五、结果报告

1. 若抗酸染色阳性，报血培养分枝杆菌阳性。

2. 若抗酸染色阴性，培养时间小于6周时，放37℃温箱继续培养至6周，重新涂片，抗酸染色证实是否有抗酸杆菌。

3. 若抗酸染色阴性，有其他细菌或真菌生长，按照一般菌或真菌鉴定流程进行鉴定，报告临床鉴定结果。

4. 培养六周阴性瓶，报血培养分枝杆菌阴性。

六、质量控制

对每一批新产品均要进行质量控制，使用下页表6-6-6-1中确定的ATCC标准菌株作为阳性试验培养物,并使用未接种的血培养瓶作为阴性对照。

表 6-6-6-1 　ATCC 标准菌株

标 准 菌 株	检 测 时 间(d)
胞内分枝杆菌,ATCC 13950	8 ～ 16
光滑念珠菌,ATCC 15545	< 3
新生隐球菌,ATCC 13690	< 3

1. 阳性试验培养物配制　采用胞内分枝杆菌、光滑念珠菌、新生隐球菌标准菌株或质控菌株配制为1麦氏单位的菌悬液,1 ： 100倍稀释。

2. 稀释后抽取0.1 ml接种血培养瓶。

3. 将血培养瓶和未接种的对照瓶放入仪器中并进行检测。

4. 阳性对照瓶应在检测期限内被仪器检测出阳性。

5. 阴性对照瓶应该保持阴性。

6. 若质控失控,与试剂供应商联系。

七、注意事项

1. 为减少污染的机会,标本必须采用无菌技术进行采集。

2. 可被培养的血量范围波动为1 ～ 5 ml,3 ～ 5 ml样本可达到最佳的培养检测结果。

3. BACTEC Myco/F Lytic血培养瓶在35℃培养,很有可能阻碍了需要其他培养温度的分枝杆菌(如海分枝杆菌、溃疡分枝杆菌和嗜血分枝杆菌)的培养,对这些微生物进行培养需要其他的培养方法。

4. 在BACTEC Myco/F Lytic培养基中,尚未检测出产紫青霉菌和皮炎芽生菌,需要其他的培养方法。

5. 保持房间的温度(18 ～ 25℃),保持实验室干燥和洁净,少开窗户,随手关门。

6. 如遇停电,请将仪器电源开关关闭,等重新来电后,再重新开启仪器。

7. 如遇无法排除的故障报警,将仪器电源关闭3 min后重新开仪器即可。

8. 如果需要实验室接种标本,请用加有抗凝剂如聚乙二醇磺酸钠的标本管收集血液、无菌体液。

八、BACTEC 9120培养结核分枝杆菌、非结核分枝杆菌镜检形态汇总

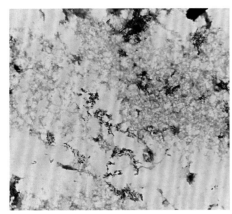

图6-6-8-1　非结核分枝杆菌：血培养阳性，溶痰剂处理，抗酸染色，成堆排列，×1 000

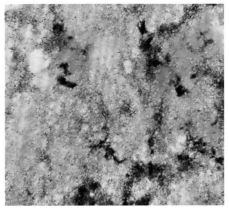

图6-6-8-2　非结核分枝杆菌：血培养阳性，溶痰剂处理，抗酸染色，球杆状，×1 000

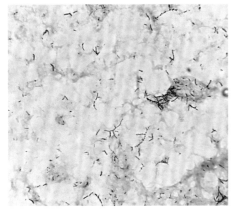

图6-6-8-3　非结核分枝杆菌：血培养阳性，溶痰剂处理，抗酸染色，形态各异，×1 000

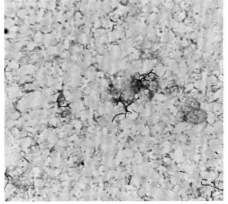

图6-6-8-4　非结核分枝杆菌：血培养阳性，溶痰剂处理，抗酸染色呈分枝状生长，×1 000

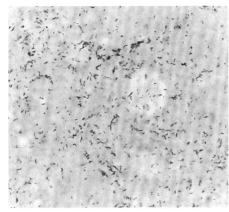

图6-6-8-5　非结核分枝杆菌血培养涂片，抗酸染色，呈分枝状，×1 000

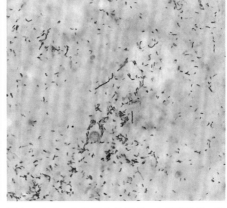

图6-6-8-6　非结核分枝杆菌：血培养涂片，抗酸染色，菌体长短不一，×1 000

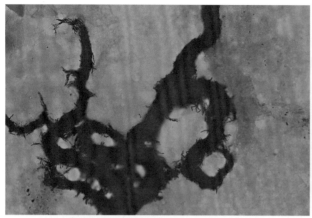

图6-6-8-7 结核分枝杆菌:血培养阳性,溶痰剂处理,抗酸染色,索状生长,×1 000

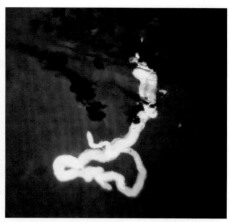

图6-6-8-8 结核分枝杆菌:血培养阳性,溶痰剂处理,荧光染色,索状生长,×400

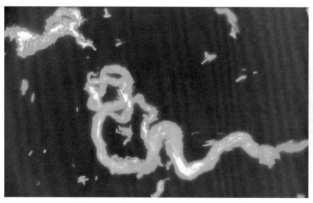

图6-6-8-9 结核分枝杆菌:血培养阳性,溶痰剂处理,荧光染色,索状生长,×1 000

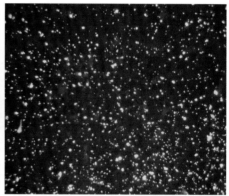

图6-6-8-10 非结核分枝杆菌:血培养阳性,溶痰剂处理,球杆状,荧光染色,×400

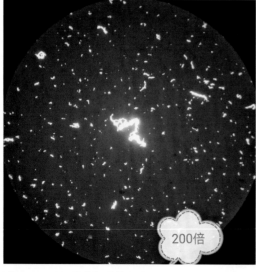

图6-6-8-11 堪萨斯分枝杆菌,荧光染色,绳索状排列,×200

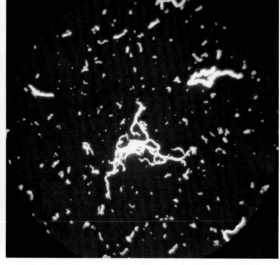

图6-6-8-12 堪萨斯分枝杆菌,荧光染色,绳索状排列,×400

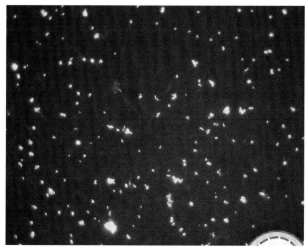

图6-6-8-13 非结核分枝杆菌：血培养阳性，直接涂片，荧光染色，×400

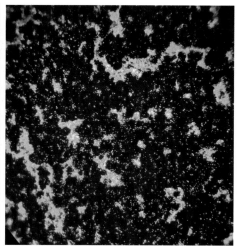

图6-6-8-14 非结核分枝杆菌：血培养阳性，溶痰剂处理，荧光染色，球杆状，×400

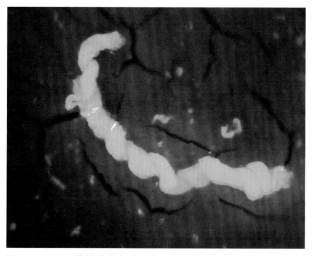

图6-6-8-15 结核分枝杆菌：血培养阳性，溶痰剂处理，荧光染色，绳索状，×400

（钱雪琴 卢洪洲）

第七节 分枝杆菌培养报阳后标本的处理

一、BACTEC MGIT 960 报阳后标本的处理

传统方法为取培养阳性标本1滴，涂片、固定，抗酸染色镜检，缺点是染色时涂膜易脱落，造成假阴性结果。推荐方法为次氯酸钠消化离心法，该方法既能提高阳性率又能杀死标本中的分枝杆菌，保护操作人员，避免了染色时涂膜脱落，具体见下页图6-7-1-1。

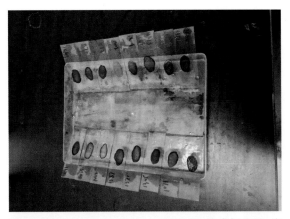

图6-7-1-1 BACTEC MGIT 960阳性管，溶痰剂处理，抗酸染色

BACTEC MGIT 960培养报阳管中取标本2 ml左右于10 ml或15 ml尖底离心管，加等量次氯酸钠溶痰剂上下颠倒混匀7～8次，静置10 min，3 000～3 800 g离心15 min，弃上清（倒完上清后，管口朝下再轻轻甩两下，尽量弃去多余液体），加1～2滴稀释的血浆（稀释血浆的配制方法是取血库献血者血浆1 ml，加蒸馏水或生理盐水14 ml混匀），用吸管吹打混匀，取1滴涂成10 mm×20 mm，待干，抗酸染色后镜检。

二、血培养报阳后标本的处理

血培养报阳后，直接取一滴涂片，干燥后抗酸染色，冲洗时涂膜容易脱落，造成抗酸染色阴性。为避免涂膜脱落，提高培养阳性报告率，标本用一次性注射器取5 ml血液于50 ml尖底离心管中，加次氯酸钠溶痰剂15 ml，涡旋振荡混匀或上下颠倒混匀，静置10～15 min，消化至透明澄清（具体见图6-7-2-1），3 000～3 800 g离心15 min，弃上清，加1～2滴稀释的血浆，用吸管吹打混匀（见图6-7-2-2），取1滴涂成10 mm×20 mm，待干，抗酸染色后镜检。

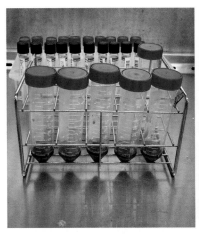

图6-7-2-1 血分枝杆菌培养阳性标本溶痰剂处理前

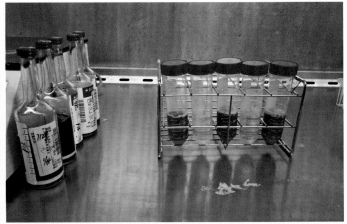

图6-7-2-2 血分枝杆菌培养阳性标本溶痰剂处理后

三、罗氏培养阳性菌株转种方法推荐

本法适用于生长菌落极少的固体培养基菌种传代及培养后药敏试验用。转种的方法为吸无菌生理盐水或蒸馏水，加0.5 ml于长有菌落的培养管中，用一次性10 μl接种环刮取菌落，轻轻地按压菌落至碎裂，与加入的生理盐水或蒸馏水混合，再沿着管壁轻轻研磨菌落，吸

取研磨好的菌液滴入新的固体培养基。此种方法转种的菌落生长旺盛,在做药敏或菌种保存时,易刮取,不易划破培养基。

四、罗氏培养阳性菌株涂片方法推荐

用接种环挑取菌落,涂抹在玻片上,加1～2滴75%乙醇,用接种环或竹签画圈的形式涂开,自然晾干待抗酸染色。加75%乙醇的目的是:① 可以起到杀分枝杆菌的作用,保护实验室人员;② 乙醇具有挥发性,加速涂片的干燥。

注意事项:一定要先挑菌涂片,再将乙醇加到涂片上;如果先加乙醇于玻片,乙醇很快在玻片上分散开,再涂菌,起不到保护作用。

第八节　分枝杆菌培养结果影响因素分析

一、假阳性原因分析及处理措施

1. 标本采集时,贴有标签的样本管错发给别的患者,患者在留标本时未发现。处理措施是:样本管在发给患者前,再次核对患者信息与样本标签信息一致。

2. 标本收集时,特别是尿标本,留取在非无菌的容器内,被容器及环境中的非结核分枝杆菌污染。处理措施是:标本要严格留取在带螺旋盖的无菌容器中,不能及时送检时要冷藏或冷冻保存。

3. 标本编号后,在输入信息系统时发生错误,导致标本与信息系统登记的患者不是同一人。处理方法是:标本输入信息系统后,重新抽查核对标本与信息系统中标本编号、姓名是否一致,特别是最后一个标本信息与信息系统中标本信息一致。

4. 标本编号潦草,不清楚,造成输入信息系统时或接种培养管时发生错误。处理措施是:由培养岗位人员进行标本编号、信息输入及培养接种操作。

5. 培养管上编号字迹潦草,造成培养结果观察人员看错编号,报错结果。处理措施是:培养管编号尽可能字迹清楚、工整、易辨认;结果报告人员碰到不易辨认的编号,按照接种日期与信息系统中信息核对。

6. 操作过程中发生交叉污染,加试剂时阳性标本碰到缓冲液瓶口,或操作人员手污染了阳性标本,在开盖及拧盖过程中污染其他阴性标本。处理措施是:避免试剂瓶口碰到标本口壁,加缓冲液时,避免标本管液体溅出。操作人员手与标本接触后要用乙醇消毒,更换手套。

7. 加样枪曾经用作结核药敏试验操作被污染,用污染的加样枪给每个标本加营养增强剂,导致假阳性。处理措施是:配备两套加样枪,分别用作药敏试验和培养,并做好标记区分,禁止混用。或者用一次性无菌吸管加营养增强剂和标本接种。

8. 由于操作者分神或新员工不熟练,接种标本过程中,前一个标本接种用的吸管或枪头忘记丢弃,接着接种下一个标本。处理措施是:操作过程中技术员集中精神,不要在试验过

程中闲谈,加强新员工操作培训,强调假阳性的危害,提高责任感。

9. 试剂造成的假阳性,如N-乙酰半胱氨酸、培养管、营养增强剂、配制消化液的蒸馏水污染了环境中的非结核分枝杆菌。应对措施是:每批试剂按厂家说明保存,培养时做阴性质控,及时发现假阳性;蒸馏水高压消毒后1周之内使用,冷藏保存。

10. 培养报阳后,在抗酸染色证实过程中涂片标本号写错。处理措施是:报阳性结果时,将培养阳性管或血培养瓶与信息系统中阳性患者姓名、编号核对,确认无误。

11. 培养报阳后,在抗酸染色证实过程中所加脱色液不足,诺卡菌被染成阳性。处理措施是:对操作人员进行标本报阳后标本抗酸染色技能培训,考核合格后方可上岗。液体培养诺卡菌抗酸染色操作正确时为阴性。固体培养中诺卡菌抗酸染色会出现少部分阳性现象,最易被误报阳性。可培训辨认诺卡菌菌落。如果菌落很纯,抗酸染色出现少部分阳性,要通过质谱或测序方法排除诺卡菌可能。有部分培养阳性的非结核分枝杆菌,抗酸染色时会出现少部分菌体抗酸阴性现象,处理措施是:重新制作薄涂片,热抗酸染色。

二、假阴性原因分析及处理措施

1. 标本采集量远少于规定标本量。处理措施是:按照要求的标本量采集标本。

2. 标本质量不好。处理措施是:尽量采集有病理意义标本,正确指导患者留取标本,如让患者深咳留痰,而不是口水。

3. 患者留痰时未进行冷开水漱口,杂菌过多,造成培养时杂菌污染,抑制了分枝杆菌的生长。

4. 在标本消化过程中,标本未充分涡旋振荡,或振荡次数不够,标本未充分液化,标本包裹的杂菌未被杀死,造成培养基上杂菌过度生长,抑制分枝杆菌生长。处理措施是:消化处理时,振荡3~4次,每次7 s。

5. 标本中NaOH消化液终浓度超过2%,分枝杆菌由于过度消化而被杀死。处理措施是:将使用浓度的消化液配制成2%浓度,一般情况下与标本按照1:1比例加入,特殊情况下不超过3倍。

6. 对于粪便标本,含杂菌数量非常多,培养时易发生杂菌污染,处理措施是:取有病理意义的、绿豆大小标本于离心管中,用两根竹签沿管壁将其充分研磨,用10 ml蒸馏水混匀;静置10 min左右,吸取沉淀丢弃,其余部分留做培养。

7. 过早丢弃污染的培养管,造成假阴性。处理措施是:固体培养基培养过程中有少量污染菌生长时,待培养8周无分枝杆菌生长时,报无分枝杆菌生长。液体培养基培养过程中发生污染,放到培养箱继续培养到6周,重新涂片抗酸染色,镜检确认无抗酸杆菌后,报无分枝杆菌生长。

8. 液体培养报阳后,抗酸染色证实时,染色过程中涂膜脱落,造成假阴性结果。处理措施:见前一节分枝杆菌培养报阳后标本处理方法(见本书第105~107页)。

9. 固体培养基上生长湿润的非结核分枝杆菌,未经抗酸染色证实,误将非结核分枝杆菌菌落当作污染菌菌落而报无分枝杆菌生长。处理措施是:所有固体培养基生长的菌落,均经抗酸染色证实后报结果。

三、分枝杆菌培养注意事项

1. 粪便标本的分枝杆菌培养对肠结核患者可能是有价值的,但这些感染是非常罕见的。在使用高活性抗反转录病毒疗法之前,这类培养被要求用于检测艾滋病患者鸟-胞内分枝杆菌感染;然而,考虑到肠内感染鸟-胞内分枝杆菌通常是播散性感染一部分,推荐进行血培养分枝杆菌,而不是粪便培养分枝杆菌。

2. 如怀疑肺外结核,可供培养标本的来源包括血液、脑脊液、胸腔积液、心包液、腹腔液、抽吸液、关节液和/或组织。一般来说,这些标本应收集在抗凝无菌容器中,并迅速运往实验室。如果样品不能立即处理,必须冷藏,防止其他细菌过度生长。应在开始抗细菌治疗之前采集标本,因为即使是数日的药物治疗仍可能杀死或抑制足够量的结核分枝杆菌,使其无法培养出来而影响诊断的正确性。

四、不同培养基培养分枝杆菌敏感性差异比较

详见表6-8-4-1。

表 6-8-4-1　不同培养基培养分枝杆菌敏感性比较

培 养 基	敏 感 性
罗氏培养基	0.76
BACTEC MGIT 960	0.88
BACTEC 460	0.90
BACTEC MGIT960＋罗氏培养基	0.92
BACTEC 460＋罗氏培养基	0.93

五、提高分枝杆菌培养检出率的方法

1. 标本量　呼吸道标本至少5 ml、脑脊液标本2～5 ml,尿、胸腹水40～50 ml,其他无菌体液越多越好。

2. 标本质量　脓痰、血性痰、黏液痰。要漱口后留取痰标本,减少口腔中正常菌群的污染。

3. 增加送检培养次数　有文献报道,初诊患者连续3 d(3次)培养阳性率比1次培养高1.5倍,故初次培养不应少于3次,尤其病灶较小或因末梢支气管堵塞,细菌不能连续排出时,更应多次送检培养。

4. 前处理方法

(1)脑脊液、经过抗凝的胸腹水、心包积液、关节液等无菌体:3 000～3 800 g离心后,取

沉淀直接接种固体、液体培养基。无菌体液标本尽量不要用酸或碱处理,以免杀死标本中分枝杆菌。

(2)有菌部位标本:NaOH消化处理终浓度不要超过2%,稀薄标本1%最佳,充分振荡混匀,避免由于没有完全液化被杂菌污染造成的阳性率低。

5. 培养基　最佳组合是罗氏培养基+7H11培养基+液体培养基。

6. 培养温度　37℃和30℃,5%～7% CO_2环境。

7. 结果观察

(1)固体培养阳性菌落均要经抗酸染色证实。

(2)液体阳性标本推荐经溶痰剂处理后经抗酸染色证实。

(3)液体培养仪器阴性标本,丢弃之前观察有无颗粒沉淀,有颗粒沉淀标本须经抗酸染色证实有无分枝杆菌生长。

(4)液体培养杂菌生长标本,继续培养6周,抗酸染色证实有无分枝杆菌生长。

(5)液体培养仪器报阳,抗酸染色阴性标本,继续培养到6周,再次抗酸染色证实有无分枝杆菌生长。

(钱雪琴　卢洪洲)

参考文献

1. 中国防痨协会基础专业委员会.结核病诊断实验室检验规程[M].北京:中国教育文化出版社.2006.

2. 刘丽华,高作东,李雪梅.结核分枝杆菌三种检测方法的比较[J].中华医学检验杂志,2000,80(7):506.

3. 王苏民.结核病及其实验技术的现状与展望[J].中华检验医学杂志,2001.24(2):71-72.

4. 张卓然.临床微生物学和微生物检验[M].北京:人民卫生出版社.2003:213-217.

5. 张秀珍,胡云建,陈东科.结核病实验诊断进展[J].中华医学检验杂,2005,28(8):865-866.

6. 陆军,叶松,李朝品.结核分枝杆菌的实验室诊断进展[J].热带病与寄生虫学,2005,3(3):173-176.

7. Isenberg HD. Clinical Microbiology Procedures Handbook[M]. Washington DC: Amer Soc Microbiol, 1992.

8. Murray PR, Baron EJ, Jorgensen JH. Manual of Clinical Microbiology[M]. 8th Ed. Washington DC: Amer Soc Microbiol, 2003: 972-990.

9. Washington WJ, William SA, Koneman E. Koneman's Color Atlas and Textbook of Diagnostic Microbiology[M]. 6th Ed. 2005: 1065-1083.

10. 马玙,朱莉贞,潘毓萱.结核病[M].北京:人民卫生出版社.2006:99-108.

第七章

分枝杆菌菌种鉴定

结核病及非结核分枝杆菌（NTM）感染在世界范围内呈现上升趋势。NTM可以是致病菌或条件致病菌，如偶发分枝杆菌、堪萨斯分枝杆菌、鸟分枝杆菌、胞内分枝杆菌、龟分枝杆菌、脓肿分枝杆菌等。NTM感染可以具有与结核病相似的临床表现，与结核病难于鉴别。NTM与结核分枝杆菌的药物敏感性差异很大，许多NTM对抗痨药物有天然耐受，不同NTM菌种的药物敏感性也不同。因此，分枝杆菌菌种鉴定不仅在流行病学上，而且在临床诊治上也具有重要意义。

分枝杆菌的传统鉴定是根据其生物学特征（生长速度、菌落形态和色素产生）和化学反应多项指标综合分析，方法复杂，费时。因此，长期以来，人们不断探索新的分类鉴定方法，如分子生物学方法、质谱鉴定法、色谱分析等，这对于生长缓慢、菌种种类繁多且与人类健康休戚相关的分枝杆菌来说，显得尤为重要。

第一节　传统鉴定方法及局限性介绍

鉴定的第一步是区分结核分枝杆菌和非结核分枝杆菌。可通过生长速度、色素产生来区分结核分枝杆菌和非结核分枝杆菌。典型的结核分枝杆菌生长缓慢，一般7 d之后生长为表面粗糙的淡黄色菌落，但有时与非结核分枝杆菌并不易区别，需依赖生化检查进行鉴定。可从培养基上挑取可疑菌落，经抗酸染色确定为抗酸杆菌，再取适量进行下列试验：① p-nitrobenzene（PNB）培养基生长抑制试验；② p-nitro-α-acetylamino-β-hydroxypropiophenone（NAP）培养基生长抑制试验；③ 28℃培养基生长试验；④ 68℃触酶试验。结核分枝杆菌在上述四种试验中均呈阴性反应，反之为非结核分枝杆菌。

一、结核分枝杆菌与非结核分枝杆菌的区别

（一）生长速度

生长速度是指在固体培养基上而不是在液体培养基中的生长速度，即在固体培养基上形成成熟的菌落，不需使用放大镜，用肉眼即可辨识所需要的时间。7 d以内生长者，称快速

生长菌;超过7 d者,称缓慢生长菌。但是由于初次分离时需经过消化去污染处理,有些快速生长菌群需3周以上方能在培养基上观察到菌落,所以进行生长速度鉴定时,应以培养基上的菌落适当稀释,接种于固体培养基做传代培养,才能得到正确客观的评估。菌株传代培养时,如果结核分枝杆菌菌悬液配制很浓时,接种固体培养基,有的结核分枝杆菌也会出现7 d内生长。一般情况下,标本初次固体培养,7 d以内生长者为非结核分枝杆菌;菌株传代培养,严格按照如下操作,进行判定。

1. 生长速度试验操作步骤

(1)将怀疑菌落挑出,以无菌蒸馏水配成1个麦氏单位菌悬液。

(2)分别接种0.1 ml菌落至2支L-J培养基。

(3)在35℃的CO_2培养箱中培养。若怀疑为溃疡分枝杆菌、海分枝杆菌或嗜血分枝杆菌,则培养温度为30℃。

(4)通常在接种后3 d、5 d、6 d观察,随后每周检查,直至菌落发育完全。

2. 判读

快速生长非结核分枝杆菌:在7 d内完全发育。

缓慢生长菌:在7 d后完全发育。

注意事项:生长速度与温度关系通常由培养在37℃及30℃环境中判断,若必要,则培养在24℃、30℃、37℃及42℃环境中。

(二) 色素产生

有些分枝杆菌在没有光线下会产生色素,有些分枝杆菌则需在光线照射下产生色素,有些分枝杆菌无论是否有光均不产生色素。分枝杆菌色素形成的特性不同,如上所述,可分为暗产色、光产色和非产色三大类。结核分枝杆菌复合群属于非产色菌。因此,标本在分枝杆菌培养过程中,有黄色或橘黄色色素产生,经抗酸染色证实为阳性,可初步报告为非结核分枝杆菌。

1. 光产色和暗产色非结核分枝杆菌的鉴定

将双管接种标本的培养基于培养箱暗处培养,观察有黄色或橙色菌落生长,抗酸染色阳性,即可判为暗产色非结核分枝杆菌。培养基出现无色或淡黄色菌落生长时,抗酸染色证实,将其中1支生长有菌落的培养管平放在60 W灯泡(距离60 cm)下照射至少1 h,再将该培养基放回培养箱,继续培养12 ~ 24 h后,以未曝光的培养基为对照,产生黄色或橘黄色色素为光产色非结核分枝杆菌。

(1)罗氏培养基上产生绿色:偶发分枝杆菌。

(2)堪萨斯分枝杆菌和海分枝杆菌于暗处培养呈灰白色,转移到光线下培养24 h后,菌落呈柠檬黄色。堪萨斯分枝杆菌能产生橙色结晶。

(3)有些鸟-胞内分枝杆菌菌株,小菌落时无色素,而较老及较大菌落呈黄色,并非由光线诱导产生。

(4)有些分枝杆菌在不同温度生长时会有不同的产色性。例如苏尔加分枝杆菌在37℃为暗产色性,在25℃下呈光产色性。

(三) 菌落形态

可用放大镜或显微镜观察单个菌落的形态。临床分离培养常见快速生长非结核分枝杆菌菌落。常为乳白色或米黄色、光滑、湿润菌落。慢生长非结核分枝杆菌一般为:黄色、橘黄色或无色,菌落光滑湿润。结核分枝杆菌常为淡黄色、粗糙、中央凸起菌落。在米氏7H10或含3%甘油的琼脂等半透明培养基上最易观察菌落特征。

(四) 28℃生长试验

结核分枝杆菌复合群在28℃培养条件下不生长,而NTM菌群的大部分分枝杆菌可以生长。

试验方法:2支罗氏培养基,每支培养基接种10^{-3} mg细菌。1支置于28℃孵育,1支置于37℃孵育。每周观察1次结果,同时记录罗氏培养基上菌落生长情况直至孵育4周。快速生长的非结核分枝杆菌1周左右可见菌落,缓慢生长的分枝杆菌4周报告结果。结核分枝杆菌复合群在28℃不生长。

阳性对照菌株:堪萨斯分枝杆菌($M. kansasii$)。

阴性对照菌株:$H_{37}Rv$。

(五) PNB生化鉴定

PNB(对硝基苯甲酸)培养基,是将PNB用二甲基甲酰胺或丙二醇溶解稀释后加入未加热的中性罗氏培养基中,使最终浓度为0.5 mg/ml,制备方法同药物敏感试验培养基制法。其局限性有以下三点。

(1)耗时较长,通常需要2～4周,步骤也较为复杂,且由于受含药培养基、实验室室内质量控制等多种因素影响,该试验结果不稳定。

(2)有些NTM株对该试验不敏感,大约8%的NTM株受到PNB抑制而被误判为结核分枝杆菌株,并且有3%～5%的结核分枝杆菌株对PNB产生了耐受性。

(3)在应用PCR-反向核酸探针杂交和PCR-DNA测序对分枝杆菌菌种鉴定研究工作中发现,某些NTM菌株PNB生长试验(-),而以往对此没有充分的认识,有可能使其错误地被归类为MTC而放弃进一步的菌种鉴定,应当引起重视。

二、结核分枝杆菌和牛分枝杆菌鉴定

结核分枝杆菌复合群常见者为结核分枝杆菌和牛分枝杆菌。结核分枝杆菌是肺结核主要病原菌,大约占85%。两者鉴定试验以nitrate还原试验、niacin试验、pyrazinamidase活性试验、TCH生长抑制试验为主。在这四种试验中,结核分枝杆菌均为阳性反应,反之为牛分枝杆菌。

(一) 结核分枝杆菌

1. 罗氏培养基上菌落形态呈结节状或颗粒状,中央凸起,边缘薄且不规则,粗糙、淡黄色。纯化后菌体接种于Middlebrook 7H10培养基5～10 d后,在低倍显微镜下观察是鸟巢式、绳索状的菌落,但25 d后则为粗糙、淡黄色菌落。

2. 抗酸染色 菌体细小、微微弯曲、强抗酸性、带有明显的串珠状菌体。

3. 生化特性 ① 硝酸盐还原试验(+); ② 烟酸合成试验(+); ③ TCH生长(+); ④ 吡嗪酰胺酶试验(+); ⑤ NAP生长(-)。

(二) 牛分枝杆菌

1. 罗氏培养6～8周后,才可见到菌落生长,呈淡黄、扁平、小型菌落,为粗糙型或光滑型。在 Middlebrook 7H10 培养基上生长不良,很细小,似小水滴样。

2. 抗酸染色 菌体比结核分枝杆菌细长,较少弯曲,较少串珠状菌体。

3. 生化特性 ① 硝酸盐还原试验(－);② 烟酸合成试验(－);③ TCH生长(－);④ 吡嗪酰胺酶试验(－)。

(三) TCH (噻吩-2-羧酸肼) 生长抑制试验

1. 试验原理 本试验适用于鉴别牛分枝杆菌、结核分枝杆菌及其他缓慢生长非产色分枝杆菌。结核分枝杆菌和其他生长缓慢的分枝杆菌对TCH的抗药性浓度为 1 ～ 5 µg/ml。牛分枝杆菌对低浓度TCH敏感,但对异烟肼耐药的牛分枝杆菌也可能对TCH具有抗药性。

2. 试验方法 配制TCH(噻吩-2-羧酸肼)培养基:TCH 5 mg溶于10 ml灭菌蒸馏水中,取1 ml加入100 ml培养基中,终浓度为5 µg/ml,制备方法同药物敏感试验培养基制法。

3. 接种方法 与药物敏感试验相同,10^{-2} mg/ml菌液,接种0.1 ml,37℃孵育,每周观察一次,与药物敏感试验同步进行。

4. 结果判读 快速生长非结核分枝杆菌1周内可生长菌落,慢生长菌4周报告结果。结核分枝杆菌TCH培养基上生长,牛分枝杆菌不生长。

5. TCH局限性分析

(1)世界卫生组织仅推荐应用PNB耐受试验鉴别MTB复合群和非结核分枝杆菌,不推荐使用TCH进行牛分枝杆菌鉴定。

(2)很多来源于亚洲的结核分枝杆菌(MTB)菌株对TCH敏感,这些亚洲变异株的TCH试验结果与经典MTB菌株截然不同,此类MTB菌株需应用烟酸试验、硝酸盐还原试验和吡嗪酰胺酶试验进行鉴别。

(3)鉴于我国目前结核病细菌学检验规程中规定TCH培养基中TCH浓度(5 mg/L,罗氏培养基)高于美国疾病预防控制中心分枝杆菌实验室指南中建议的TCH浓度(2 mg/L,7H10琼脂培养基),已有研究表明,降低TCH浓度可减少错误鉴定的概率。分枝杆菌属菌种初步鉴定见表7-1-2-1。若需进一步进行菌种鉴定,可进行基因测序或基因杂交。

表7-1-2-1 分枝杆菌菌种初步鉴定

	PNB	TCH
牛分枝杆菌	－	－
结核分枝杆菌	－	＋
非结核分枝杆菌	＋	＋

三、偶发分枝杆菌、龟分枝杆菌和脓肿分枝杆菌鉴定

1. 重要特征是生长快速,2 ～ 4 d,可见到菌落。幼龄的菌落呈现光滑,半圆形,有时带奶酪或蜡质的黏稠状,菌落呈灰白奶酪色。

2. 偶发分枝杆菌和脓肿分枝杆菌接种于Middlebrook 7H10培养基,1 ～ 2 d后,会产生树

枝分杈状、丝状延伸的菌落,龟分枝杆菌则没有此特性。

3. 三者大多可生长于麦康凯琼脂培养基(不含有结晶紫):表面光滑,圆顶菌落,带有粉色。

4. 抗酸染色时菌体细胞多形态,细长丝状或短、粗杆状均有。

5. 具体鉴定需分子测序。

四、分枝杆菌鉴定流程图

详见图7-1-4-1。

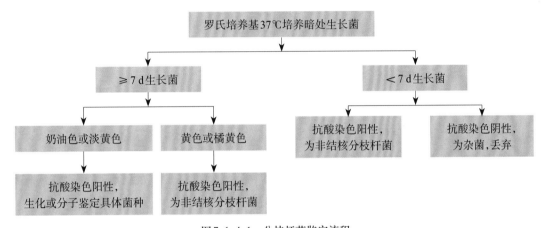

图7-1-4-1　分枝杆菌鉴定流程

（陈珍妍　范小勇　钱雪琴）

参考文献

1. 中华人民共和国国家卫生和计划生育委员会.肺结核诊断标准［S］.2017.
2. WHO. Tuberculosis［R］. 2017.
3. Schlossberg D. Tuberculosis and Nontuberculous Mycobacterial Infections［M］. 7th edition. Washington, DC: ASM Press, 2017.
4. Frederic ESJD. Mortality and Morbidity Weekly Report［J］. *Wilderness & Environmental Medicine*. 2011; 22(1): 95.
5. 中华医学会.临床技术操作规范·结核病分册［M］.北京:人民军医出版社,2004.

第二节　分枝杆菌免疫学检查

一、PPD结核菌素皮肤试验介绍及局限性分析

(一) 结核菌素皮肤试验方法 (tuberculin skin test, TST)

在左前臂掌侧前1/3中央皮内注射5 U PPD,以局部出现7～8 mm的圆形橘皮样皮丘为宜。

(二) 结果观察

72 h(48 ~ 96 h)检查反应。以皮肤硬结为准。

阴性(−):硬结平均直径 < 5 mm 或无反应者为阴性。

阳性反应(+):硬结平均直径 ≥ 5 mm 者为阳性。① 5 mm ≤ 硬结平均直径 < 10 mm,为一般阳性;② 10 mm ≤ 硬结平均直径 < 15 mm 为中度阳性;③ 硬结平均直径 ≥ 15 mm 或局部出现双圈、水疱、坏死及淋巴管炎者为强阳性。

(三) 局限性

1. 结核菌素皮肤试验的假阴性反应 结核菌素试验阴性并不能排除结核感染。阴性结果可能是真的阴性,也就是说该个体没有感染结核分枝杆菌,但也有可能由于各种各样的因素影响了反应结果。结核菌素皮肤试验假阴性反应如下。

(1)变态反应前期:从结核分枝杆菌感染到产生反应需一个多月,在反应前期,结核菌素试验无反应。

(2)免疫系统受干扰:急性传染病,如百日咳、麻疹、白喉等,可使原有反应暂时受到抑制,呈阴性反应。

(3)免疫功能低下:重症结核病、肿瘤、结节病、艾滋病等,结核菌素反应可降低或无反应,但随着病情好转,结核菌素试验可又呈阳性反应。

(4)结核菌素试剂失效:尽管在PPD稀释剂中加入吐温-80,可防止抗原物质被玻璃、塑料容器和注射器吸附,但是由于光、热、细菌污染等原因使稀释剂效力下降。

(5)试验方法错误:例如过深或者过浅地注射,读取或者记录数据错误,也可出现结核菌素试验阴性。

2. 假阳性反应 卡介苗(BCG)的接种可能是造成结核菌素试验假阳性的重要原因。BCG是从牛分枝杆菌中分离出来的减毒活菌。其有不同的株系,每一种的免疫原性和免疫反应性不尽相同,所引起的结核菌素反应强度也不能定义。感染各种非结核、环境分枝杆菌也可引起假阳性反应。在结核病流行率较低的地方,有较高的假阳性反应。

(四) 结核感染判断标准

1. 一般情况下,在没有卡介苗接种和非结核分枝杆菌干扰时,PPD反应硬结 ≥ 5 mm 应视为已受结核分枝杆菌感染。

2. 在卡介苗接种地区和/或非结核分枝杆菌感染流行地区,以PPD反应 ≥ 10 mm 为结核感染标准。

3. 在卡介苗接种地区和/或非结核分枝杆菌流行地区,对HIV阳性、接受免疫抑制剂 > 1 个月,PPD反应 ≥ 5 mm 为结核感染。

4. 与涂片阳性肺结核有密切接触的5岁以下儿童,PPD反应 ≥ 5 mm 为结核感染。

5. PPD反应 ≥ 15 mm 及以上或存在水疱、坏死、淋巴管炎等为结核感染强反应。

二、γ 干扰素释放试验(IGRA)

(一) 概述

MTB感染后,患者的外周血中会产生特异性活化的效应T细胞,经MTB特异抗原

[ESAT-6、CFP-10和（或）TB7.7]刺激后，可分泌γ干扰素（IFN-γ），通过体外检测γ干扰素分泌水平或分泌γ干扰素的T细胞，来判断机体是否处于MTB感染状态。这些特异性抗原是在结核分枝杆菌基因组的差异区域（RD1）中编码的抗原，包括早期分泌的抗原靶标6（ESAT-6）、TB7.7和培养滤液蛋白10（CFP-10）等。这些蛋白质不存在于牛分枝杆菌BCG的所有菌株和绝大多数非结核分枝杆菌中（除了堪萨斯分枝杆菌、苏尔加分枝杆菌和海分枝杆菌之外），但存在于结核分枝杆菌的分离株中。相比之下，TST使用混合的非特异性PPD，一种含有200多种抗原的结核分枝杆菌培养滤液，特异性远低于IGRAs。

目前，IGRAs商品化试剂盒主要以T-SPOT.TB试剂盒和QuantiFER ON-TBGold In Tube（QFT）试剂盒为代表，前者的原理为采用酶联免疫斑点技术，以MTB特异性抗原ESAT-6和CFP-10刺激外周血分离的单个核细胞，检测分泌IFN-γ的T细胞数量；后者的原理为采用酶联免疫吸附试验，以ESAT-6、CFP-10、TB7.7抗原刺激全血中致敏T细胞，测定全血中特异性T细胞所释放的IFN-γ水平。

（二）IGRA优点

国内外研究表明，IGRA显示出很多超越TST的优点。

1. 由于使用了来自RD1区的结核分枝杆菌特异性抗原，使得IGRA不受卡介苗接种和大多数环境分枝杆菌的影响。

2. IGRA试验设置了阳性对照孔和阴性对照孔，以利于评价受试者的基础免疫状态（阳性对照孔无反应）和污染（阴性对照孔产生大量γ干扰素）所致的不准确结果，从而提高了方法的可靠性。

3. 与TST不同的是，IGRA试验过程可在体外完成，结果判定无须回访且不受人为因素的影响；同时IGRA所需时间较TST短，结果获得较快。

4. IGRA由于有较高的阴性预测值（NPV），对排除非结核分枝杆菌意义较大。

（三）IGRA缺点

1. IGRAs同PPD皮肤试验阳性结果一样，IGRAs阳性结果仅能提示结核感染的存在，不能有效区分潜伏结核感染（LTBI）和活动性结核病（ATB），不能准确预测LTBI发生ATB的风险。

2. ESAT-6和CFP-10主要存在于MTB复合群，而在卡介苗和大多数NTM中缺失，因此IGRAs的特异度较好。但ESAT-6和CFP-10也存在于少数几种NTM中，如堪萨斯分枝杆菌、海分枝杆菌、苏尔加分枝杆菌、转黄分枝杆菌和胃分枝杆菌，故IGRAs阳性不能排除上述几种NTM感染的可能。

3. 由于ELISPOT技术是从单细胞水平进行检测，可及时捕获细胞周围分泌的细胞因子，故敏感度更高。但在实际使用中发现，IGRAs在不同地区、不同人群中的特异度和敏感度均存在较大差异，在某些人群中并未显示其敏感度和特异度优于PPD试验。① IGRAs在HIV感染患者中的诊断价值明显降低。② 在儿童患者中，IGRAs敏感性和特异性较成人低，其敏感性与TST无明显差异，但特异性较TST有明显优势，且注射BCG与否对其特异性影响较小。③ IGRAs敏感性和特异性在TB高发区有一定程度下降，对敏感性影响更大，考虑与营养状况、HIV感染等有关。

4. IGRAs对试验技术和试验条件要求较高，价格昂贵，样本检测时限短，难以实现高通量检测,因而限制了在中低收入国家的推广应用。

5. 不同IGRAs产品使用的抗原、检测试剂、检测参数和界值设定等可能存在差异,对最终检测结果及其判读有一定影响。

6. 近些年的研究发现,在美国健康的医务工作者中开展系列IRGAs检测,出现假阳性和假阴性结果,而且这种现象比结核皮肤试验还要常见。此外,IGRAs价格昂贵,实验室工作量更大。

7. 欧洲克罗恩病和结肠炎组织(ECCO)推荐应用TST进行TB患病风险的评估,而IGRAs用于BCG注射人群。在没有使用免疫抑制剂的患者中,如注射过BCG,则推荐使用IGRAs进行筛查。

(四) 临床应用

1. 克罗恩病(CD)与肠结核(ITB)的鉴别诊断。

2. 呼吸系统疾病与结核病的鉴别诊断。

3. 胸片阴影待查患者的结核病排筛。

4. 抗炎治疗效果不佳患者结核病排筛。

5. 抑制剂治疗前后的结核病筛查。

6. 大量激素治疗前后的结核病筛查。

7. 自身免疫性疾病与结核病的鉴别诊断。

(五) QFT与T-SPOT方法区别

1. 所采用的刺激抗原不同

(1)QFT:ESAT-6,CFP-10,TB7.7。

(2)T-SPOT:ESAT-6,CFP-10。

2. 检测IFN-γ方法不同

(1)QFT:酶联免疫吸附试验(ELISA)。

(2)T-SPOT:酶联免疫斑点试验(ELISPOT)。

3. 结果报告指标不同

(1)QFT:IFN-γ浓度(单位:U/ml, 1 U/ml=50 pg/ml),三种抗原混合在一起检测后报告结果。

(2)T-SPOT:斑点形成单位,也就是"点数",抗原A和抗原B分别报告结果。

4. 诊断活动性结核(血液标本)敏感性和特异性不同

(1)QFT的敏感性为80%(95% CI:75% ~ 84%),特异性为79%(95% CI:75% ~ 82%)。

(2)T-SPOT的敏感性81%(95% CI:78% ~ 84%),特异性为59%(95% CI:56% ~ 62%)。

(3)部分研究结果认为,重度免疫抑制患者(如HIV感染患者CD4 < 200 cells/μl),QFT的敏感性低于T-SPOT,但大多数结果未发现明显差异。

5. 非血液标本检测方面

(1)QFT用于非血液标本检测,如肺泡灌洗液、脑脊液、胸水、腹水等,敏感性为48%(95% CI:39% ~ 58%),特异性为82%(95% CI:70% ~ 91%),QFT用于非血液标本检测,出现无法判定结果的比例较高,平均23.1%。

(2)T-SPOT用于非血液标本检测,敏感性为88%(95% CI:82% ~ 92%),特异性为82%

（95% CI：7886%），诊断效果高于QFT，也高于血液标本。

6. T-SPOT的点数和QFT的数值代表意义不完全相同

（1）QFT数值：代表受结核抗原刺激T细胞释放IFN-γ的量。

（2）T-SPOT点数代表受结核抗原刺激能够释放IFN-γ的T细胞数量。

（3）两者之前具有显著相关性，r值显示中度相关，r=0.477 7（95% CI ～ 0.374 1 ～ 0.569 5）。

（4）T-SPOT与QFT结果的一致性较高，符合率 > 85%。

7. 无法判定结果

QFT出现无法判定结果的情况约为7%。

T-SPOT出现无法判定结果的情况约为3.4%。

（六）T-SPOT

1. 概述　酶联免疫斑点试验（enzyme linked immunospot assay，ELISPOT），其商品化的试剂盒为T-SPOT.TB（T-SPOT），试验需要分离外周血单个核细胞（peripheral blood mononuclear cell，PBMC），然后与RD1区抗原同孵育，使用酶联免疫斑点法检查分泌干扰素的特异效应T细胞数量。

2. 结果判断　一般可按如下表7-2-2-1判断结果，不同试剂盒可能略有差异。空白对照孔点数=N，检测孔点数=T，阳性质控孔点数=P。T-SPOT抗原A+抗原B > 100，可认为是强阳性结果，特异性 > 90%（10个患者里9个以上为活动性结核病）。

表 7-2-2-1　T-SPOT 结果判断标准

N	P	计 算 公 式	结 果 判 断
0 ～ 5	≥ 20	T-N ≥ 6	阳性
		T-N < 6	阴性
	< 20	任何值	不确定
6 ～ 10	≥ 20	T ≥ 2N	阳性
		T < 2N	阴性
	< 20	任何值	不确定
> 10	任何值	任何值	不确定

（七）QFT

1. 概述　酶联免疫吸附试验，其商品化试剂盒为QuantiFERON-TB GOLD（QFT-G）和QuantiFERON-TB GOLD In Tube（QFT-GIT），其主要优势为不用分离PBMC，直接将肝素化的全血与RD1区抗原共同孵育，使用ELISA的方法检测弥散至血浆中IFN-γ的水平。

2005年，QFT-G成为FDA批准的第二个IGRA，用于诊断结核分枝杆菌感染。它评估了受试患者对ESAT-6和CFP-10的免疫反应性。对于QFT-G，将单独的新鲜全血等分试样与对照样和两种单独的肽（ESAT-6和CFP-10）混合物一起孵育。计算为抗原刺激的血浆中IFN-γ浓度减去阴性对照的血浆中的IFN-γ浓度。FDA批准的规定包括解释标准，见表7-2-2-2。

表 7-2-2-2　QFT-G 解释标准

结 果 判 断	阴 性 对 照	试验结果(抗原管-阴性对照管)	阳 性 质 控
阳　性	任何值	≥ 0.35 U/ml 或 ≥ 50% 阴性值	任何值
阴　性	≤ 0.7	< 0.35 U/ml	≥ 0.5
不确定	≤ 0.7	< 0.35 U/ml	< 0.5
	> 0.7	< 50% 阴性值	任何值

QFN-GIT是将肝素化的外周血分别置于阴性对照管，ESAT-6、CFP-10和TB7.7混合抗原管，以及阳性对照三个管中，37℃共孵过夜，抗原管与阴性对照管中IFN-γ水平之差 > 0.35 U/ml即为阳性。具体见表7-2-2-3，如阳性对照管IFN-γ < 0.5 U/ml且混合抗原管无反应，则结果视为无法确定。此情况出现的原因可能是血样中淋巴细胞不足，或因送检延迟、样本保存不当致淋巴细胞活性降低，抑或患者淋巴细胞不能产生IFN-γ。

表 7-2-2-3　QFT-GIT 解释标准

结 果 判 断	阴 性 对 照	试验结果(抗原管-阴性对照管)	阳 性 质 控
阳　性	≤ 8.0	≥ 0.35 U/ml 或 ≥ 25% 阴性值	任何值
阴　性	≤ 8.0	< 0.35 U/ml 或 < 25% 阴性值	≥ 0.5
不确定	≤ 8.0	< 0.35 U/ml 或 < 25% 阴性值	< 0.5
	> 8.0	任何值	任何值

2. 报告结果解读

（1）检测结果阳性：其临床意义是指样本中存在针对MTB特异的效应T细胞，提示结核感染可能。同时，需要结合临床排除堪萨斯分枝杆菌、海分枝杆菌、苏尔加分枝杆菌、浅黄分枝杆菌和胃分枝杆菌等非结核分枝杆菌感染可能。QFT结果 > 4 U/ml，可作为强阳性结果，特异性 > 90%。

（2）检测结果阴性：是指样本中可能不存在针对MTB特异的效应T细胞，提示近期无结核感染可能，但需要结合临床，除外重症结核病、免疫缺陷者、接受免疫抑制剂或激素治疗患者所致假阴性。

（3）检测结果为灰区：排除实验室技术原因外，则考虑是否是患者T细胞效能降低所致。

（4）检测结果不确定：需要结合临床判断是否存在近期结核感染可能，并考虑患者是否有细胞免疫功能下降或T细胞数量减少。临床上发现，患者年龄越小，其检测所得不确定结果有增高趋势，但仍需要开展大样本量研究加以证明。

3. QFT出现无法确定结果的处理　QFT出现无法判定结果的情况约为7%,绝大多数是因阳性对照反应过低。高危因素包括:女性,年龄 > 60岁或者 < 5岁,淋巴细胞减少症,低蛋白血症,抽血操作不当,等等。如果出现无法判定结果的情况,需要重复进行检测,重复检测确定率58%。

三、结核抗原检测及局限性

(一) MPB64蛋白检测及局限性分析

1. 原理　MPB64蛋白为结核分枝杆菌复合群特异的早期分泌蛋白,分子量为24 kDa,生长过程中能够分泌到菌体外,易被检出。它是在牛结核分枝杆菌弱毒株BCG中的培养液中首次分离。通过使用单探针法克隆仅在结核分枝杆菌的培养滤液和一些牛结核分枝杆菌BCG菌株中发现的免疫原性蛋白MPB64的基因并测序。基因分析表明,MPB64的结构基因由618个碱基对组成,其推导分子量为22 400。观察到假定信号肽的22个氨基酸和MPB64蛋白的205个氨基酸。在编码区中,密码子的第三个字母显示有偏向的密码子和高 G + C 含量(78.5%)。通过使用大肠埃希菌表达载体在大肠埃希菌中表达该基因。该产物通过电泳显示出与真正的MPB64蛋白类似的迁移,并与针对MPB64蛋白的多克隆抗体和单克隆抗体反应。MPB64的严格特异性可用于结核病的免疫诊断。

2. 应用

(1) MPB64-PCR:MPB64蛋白为结核杆菌复合群(MTBC,包括人型结核分枝杆菌、牛型结核分枝杆菌、BCG、非洲分枝杆菌、田鼠分枝杆菌)所特有。根据该蛋白的基因序列设计的引物进行PCR,对MTBC模板DNA显示出高特异性。

(2) MPB64-ICA:应用胶体金标记抗MPB64单克隆抗体采用免疫色谱分析(MPB64-ICA)进行MPB64分泌蛋白检测。该测试非常简单,不需要仪器,非常快速,可以在液体和固体培养基中进行。本章节主要针对此方法进行详述。

3. 操作步骤　对于在固体培养基生长的菌落,在培养阳性管中加入0.5 ml的生理盐水,用接种环刮取菌体,在管底轻轻研磨,待用。液体培养阳性,经抗酸染色证实,可直接检测。取上述菌液100 µl滴入检测板的样本孔,15 min内观察结果。

4. 结果判定　① 阳性:检测线及质控线都出现紫红色条带。② 阴性:只有质控线出现紫红色条带。③ 无效:质控线处无显示紫红色条带,应考虑检测或者试剂质量有问题,再用其他检测板重新检测。

5. 结果报告　检测线及质控线均出现紫红色条带,报告:结核分枝杆菌复合群,具体见下页图7-2-3-1。仅质控线出现紫红色条带,报告:MPB64蛋白阴性,具体见下页图7-2-3-2。

6. 注意事项

(1) 样本量太少时,有时不能正常反应。

(2) 培养后的样本尽快用于测定。

(3) 培养基中的培养菌株有感染性,请慎重处理。

(4) 为防影响质量,试剂盒保存于2 ~ 30℃环境中,避免高温多湿及阳光直射。

(5) 请在样本滴下后15 min以内进行判定。

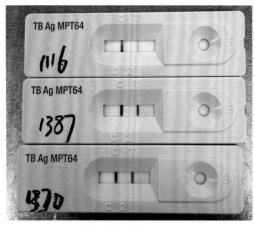

图 7-2-3-1　液体培养阳性,MPB64 胶体金阳性

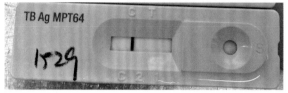

图 7-2-3-2　液体培养阳性,MPB64 胶体金阴性

（6）测定使用完毕的检测板、试管、残余样本等,在废弃前必须用121℃高压灭菌处理15 min以上,或者用2.5%的次氯酸钠浸泡10 min以上。

7. 检测方法的优缺点

（1）优点：MPB64-ICA可以快速区分结核分枝杆菌复合群（MTBC）感染和非结核分枝杆菌（NTM）感染。正确检测结核分枝杆菌复合群和MOTT杆菌的混合培养物中的结核分枝杆菌复合群,也可以很容易地用于结合基于液体培养基的培养系统快速鉴定结核分枝杆菌复合群,而临床实验室没有任何技术复杂性。

（2）缺点

1）金黄色葡萄球菌可能分泌某种与MPB64相似的蛋白质,从而干扰MPB64的检测,必须排除没有金黄色葡萄球菌生长而产生干扰,这样才能减少假阳性。

2）用含树脂需氧瓶中的肉汤进行MPB64检测,会出现假阳性反应。

3）结核分枝杆菌复合群中,BCG的几个亚株（Copenhagen株、Glaxo株、Pasteur株、Tice株）不产生MPB64,所以判定为阴性。

4）测定结果为阳性,只是表明样本中有结核分枝杆菌存在,也可能存在结核分枝杆菌和非结核分枝杆菌复合群感染。

5）检测灵敏度与MPB64抗原的分泌量有关,有些标本液体培养如BD960培养阳性,MPB64抗原检测阴性,通过延长培养时间后可获得阳性结果。

6）当编码MPB64抗原的基因突变时,会出现假阴性结果,发生突变的概率为0 ～ 3%。

7）个别NTM菌种如海分枝杆菌和浅黄分枝杆菌,可产生微量的MPB64抗原,检测呈弱阳性结果。

8）有污染菌共生长的结核分枝杆菌阳性液体培养管,有时会出现假阴性结果。

（二）TB-LAM试纸条法

1. 脂阿拉伯甘露糖（LAM）　该物质是结核分枝杆菌细胞壁成分,结核分枝杆菌合成旺盛,分子大小≈肌红蛋白,结核病患者尿液中通常发现LAM。见下页图7-2-3-3。

2. TB-LAM检测效能　来自一项南非的评估,纳入500名住院患者,培养作为金标准,涂片灵敏度为42%（36% ～ 50%）。

TB-LAM灵敏度:HIV阳性患者为67%(59%～74%),HIV阴性患者为14%(3%～41%)。

TB-LAM特异度:96%(91%～99%)。

四、结核抗体检测及局限性

WHO对不同国家报送的19种结核病血清学快速诊断产品(WHO,2008)进行评估。结果显示(与痰培养相比)这些试剂盒在涂阳患者中检测的敏感度为1%～60%,特异度为53%～99%。在涂阴患者和HIV阳性患者的敏感度和特异度比涂阳患者平均低22%左右。目前为止,没有一种抗体的灵敏度足以替代痰涂片。

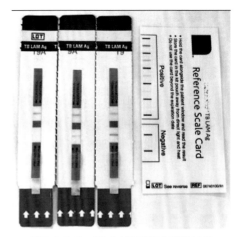

图7-2-3-3　TB-LAM胶体金试验结果

1. 结核抗体酶联免疫吸附试验诊断　结核抗体酶联免疫吸附试验诊断试剂盒采用酶联免疫间接法检测样本中结核分枝杆菌特异性蛋白(TB-SA)结核抗体IgG。TB-SA是一种特异性较高的结核分枝杆菌分泌抗原,容易被机体免疫系统识别而产生特异性抗体。血清TB-SA抗体检测不受结核菌素试验的影响,在检测菌阴肺结核、肺外结核特异性高,有较高的应用价值。

2. 胶体金法

(1)原理:利用斑点免疫胶体金渗滤技术(DIGFA),将结核分枝杆菌特异性膜蛋白抗原分离纯化,点样并固化在硝酸纤维素膜上,膜上TB抗原捕获人血清样品中结核分枝杆菌抗体,被捕获的结核IgG抗体可用葡萄球菌A蛋白(SPA)胶体金缀合物标呈色(SPA能与IgG特异性结合),形成红色斑点,根据是否出现红色斑点即可判断阴、阳性结果从而判断是否存在结核分枝杆菌抗体。

(2)检验方法的局限性:少数标本(急性感染、高血脂、溶血等)可出现背景偏红,一般不影响结果判断,可通过将标本用封闭液1∶3稀释,加样80 µl背景将获得改善。严重乳糜血标本可能会阻塞硝酸纤维素膜孔,使背景很红,影响中间红色斑点有无的判别,不宜用本法测定。

结核抗体胶体金法快速而稳定,但敏感度与特异性低下,仅可作为快速的辅助检测手段,用于临床结核分枝杆菌感染者的筛查。

(范小勇　陈珍妍　钱雪琴)

参考文献

1. 王霖.痰液中MPB64蛋白检测在肺结核诊断中的临床应用及其常见菌对检测影响的研究[J].中外健康文摘,2013,10(5):88-89.

2. 张仁卿,邓长国.结核蛋白芯片检测对结核病的诊断价值[J].四川医学,2016(10):1140-1143.

3. 范慧洁,张新丽.IFN-γ释放试验和结核抗体检测在肺结核诊断中的临床价值[J].国际检验医学杂志,2016,32(20): 2931-2933.

4. RAJ A, SINGH N, GUPTA KB, et al. Comparative Evaluation of Several Gene Targets for Designing a Multiplex-PCR for an Early Diagnosis of Extrapulmonary Tuberculosis[J]. *Yonsei Medical Journal*. 2016; 57(1): 88.

5. YU ZHOU JDHH. Application of ImmunoScore Model for the Differentiation between Active Tuberculosis and Latent Tuberculosis Infection as Well as Monitoring Anti-tuberculosis Therapy[J]. *Frontiers Cellular and Infection Microbiology*. 2017; 7(457): 1-10.

6. 中华医学会结核病学分会,中华结核和呼吸杂志编辑委员会.γ干扰素释放试验在中国应用的建议[J].中华结核和呼吸杂志,10(30): 744-747.

第八章

分枝杆菌核酸检测及局限性分析

分枝杆菌的分子检测由于具有快速、简便、灵敏度高等特点,而成为传统检测技术的有益补充。分子检测技术通过检测特异性基因可实现快速诊断,这对于生长缓慢以及难以培养的细菌尤其重要。非结核分枝杆菌感染疾病与结核病在临床症状和影像学表现上均高度相似,但两者的治疗方案大相径庭,快速准确地菌种鉴定是诊断和治疗各种分枝杆菌感染疾病的关键。耐药结核病的发病率呈升高趋势,尤其是耐多药结核病(MDR-TB)和广泛耐药结核病(XDR-TB),严重阻碍了结核病的防治,因此亟须快速、准确的耐药诊断技术。分子检测的局限性是商业化核酸扩增试验(NAAT)的敏感性不及细菌培养,尤其是对于痰检阴性的结核病。

第一节 结核分枝杆菌复合群分子鉴定

在结核病的诊断中,结核分枝杆菌复合群的诊断以及与非结核分枝杆菌的鉴别诊断尤其重要。

一、用于结核分枝杆菌复合群鉴定的DNA序列

1. rrs(*16S rRNA*) *16S rRNA* 基因是所有细菌基因组中都包含的一个功能基因,被誉为细菌菌种鉴定的金标准。研究报道显示,*16S rRNA* 基因可在少于1 000个细菌的标本中快速鉴定分枝杆菌。应用特异性引物,以 *16S rRNA* 为目的基因的PCR, real-time PCR 和反向杂交PCR技术可鉴别结核分枝杆菌复合群与非结核分枝杆菌。

2. ITS(*16S–23S rRNA*) ITS是转录间区序列,分隔开 *16S rRNA* 和 *23S rRNA*,存在于所有类型的细菌基因组中。文献报道ITS序列在不同细菌间长度差异很大,ITS的种间变异度大于 *16S rRNA*,ITS的长度为270 ~ 360 bp。因此,ITS用于菌种鉴定的价值更大。在结核分枝杆菌复合群中ITS序列高度保守,*Mtb*, *M. bovis*, *M. bovis BCG*, *M. africanum* 和 *M. microti* 的ITS序列完全一致。

3. IS6110 IS6110是结核分枝杆菌复合群中最丰富的、研究最清楚的插入序列,它只存

在于结核分枝杆菌复合群中,所以IS6110是区别结核分枝杆菌复合群与其他分枝杆菌的一个重要标志。在结核分枝杆菌复合群的基因组中IS6110是多拷贝的,在结核分枝杆菌基因组中具有10～20个拷贝,分布于基因组的不同位置,是设计结核分枝杆菌PCR检测方法的首选基因。以培养和抗酸染色为金标准,在以IS6110为目的基因的PCR和real-time PCR在诊断肺结核中具有较高的灵敏度(71%～87.9%)和特异度(95%～98%)。随着数字PCR(dPCR)的发展,可以IS6110为目的基因应用dPCR可检测血浆标本中的游离DNA。但是,由于在一些结核分枝杆菌中存在IS6110缺失,所以单纯使用IS6110可能会出现假阴性结果。

4. *groEL2*(*hsp65*) *hsp65*基因编码一种热休克蛋白,可用于分枝杆菌的检测。*hsp65*-PCR-RFLP技术可有效区分结核分枝杆菌复合群与NTM,以培养或涂片为金标准,*hsp65*-PCR-RFLP的灵敏度均为100%,特异度分别为95%和93.1%。

5. *dnaJ* *dnaJ*基因编码一种冷休克蛋白,是一种属特异性基因,可以从所有的分枝杆菌中扩增出。结核分枝杆菌复合群各成员间的*dnaJ*基因序列完全一致。

6. fbpA(32 kDa protein) fbpA是一种分泌蛋白,可以从所有的分枝杆菌中检测到,但非分枝杆菌的菌株中则缺乏。序列分析显示,结核分枝杆菌复合群各成员间的*fbpA*基因序列完全一致。

7. MPT64(MPB64) MPB64为结核分枝杆菌复合群所特有,已用于诊断肺结核、结核性脑膜炎和肺外结核。MPB64可应用痰、胃液、脑脊液和尿液标本诊断结核病,但应用血液标本时可产生假阳性结果。有文献报道,MPB64 PCR可以是IS6110 PCR的有益补充,对于那些缺乏IS6110插入序列的菌株可减少假阴性结果。以IS6110和MPB64为目的基因的多重PCR,在诊断结核性脑膜炎中具有较高的灵敏度。商品化的试剂盒Seeplex MTB Nested ACE可以检测*IS6110*和*MPB64*基因。另外,还有检测MPB64蛋白的试剂盒MGIT TBc Identification Test(TBc ID),检测MGIT培养阳性菌株的灵敏度为98.5%,特异度为100%。在有些菌株中可发生*MPB64*基因突变,可导致假阴性结果。另外,由于*MPB64*基因在结核分枝杆菌中的表达量是*M. africanum*中的2.5倍,所以在*M. africanum*中检测MPB64蛋白的灵敏度会相对低一些。

8. *devR* *devR*编码细胞质的反应调节器DevR,DevR与膜结合传感器激酶DevS一起组成DevRS。DevRS负责在细菌潜伏感染中适应宿主。尽管有报道显示*devR*基因的短片段可提高其诊断结核病的灵敏度,但是*devR* PCR的灵敏度比*MPB64*和*IS6110*基因均低。

9. *lepA* *Rv2404c*基因编码一种延伸因子,在结核分枝杆菌复合群中该延伸因子是合成蛋白质所必需,而在NTM中不存在。*Rv2404c*基因常用于real-time PCR检测结核分枝杆菌复合群的内参基因。

二、用于结核分枝杆菌复合群鉴定的技术

分子检测技术的使用,大大加快了结核病的诊断和治疗。分子检测技术最初始于DNA探针技术,该技术可对培养阳性的菌株鉴定出常见的分枝杆菌菌种。随后出现的是核酸扩增技术,既可直接应用于标本又可应用于培养阳性的菌株。之后出现的是扩增后分析技术,如全基因组测序。

1. DNA探针技术　20世纪90年代核酸探针技术就已用于分枝杆菌的鉴定。核酸探针技术具有检测时间短（约1 h）、可靠性高、阳性预测值高等优点。与同位素探针相比，非同位素探针也可达100%的灵敏度和特异度。探针可应用于培养阳性的菌株，无论是固体培养还是液体培养。核酸探针与液体培养技术结合，可使鉴定的时间从15～16 d缩短至10 d。核酸探针的缺点是在 M. terrae complex 和 M. celatum 中可能会报告假阳性。在临床实验室中可与HPLC、MALDITOF或核酸测序联合使用。

2. 核酸扩增技术　核酸扩增技术的发展对结核病的快速诊断做出了重要贡献，一些技术已获得WHO批准用于结核病的诊断，如Xpert/RIF MTB、GenoType MTBDR*plus*、环介导等温扩增（LAMP）等。另外两种核酸扩增技术，Amplified Mycobacterium Tuberculosis Direct Test（Gen-Probe, Inc）和Amplicor Mycobacterium tuberculosis Test（Roche Molecular Systems, Inc）获得了FDA批准用于涂阳标本中抗酸菌的检查。

（1）Xpert MTB/RIF技术：Xpert MTB/RIF技术是以半巢式实时PCR技术为基础的全自动核酸扩增检测技术，以 *rpoB* 基因为靶基因，可在2 h内同时检测结核分枝杆菌和是否对利福平耐药。Meta分析显示Xpert MTB/RIF诊断肺结核的灵敏度为89%，特异度为99%，诊断肺外结核的灵敏度为31%～97%，特异度为82%～99%。2010年WHO推荐Xpert MTB/RIF技术用于肺结核的诊断，2013年WHO推荐Xpert MTB/RIF技术用于肺外结核的诊断，2014年WHO推荐Xpert MTB/RIF技术用于所有疑似肺结核患者的初诊检查。Xpert MTB/RIF技术的优点：自动化检测平台，操作简便，对实验室人员要求较低；检测时间短，2 h即可报告结果；准确率较高；全封闭系统，可降低交叉污染率，并可降低生物安全风险。缺点：仪器和试剂较昂贵。

（2）线性探针技术：线性探针检测（line probe assay, LPA）的原理是通过应用生物素标记的特异引物进行靶核酸（DNA）的扩增，并将扩增产物变性后与固定在尼龙膜上的特异寡核苷酸探针杂交，通过酶联免疫显色法显示结果，1次杂交可以检测多种靶序列。比较有代表性的线性探针技术试剂盒有INNO-LPA、GenoType MTBDRplus、GenoType MTBDRsl、AID等。INNO-LPA是最早应用于临床的LPA试剂盒，可用于结核分枝杆菌临床分离株和涂阳痰标本的结核分枝杆菌及其利福平耐药检测。Meta分析显示，以培养为金标准LPA诊断肺结核的灵敏度为85%，特异度为98%。LPA技术的优点：具有较高的敏感度和特异度，并可同时检测结核分枝杆菌及其耐药性，而且有些试剂盒可检测二线药物的耐药情况。缺点：LPA所含探针数量有限，不能检测出一些基因区（如 *ahpC*、*kasA*、*furA* 等）的突变，可能出现假阴性结果；对实验室环境及工作人员水平要求较高。

（3）核酸恒温扩增技术：2000年，Notomi等首先研发了在等温条件下在1 h内准确地将几个拷贝的DNA序列扩增到 10^9 个拷贝的环介导等温扩增（loop-mediated isothermal amplification, LAMP）技术。该技术通过特异的引物与结核分枝杆菌DNA特定的区域结合，采用多对引物识别，在恒温条件下进行扩增。另外，还有一种以结核分枝杆菌活菌中特异性 *16S rRNA* 为扩增靶标的RNA恒温扩增实时检测技术，即SAT（simultaneous amplification testing）。LAMP和SAT诊断结核病的灵敏度分别为93%和96%，特异度分别为94%和88%。核酸恒温扩增技术的优点：特异度高，扩增反应效率高，能够短时间内扩增，扩增反应产物量大，不需要昂贵的仪器，适合简易性检测。缺点：易发生交叉污染。

（4）全基因组测序：全基因组测序技术（WGS）可研究微生物的基因标识物，从而改善疾病的诊断、治疗、预后。全基因组测序主要有两类技术：一代测序和二代测序（常被称为NGS）。一代测序速度相对较慢，但信息量大，价格便宜；二代测序信息量相对较小，价格较高，但速度较快。WGS可以检测到多种类型的突变，而且当 rpoB 的RRDR存在基因多态性时WGS还可避免假阳性。WGS并未用于常规的临床检测，因为WGS需要从培养阳性的菌株中提取基因组DNA，所需时间较长。最近有报道显示，利用结核分枝杆菌DNA特异的生物素化RNA诱饵可直接从痰标本中捕获结核分枝杆菌基因组，这样WGS就可直接应用于临床标本而达到快速诊断。

第二节　非结核分枝杆菌菌种分子鉴定

DNA测序是检测DNA序列差异最可靠的方法，是分枝杆菌分型和鉴定的"金标准"。该方法由属特异引物PCR扩增分枝杆菌DNA和扩增产物的测序组成。通过与标准核苷酸序列比较鉴定分枝杆菌菌种。仅需1次测序反应就可得到确定的鉴定结果。这种方法也对传统的实验室培养基不能生长和一些尚未认识的分枝杆菌菌种进行直接检测。蛋白编码基因：65 kD热休克蛋白基因（hsp65）、32 kD蛋白基因、DnaJ蛋白基因（dnaJ）、过氧化物歧化酶（superoxide dismutase, SOD）基因及RNA聚合酶β亚单位基因（rpoβ）为分枝杆菌共有的基因，通过对 16S rRNA 基因、16S rRNA ～ 23S rRNA ITS、hsp65 基因、32 kD蛋白基因、dnaJ 基因、SOD基因、rpoB 基因的测序，分析序列差异，可以直接对分枝杆菌属进行鉴定。对于快速生长的分枝杆菌，SOD基因与hsp65基因均可作为种鉴定的靶基因。对于慢生长结核分枝杆菌复合群（MTC），16S rRNA 基因序列和 16S rRNA ～ 23S rRNA ITS 都不能区分，32 kD蛋白基因、dnaJ、hsp65、SOD基因、recA、rpoV 等都曾尝试作为区分MTC的靶基因，但序列分析显示MTC各成员的靶基因序列均一致。GyrB 基因具有更高的进化率，每百万年为0.7% ～ 0.8%。测定MTC的四个成员（结核分枝杆菌、田鼠分枝杆菌、非洲分枝杆菌、牛分枝杆菌）的 gyrB 序列，发现它们在四处不同位置发生碱基替换，采用聚合酶链反应-限制性片段长度多态性分析即可将它们区分开来。目前实验室用于非分枝杆菌鉴定的测序基因为 16S rRNA、ITS、hsp65 和 rpoB。

一、用于非结核分枝杆菌菌种分子鉴定的DNA序列

1. *16S rRNA*　*16S rRNA* 不仅可用于鉴别结核分枝杆菌复合群与非结核分枝杆菌，还可鉴别一些应用传统生化方法鉴别困难的菌种，因此应用 *16S rRNA* 可发现一些新菌种。但由于 *16S rRNA* 序列的高度保守性，一些具有临床意义的分枝杆菌 *16S rRNA* 序列完全一致，因此单独应用 *16S rRNA* 测序方法无法鉴别，如堪萨斯分枝杆菌和胃分枝杆菌，塞内加尔分枝杆菌与鼻疽分枝杆菌，玛尔摩分枝杆菌与苏尔加分枝杆菌，脓肿分枝杆菌和龟分枝杆菌，东海分枝杆菌和壁分枝杆菌，海分枝杆菌和溃疡分枝杆菌，败血症分枝杆菌和罕见分枝杆菌，鸟分枝杆菌复合群、偶发分枝杆菌复合群和结核分枝杆菌复合群成员等。

2. *ITS* *ITS*序列的种间变异度大于*16S rRNA*,高度多样性的*ITS*序列适合于区分那些 *16S rRNA*基因序列无法鉴别的亲缘关系密切的种以及种内的菌株,是*16S rRNA*序列测序鉴 定菌种方法的补充或替代。*ITS*序列分析可将*16S rRNA*基因序列不能区分的堪萨斯分枝杆 菌与胃分枝杆菌、玛尔摩分枝杆菌与苏尔加分枝杆菌、龟分枝杆菌与脓肿分枝杆菌、产鼻疽 分枝杆菌与塞内加尔分枝杆菌予以鉴别。*ITS*序列分析与*16S rRNA*基因分析一样,也不能有 效区分海分枝杆菌与溃疡分枝杆菌。这两种菌DNA杂交所显示出高度相似的基因组以及基 本一致的表型特征。但是由于不同种类的分枝杆菌*ITS-1*序列之间存在碱基的插入和缺失、 *ITS*序列扩增效率低且数据库中保存的*ITS*序列不全,限制了*ITS*序列在分枝杆菌菌种鉴定中 的应用。

3. 热休克蛋白65基因(*hsp65*) *hsp65*为高度保守基因,但它的高变区可以区分一些 *16S rRNA*基因序列不能区分的密切相关种或菌株。文献报道*hsp65*基因(88.9%)区分能力 高于*16S rRNA*序列(75.9%),可将鸟分枝杆菌复合群进一步区分为鸟分枝杆菌和胞内分枝 杆菌。分枝杆菌*hsp65*同源基因种内差异性低于*16S rRNA*序列,低于种间差异,鉴定细菌菌 种的准确性更高。但在有些菌种中也存在*hsp65*基因序列完全一致的问题。

4. RNA聚合酶β亚基基因(*rpoB*) *rpoB*基因是编码RNA聚合酶β亚单位的基因,高度 保守单拷贝功能基因,存在于所有分枝杆菌种属中。完整的*rpoB*基因长度约为3 150 bp,其 基因长度短但含有足够的生物遗传信息,可将菌种鉴定至属及种水平。*rpoB*基因鉴别分枝 杆菌菌种的能力优于*16S rRNA*序列,能够鉴别*16S rDNA*无法鉴别的菌种或菌株如堪萨斯、 胃分枝杆菌、苏尔加和马尔摩分枝杆菌,且分枝杆菌*rpoB*基因的种内差异为1% ~ 1.7%,低 于种间差异,鉴定结果更准确。由于保存的分枝杆菌*rpoB*基因数据库不完善,因而限制了在 分枝杆菌菌种鉴定中的应用。

总之,从鉴别能力来看,*hsp65*优于*rpoB*和*ITS*,而*16Sr DNA*鉴别能力最低。韩国的Kim 等选取*16SrRNA*、*hsp65*、*rpoB*等3个基因片段,设计引物后分别对临床分离的109株菌株提取 DNA,进行PCR、测序和序列比对,结果发现上述3个基因分别将71.30%、86.79%和81.55% 的临床分离株鉴定至菌种水平,3个基因联合分析时鉴定率为97.50%。应用单一的同源 DNA序列进行菌种鉴定存在以下不足。

(1)分辨力不足,一些亲缘关系相近的分枝杆菌无法被准确鉴别。

(2)单一序列的公用数据库,都可能存在信息不全,或是由于公用数据库在上传DNA序 列时,缺乏质量控制等情况,有引起错误鉴定的可能。

(3)一些新的菌种或亚种的鉴定,往往在联合应用多个同源序列的情况下被发现。

二、用于非结核分枝杆菌菌种分子鉴定的技术

1. PCR PCR可直接应用于临床标本,并且可当天报告结果,是非结核分枝杆菌菌种分 子鉴定的重要工具。试剂盒LightCycler Mycobacterium Detection Kit(Roche Products Ltd, Randburg, South Africa)以*16S rRNA*为目的基因,可应用呼吸道标本在90 min内准确鉴定出 结核分枝杆菌、鸟分枝杆菌和堪萨斯分枝杆菌,并可实现高通量检测。

2. 线性探针技术(LPA) 代表性产品有以ITS为目的基因的Inno-LiPA Mycobacteria试

剂盒（Innogenetics NV, Ghent, Belgium）和以 *23S rDNA* 为目的基因的 Genotype Mycobacterium CM 和 AS 试剂盒（Hain Lifescience GmbH, Nehren, Germany）。Inno-LiPA 试剂盒可以鉴定结核分枝杆菌复合群及 15 种 NTM, Genotype Mycobacterium CM 试剂盒可以鉴定结核分枝杆菌复合群及 24 种 NTM, Genotype Mycobacterium AS 试剂盒可以额外鉴定 19 种 NTM。Inno-LiPA 试剂盒直接从呼吸道标本中进行菌种鉴定的灵敏度和特异度分别为 79.5% 和 84.6%。GenoType CM/AS 试剂盒与 *16S rRNA* 基因测序的一致率高达 96%。LPA 的优点：简化操作，检测时间短；缺点：鉴定菌种数量有限，价格昂贵。

3. DNA 测序 随着分子生物学技术的发展，DNA 测序技术具有快速、准确、相对不昂贵等优点而成为分枝杆菌菌种鉴定的"金标准"。最常用的基因为 *16S rRNA*，其次为 *rpoB*、*gyrB*、*hsp65*、*recA*、*sodA*、*dnaJ* 或 *ITS*。由于单一 DNA 序列比对鉴别力不够，一些亲缘关系相近的分枝杆菌无法被准确鉴别，而且一些新菌种或亚种也不能被鉴定出；另外，由于没有严格的审校程序，公开数据库均存在信息不全、碱基错误、命名错误等情况，可能会导致鉴定结果错误，因此联合应用多个 DNA 序列可提高分枝杆菌菌种鉴定的准确性。

"非结核分枝杆菌病实验室诊断专家共识"中应用同源序列比较进行菌种鉴定的建议：① *16S rRNA* 鉴别能力虽然相对较低，但由于目前其相关数据库最为完整，因此推荐常规使用。② *ITS*、*hsp65* 和 *rpoB* 基因鉴别能力相对较高，建议至少选择其中之一与 *16S rRNA* 平行使用，以提高菌种鉴定的分辨能力。③ 在序列比较过程中对于种内序列差异较大的情况，应增加分子标识的检测数量，以期提高分辨率、发现新的种或亚种。

第三节　结核分枝杆菌耐药性分子检测

传统药物敏感性试验，从培养到获得药敏试验结果需 8 ~ 12 周，不能满足结核病的早期诊断、早期治疗。以 PCR 技术为基础的分子诊断技术在快速诊断结核病及其耐药性中发挥了重要作用。分子药敏检测具有双重功能：既可检测结核分枝杆菌复合群又可诊断其是否耐药。WHO 已推荐了 4 种核酸扩增技术用于结核分枝杆菌耐药性检测：Xpert MTB/RIF、GenoType MTBDRplus、NTM + MDRTB Detection Kit 2 和 GenoType MTBDRsl.

一、用于结核分枝杆菌耐药性分子检测的 DNA 序列

1. 利福平耐药（*rpoB*） 95% 的利福平耐药菌株均在 *rpoB* 基因的 81bp 区域（507 ~ 533 位点）发生了突变，尤其是在位点 531、526 或 516。该 81 bp 区域被称为利福平耐药决定区（RRDR）。利福平耐药可被用作 MDR-TB 的替代指标，因为对利福平耐药的菌株一般也对异烟肼耐药。虽然各种检测技术均有了很大进步，仍会出现一些漏检或错误结果，因为有 2% 利福平耐药菌株在 RRDR 区未发生突变，而且还有一些利福平敏感菌株发生了突变。因此，仍需开展表型药敏试验。

2. 异烟肼耐药（*katG*, *inhA*, *acpM* 和 *kasA*） 50% ~ 95% 异烟肼耐药菌株在 *KatG* 基因的 315 位点发生了单突变。其他基因如 *inhA*, *acpM* 和 *kasA* 也与异烟肼耐药相关。多重等

位基因特异性PCR和多重PCR可同时测定*katG*和*inhA*基因的突变,用于诊断异烟肼耐药。GenoType MTBDRplus不仅可检测*rpoB*和*katG*基因突变,还可检测*inhA*基因突变,用于同时检测异烟肼和利福平耐药。

3. 氟喹诺酮类耐药(*gyrA*和*gyrB*) 60%～90%氟喹诺酮类耐药是由*gyrA*基因74～113位突变引起的,少部分由*gyrB*基因500～538位突变引起。尽管特定的*gyrB*基因突变会导致不同的耐药水平,有文献报道*gyrB*基因单独突变也可引起氟喹诺酮类耐药。在*gyrA*或*gyrB*基因氟喹诺酮耐药决定区外也存在基因多态性。

4. 阿米卡星、卡那霉素和卷曲霉素耐药(*rrs*和*eis*) 文献报道,在120株结核分枝杆菌中4种类型的*rrs*基因突变S2170A(100%)、R2201G(58.3%)、K2202E(66.7%)和K2207(41.7%)位点缺失与阿米卡星、卡那霉素和卷曲霉素耐药相关。*eis*启动子突变也与上述三种药物耐药相关,但突变频率低于*rrs*基因。若在检测中纳入eis启动子可提高阿米卡星和卡那霉素耐药检测的灵敏度。基于该理论,GenoType MTBDRsl 2.0纳入了*eis*启动子以检测XDR-TB。

二、用于结核分枝杆菌耐药性分子检测的技术

1. 线性探针技术(LPA) LPA可同时检测利福平和异烟肼的耐药基因突变,可用于涂阳标本和结核分枝杆菌临床分离株的结核分枝杆菌及其耐药检测。有代表性的LPA试剂盒有AID LPA(AID Diagnostika, Germany)、INNO LPA(Innogenetics, Belgium)、GenoType MTBDRplus和Geno Type MTBDRsl。GenoType MTBDRplus试剂盒可用于检测结核分枝杆菌及异烟肼、利福平耐药,GenoType MTBDRsl试剂盒可检测结核分枝杆菌对氟喹诺酮类和二线注射类抗结核药物耐药情况。AID试剂盒可检测利福平、异烟肼、链霉素、卷曲霉素、阿米卡星、乙胺丁醇和氟喹诺酮类耐药。Meta分析显示,以表型药敏结果为金标准的LPA,检测利福平耐药的灵敏度和特异度分别为96.7%和98.8%,检测异烟肼耐药的灵敏度和特异度分别为90.2%和99.2%。GenoType MTBDRsl检测氟喹诺酮类、阿米卡星、卷曲霉素、卡那霉素和乙胺丁醇耐药的灵敏度分别为87.4%、82.6%、82.0%、44.4%和67.9%;特异度分别为97.1%、99.5%、97.3%、99.3%和79.9%。

2. Xpert MTB/RIF技术 此技术实现了样本准备、扩增、检测自动化。对MTB特异,敏感性与培养相似,通过检测*rpoB*基因81 bp的RRDR区域而诊断利福平耐药。Meta分析显示Xpert MTB/RIF在肺结核中检测利福平耐药的灵敏度为95%,特异度为98%,在肺外结核中检测利福平耐药的灵敏度为95%,特异度为98.7%。Xpert XDR可以同时检测异烟肼、氟喹诺酮类和氨基糖苷类耐药,Xie YL等报道Xpert XDR检测异烟肼、氧氟沙星、莫西沙星、卡那霉素和阿米卡星的灵敏度分别是83.3%、88.4%、87.6%莫西沙星(0.5 μg/ml)/96.2%莫西沙星(2.0 μg/ml)、71.4%和70.7%;特异度均高于94.3%,除了莫西沙星(2.0 μg/ml)为84.0%。在耐药高负担地区Xpert XDR在快速诊断XDR-TB中将发挥重要作用。WHO关于Xpert推荐意见(2013)为:① Xpert应当用于MDR和HIV感染高发病率地区的快速筛查;② Xpert用于儿童结核病的早期诊断;③ 推荐Xpert替代涂片、培养等技术用于肺外结核的快速诊断。有文献报道NTM病可能会导致Xpert MTB/RIF假阳性,如脓肿分枝杆菌细菌载量超

过 10^6 CFU/ml，可能被误判为检出结核分枝杆菌；*rpoB* 基因突变，海分枝杆菌细菌载量超过 10^4 CFU/ml，可能被误判为检出结核分枝杆菌，*rpoB* 基因无突变。

3. Xpert MTB/RIFultra 技术　新一代 Xpert MTB/RIF 检测技术，可用于超敏结核分枝杆菌和利福平耐药检测。4 个分子信标探针识别利福平耐药突变，通过 *rpoB* 突变体 Tm 的偏移，区分耐药突变与利福平敏感。可用于现有相同的 GeneXpert 系统（包括 GeneXpert 仪器、计算机、显示器、键盘、条形码阅读器）。该技术试剂盒内的变化包括一个更大的 DNA 扩增仓室和两个额外的分子靶标来检测结核分枝杆菌，意味着更大量的标本用于 DNA 的扩增和检测。这些变化解释了该技术增加的敏感性，使其进一步增强了检测低数量细菌的能力。与目前的 Xpert MTB/RIF 试剂盒相比，在用于检测结核分枝杆菌菌量较少的标本中的结核分枝杆菌时显示出更加优越的性能（灵敏度增加），特别是涂片阴性、培养阳性标本（如来源于合并感染艾滋病病毒患者的标本）、儿科标本和肺外标本（特别是脑脊液），该技术显著检出更多 TB 脑膜炎。总体而言，该技术比 Xpert MTB/RIF 技术的敏感性提高 5%，但特异性降低 3.2%。对涂片阴性-培养阳性和 HIV-TB 双感患者的痰标本，敏感性提高明显（分别为 17% 和 12%）；对有结核病史人群的特异性降低要高于无结核病史者（−5.4% vs−2.4%），但在结核病低负担的情况下，该技术特异性非常高（99.3%）；对肺外结核和儿童结核，该技术比 Xpert MTB/RIF 技术的敏感性大幅度提高（脑脊液：95% vs 45%；儿童呼吸道标本：71% vs 47%）。该技术与 Xpert MTB/RIF 技术比较见下表 8-3-2-1。

表 8-3-2-1　Xpert MTB/RIF 和新一代 Xpert MTB/RIFultra 的比较

	Xpert MTB/RIF	Xpert MTB/RIFultra
技术方法	半巢氏 PCR	巢氏 PCR
靶基因	*rpoB*	*rpoB* *IS6110*,*IS6181*
反应体积	25 μl	50 μl
最低检出限（LOD）	114 CFU/ml	11.8 CFU/ml（95% CI, 8.6 ～ 15 CFU/ml）
扩增时间（min）	110	阴性 65/ 阳性 77
rpoB 突变检测原理	实时定量 PCR（Molecular beacon）	高分辨率熔解曲线（HRM）
标本中 DNA 量的分级	高、中等、低、很低	高、中等、低、很低、微量

4. 耐药检测基因芯片　基因芯片是基于特定基因位点突变与耐药性的相关性，通过 PCR 扩增和核酸杂交技术，检测荧光信号的有无，判断特定位点的突变情况和细菌耐药性的检测方法。结核分枝杆菌耐药检测基因芯片基于 *rpoB/katG/inhA* 的基因突变，快速检测分离株或者痰样本中结核分枝杆菌耐药性（利福平、异烟肼）。

5. 探针熔解曲线　耐药基因突变，导致 DNA 双链的结合能力下降，从而导致相应的 DNA 熔解温度（Tm）下降，Tm 下降的幅度与错配的碱基数目、类型和位置有关。野生型基因有特定的 Tm，据此可区分和检测出突变型和野生型。四种耐药检测方法比较见下页表 8-3-2-2。

表 8-3-2-2 四种耐药检测技术的比较

诊断工具	RIF		INH		检测周期（h）	专属设备
	灵敏度	特异度	灵敏度	特异度		
Xpert	87.1	97.1	NA	NA	2.5	是
基因芯片	87.6	98.0	80.3	95.8	6	是
线性探针	88.3	97.7	80.2	98.1	6	是
熔解曲线	94.2	97.5	84.9	98.0	3.5	否

6. Genedrive MTB/RIF 2012年英国某公司研发，机器精巧便携，目标基因：*rep13E12* 和*rpoB*，检测标本是否含有结核分枝杆菌及利福平耐药性，45 ～ 75 min 完成检测，检测限为（0.25 ～ 2.5）× 10^5 CFU/ml。Genedrive检测效能与其他方法比较见表8-3-2-3 。

表 8-3-2-3 Genedrive 检测效能比较

检测方法	灵敏度	特异度	阳性预测值	阴性预测值	涂阳培阳（灵敏度）	涂阴培阳（灵敏度）
痰涂片	75/97（77.3）	239/239（100）	75/75（100）	239/261（91.6）	NA	NA
Xpert	89/97（91.8）	234/239（97.9）	89/94（94.7）	234/242（96.7）	74/75（98.7）	15/22（68.2）
Genedrive	57/97（58.8）	233/239（97.5）	57/63（90.5）	233/273（85.3）	56/75（74.7）	1/22（4.5）

（王桂荣　钱雪琴）

参考文献

1. Gray TJ, Kong F, Jelfs P, et al. Improved identification of rapidly growing mycobacteria by a 16S-23S internal transcribed spacer region PCR and capillary gel electrophoresis［J］. *PLoS One*. 2014; 9(7): e102290.

2. Hashemi-Shahraki A, Bostanabad SZ, Heidarieh P, et al. Species spectrum of nontuberculous mycobacteria isolated from suspected tuberculosis patients, identification by multi locus sequence analysis［J］. *Infect Genet Evol*. 2013; 20(12): 312-324.

3. Pai M, Nicol MP, Boehme CC. Tuberculosis Diagnostics: State of the Art and Future Directions［J］. *Microbiol Spectr*. 2016; 4(5): TBTB2-0019-2016. doi: 10. 1128/ microbiolspec. TBTB2-0019-2016.

4. Joao I, Cristovao P, Antunes L, Nunes B, Jordao L. Identification of nontuberculous

mycobacteria by partial gene sequencing and public databases[J]. *Int J Mycobacteriol.* 2014; 3(2): 144−151.

5. Rogall T, Flohr T, Bottger EC. Differentiation of Mycobacterium species by direct sequencing of amplified DNA[J]. *J Gen Microbiol.* 1990; 136(9): 1915−1920.

6. Choi Y, Hong SR, Jeon BY, et al. Conventional and real-time PCR targeting 16S ribosomal RNA for the detection of Mycobacterium tuberculosis complex[J]. *Int J Tuberc Lung Dis.* 2015; 19(9): 1102−1108, i-ii.

7. Shojaei H, Abodolrazagh H, Heidarieh P, Pourahmad F, Daei Naser DN. Molecular Identification of Rare Clinical Mycobacteria by Application of 16S-23S Spacer Region Sequencing[J]. *Iran J Basic Med Sci.* 2012; 15(1): 661−668.

8. Ngan GJ, Ng LM, Jureen R, Lin RT, Teo JW. Development of multiplex PCR assays based on the 16S-23S rRNA internal transcribed spacer for the detection of clinically relevant nontuberculous mycobacteria[J]. *Lett Appl Microbiol.* 2011; 52(5): 546−554.

9. Frothingham R, Hills HG, Wilson KH. Extensive DNA sequence conservation throughout the Mycobacterium tuberculosis complex[J]. *J Clin Microbiol.* 1994; 32(7): 1639−1643.

10. Maria CM, Sofia S, Isabel O, et al. IS6110, the double-edged passenger[M]//Cardona PJ. Understanding tuberculosis-deciphering the secret life of the bacilli IntechOpen. Croatia: intech, 2012: 59−88.

11. McEvoy CR, Falmer AA, Gey van Pittius NC, et al. The role of IS6110 in the evolution of Mycobacterium tuberculosis[J]. *Tuberculosis (Edinb).* 2007; 87(5): 393−404.

12. Lira LA, Santos FC, Carvalho MS, et al. Evaluation of a IS6110−Taqman real-time PCR assay to detect Mycobacterium tuberculosis in sputum samples of patients with pulmonary TB[J]. *J Appl Microbiol.* 2013; 114(4): 1103−1108.

13. Yamamoto M, Ushio R, Watanabe H, et al. Detection of Mycobacterium tuberculosis-derived DNA in circulating cell-free DNA from a patient with disseminated infection using digital PCR[J]. *Int J Infect Dis.* 2018; 66(1): 80−82.

14. Sankar S, Kuppanan S, Balakrishnan B, Nandagopal B. Analysis of sequence diversity among IS6110 sequence of Mycobacterium tuberculosis: possible implications for PCR based detection[J]. *Bioinformation.* 2011; 6(7): 283−285.

15. Kim H, Kim SH, Shim TS, et al. Differentiation of Mycobacterium species by analysis of the heat-shock protein 65 gene (*hsp65*)[J]. *Int J Syst Evol Microbiol.* 2005; 55(Pt 4): 1649−1656.

16. Varma-Basil M, Garima K, Pathak R, et al. Development of a novel PCR restriction analysis of the *hsp65* gene as a rapid method to screen for the Mycobacterium tuberculosis complex and nontuberculous mycobacteria in high-burden countries[J]. *J Clin Microbiol.* 2013; 51(4): 1165−1170.

17. Macente S, Fujimura Leite CQ, Santos AC, et al. Evaluation of *hsp65* nested PCR-restriction analysis (PRA) for diagnosing tuberculosis in a high burden country[J]. *Biomed Res Int.*

2013; 2013(2-3): 391-549.

18. Singh A, Kashyap VK. Specific and Rapid Detection of Mycobacterium tuberculosis Complex in Clinical Samples by Polymerase Chain Reaction[J]. *Interdiscip Perspect Infect Dis*. 2012; 2012(9): 654-694.

19. Soini H, Skurnik M, Liippo K, Tala E, Viljaren MK. Detection and identification of mycobacteria by amplification of a segment of the gene coding for the 32-kilodalton protein [J]. *J Clin Microbiol*. 1992; 30(8): 2025-2028.

20. Pednekar, Sushma, Bhore, et al. Diagno sis of extrapulmonary tuberculosis by polymerase chain reaction for mpb64 gene: an evaluation in a hospital based study[J]. *J Glob Infect Dis*. 2013; 5(2): 86-87.

21. Aziz MM, Khan AY, Hasan KN, Azad Khan AK, Hassan MS. Comparison between IS6110 and MPB64 primers for the diagnosis of Mycobacterium tuberculosis in Bangladesh by polymerase chain reaction (PCR)[J]. *Bangladesh Med Res Counc Bull*. 2004; 30(3): 87-94.

22. Singh HB, Singh P, Jadaun GP, et al. Simultaneous use of two PCR systems targeting IS6110 and MPB64 for confirmation of diagnosis of tuberculous lymphadenitis[J]. *J Commun Dis*. 2006; 38(3): 274-279.

23. Lekhak SP, Sharma L, Rajbhandari R, Rajbhandari P, Shrestha R, Pant B. Evaluation of multiplex PCR using MPB64 and IS6110 primers for rapid diagnosis of tuberculous meningitis[J]. *Tuberculosis (Edinb)*. 2016; 100(9): 1-4.

24. Martin A, Bombeeck D, Fissette K, et al. Evaluation of the BD MGIT TBc Identification Test (TBc ID), a rapid chromatographic immunoassay for the detection of Mycobacterium tuberculosis complex from liquid culture[J]. *J Microbiol Methods*. 2011; 84(2): 255-257.

25. Ofori-Anyinam B, Kanuteh F, Agbla SC, et al. Impact of the Mycobaterium africanum West Africa 2 Lineage on TB Diagnostics in West Africa: Decreased Sensitivity of Rapid Identification Tests in The Gambia[J]. *PLoS Negl Trop Dis*. 2016; 10(7): e0004801.

26. Malhotra V, Agrawal R, Duncan TR, et al. Mycobacterium tuberculosis response regulators, DevR and NarL, interact in vivo and co-regulate gene expression during aerobic nitrate metabolism[J]. *J Biol Chem*. 2015; 290(13): 8294-8309.

27. Kataria P, Kumar A, Bansal R, et al. DevR PCR for the diagnosis of intraocular tuberculosis [J]. *Ocul Immunol Inflamm*. 2015, 23(1): 47-52.

28. Domogalla J, Prodinger WM, Blum H, et al. Region of difference 4 in alpine Mycobacterium caprate isolates indicates three variants[J]. *J Clin Microbiol*. 2013; 51(5): 1381-1388.

29. Reddington K, O'Grady J, Dorai-Raj S, et al. Novel multiplex real-time PCR diagnostic assay for identification and differentiation of Mycobacterium tuberculosis, Mycobacterium canettii, and Mycobacterium tuberculosis complex strains[J]. *J Clin Microbiol*. 2011; 49(2): 651-657.

30. Goto M, Oka S, Okuzumi K, Kimura S, Shimada K. Evaluation of acridinium-ester-labeled DNA probes for identification of Mycobacterium tuberculosis and Mycobacterium avium-

Mycobacterium intracellulare complex in culture［J］. *J Clin Microbiol.* 1991; 29(11): 2473–2476.

31. Alcaide F, Benitez MA, Escriba JM, Martin R. Evaluation of the BACTEC MGIT 960 and the MB/BacT systems for recovery of mycobacteria from clinical specimens and for species identification by DNA AccuProbe［J］. *J Clin Microbiol.* 2000; 38(1): 398–401.

32. Ellner PD, Kiehn TE, Cammarata R, Hosmer M. Rapid detection and identification of pathogenic mycobacteria by combining radiometric and nucleic acid probe methods［J］. *J Clin Microbiol.* 1988; 26(7): 1349–1352.

33. Butler WR, O'Connor SP, Yakrus MA, Gross WM. Cross-reactivity of genetic probe for detection of Mycobacterium tuberculosis with newly described species Mycobacterium celatum［J］. *J Clin Microbiol.* 1994; 32(2): 536–538.

34. WHO. WHO endorses new rapid tuberculosis test［EB/OL］. Geneva, Switzerland: WHO, 2010.

35. WHO. Molecular line probe assays for rapid screening of patients at risk of multi-drug resistant tuberculosis (MDRTB)［EB/OL］. Geneva, Switzerland: WHO, 2008.

36. WHO. The Use of Loop-Mediated Isothermal Amplification (TB-LAMP) for the Diagnosis of Pulmonary Tuberculosis: Policy Guidance［EB/OL］. Geneva, Switzerland: WHO, 2016.

37. Woods GL. Molecular methods in the detection and identification of mycobacterial infections ［J］. *Arch Pathol Lab Med.* 1999; 123(11): 1002–1006.

38. Boehme CC, Nabeta P, Hillemann D, et al. Rapid molecular detection of tuberculosis and rifampin resistance［J］. *N Engl J Med.* 2010; 363(11): 1005–1015.

39. Steingart KR, Schiller I, Horne DJ, Pai M, Boehme CC, Dendukuri N. Xpert(R) MTB/RIF assay for pulmonary tuberculosis and rifampicin resistance in adults［J］. *Cochrane Database Syst Rev.* 2014; 5(1): CD009593.

40. Kohli M, Schiller I, Dendukuri N, et al. Xpert(R) MTB/RIF assay for extrapulmonary tuberculosis and rifampicin resistance［J］. *Cochrane Database Syst Rev.* 2018; 8: CD012768.

41. WHO. Automated real-time nucleic acid amplification technology for rapid and simultaneous detection of tuberculosis and rifampicin resistance: Xpert MTB/RIF system for the diagnosis of pulmonary and extrapulmonary TB in adults and children. Policy update［EB/OL］. Geneva, Switzerland: WHO, 2013.

42. WHO Global TB Programme. Xpert MTB/RIF implementation manual: technical and operational "how-to": practical considerations［EB/OL］. Geneva, Switzerland: WHO, 2014.

43. Ling DI, Zwerling AA, Pai M. Rapid diagnosis of drug-resistant TB using line probe assays: from evidence to policy［J］. *Expert Rev Respir Med.* 2008; 2(5): 583–588.

44. Skenders GK, Holtz TH, Riekstina V, et al. Implementation of the INNO-LiPA Rif. TB(R) line-probe assay in rapid detection of multidrug-resistant tuberculosis in Latvia［J］. *Int J*

Tuberc Lung Dis. 2011; 15(11): 1546−1552.

45. Brossier F, Guindo D, Pham A, et al. Performance of the New Version (v2. 0) of the GenoType MTBDRsl Test for Detection of Resistance to Second-Line Drugs in Multidrug-Resistant Mycobacterium tuberculosis Complex Strains［J］. *J Clin Microbiol*. 2016; 54(6): 1573−1580.

46. Ritter C, Lucke K, Sirgel FA, et al. Evaluation of the AID TB resistance line probe assay for rapid detection of genetic alterations associated with drug resistance in Mycobacterium tuberculosis strains［J］. *J Clin Microbiol*. 2014; 52(3): 940−946.

47. Nathavitharana RR, Cudahy PG, Schumacher SG, et al. Accuracy of line probe assays for the diagnosis of pulmonary and multidrug-resistant tuberculosis: a systematic review and meta-analysis［J］. *Eur Respir J*. 2017; 49(1): 1601075.

48. Raizada N, Sachdeva KS, Chauhan DS, et al. A multi-site validation in India of the line probe assay for the rapid diagnosis of multi-drug resistant tuberculosis directly from sputum specimens［J］. *PLoS One*. 2014; 9(2): e88626.

49. Notomi T, Okayama H, Masubuchi H, Yonekawa T, Watanabe K, Amino N, Hase T. Loop-mediated isothermal amplification of DNA［J］. *Nucleic Acids Res*. 2000; 28(12): E63.

50. Yan L, Xiao H, Zhang Q. Systematic review: Comparison of Xpert MTB/RIF, LAMP and SAT methods for the diagnosis of pulmonary tuberculosis［J］. *Tuberculosis (Edinb)*. 2016; 96: 75−86.

51. Kwong JC, McCallum N, Sintchenko V, Howden BP. Whole genome sequencing in clinical and public health microbiology［J］. *Pathology*. 2015; 47(3): 199−210.

52. Alvarez N, Haft D, Hurtado UA, Robledo J, Rouzaud F. Whole-Genome Sequencing of a Haarlem Extensively Drug-Resistant Mycobacterium tuberculosis Clinical Isolate from Medellin, Colombia［J］. *Genome Announc*. 2016; 4(3): e00566−16.

53. Koser CU, Bryant JM, Becq J, et al. Whole-genome sequencing for rapid susceptibility testing of M. tuberculosis［J］. *N Engl J Med*. 2013; 369(3): 290−292.

54. Brown AC, Bryant JM, Einer-Jensen K, et al. Rapid Whole-Genome Sequencing of Mycobacterium tuberculosis Isolates Directly from Clinical Samples［J］. *J Clin Microbiol*. 2015; 53(7): 2230−2237.

55. Turenne CY, Tschetter L, Wolfe J, Kabani A. Necessity of quality-controlled *16S rRNA* gene sequence databases: identifying nontuberculous Mycobacterium species［J］. *J Clin Microbiol*. 2001; 39(10): 3637−3648.

56. Joao I, Cristovao P, Antunes L, Nunes B, Jordao L. Identification of nontuberculous mycobacteria by partial gene sequencing and public databases［J］. *Int J Mycobacteriol*. 2014; 3(2): 144−151.

57. Bannalikar AS, Verma R. Detection of Mycobacterium avium & M. tuberculosis from human sputum cultures by PCR-RFLP analysis of *hsp65* gene & pncA PCR［J］. *Indian J Med Res*. 2006; 123(2): 165−172.

58. Omar SV, Roth A, Ismail NA, et al. Analytical performance of the Roche LightCycler(R) Mycobacterium Detection Kit for the diagnosis of clinically important mycobacterial species [J]. *PLoS One. 2011*; 6(9): e24789.

59. Makinen J, Marjamaki M, Marttila H, Soini H. Evaluation of a novel strip test, GenoType Mycobacterium CM/AS, for species identification of mycobacterial cultures[J]. *Clin Microbiol Infect*. 2006; 12(5): 481−483.

60. Perandin F, Pinsi G, Signorini C, Manca N. Evaluation of INNO-LiPA assay for direct detection of mycobacteria in pulmonary and extrapulmonary specimens[J]. *New Microbiol*. 2006; 29(2): 133−138.

61. Somoskovi A, Salfinger M. Nontuberculous mycobacteria in respiratory infections: advances in diagnosis and identification[J]. *Clin Lab Med*. 2014; 34(2): 271−295.

62. 中华医学会结核病学分会非结核分枝杆菌病实验室诊断专家共识编写组.非结核分枝杆菌病实验室诊断专家共识[J].中华结核和呼吸杂志.2016; 39(6): 765−767.

63. WHO. Policy guidance: the use of molecular line probe assays for the detection of resistance to second-line anti-tuberculosis drugs[EB/OL]. Geneva, Switzerland: WHO, 2016.

64. Somoskovi A, Parsons LM, Salfinger M. The molecular basis of resistance to isoniazid, rifampin, and pyrazinamide in Mycobacterium tuberculosis[J]. *Respir Res*. 2001; 2(3): 164−168.

65. Thirumurugan R, Kathirvel M, Vallayyachari K, et al. Molecular analysis of *rpoB* gene mutations in rifampicin resistant Mycobacterium tuberculosis isolates by multiple allele specific polymerase chain reaction in Puducherry, South India[J]. *J Infect Public Health*. 2015; 8(6): 619−625.

66. Zhang Y, Yew WW. Mechanisms of drug resistance in Mycobacterium tuberculosis: update 2015[J]. *Int J Tuberc Lung Dis*. 2015; 19(11): 1276−1289.

67. Somoskovi A, Parsons LM, Salfinger M. The molecular basis of resistance to isoniazid, rifampin, and pyrazinamide in Mycobacterium tuberculosis[J]. *Respir Res*. 2001; 2(3): 164−168.

68. Avalos E, Catanzaro D, Catanzaro A, et al. Frequency and geographic distribution of gyrA and gyrB mutations associated with fluoroquinolone resistance in clinical Mycobacterium tuberculosis isolates: a systematic review[J]. *PLoS One*. 2015; 10(3): e0120470.

69. Pitaksajjakul P, Wongwit W, Punprasit W, et al. Mutations in the gyrA and gyrB genes of fluoroquinolone-resistant Mycobacterium tuberculosis from TB patients in Thailand. *Southeast Asian*[J]*J Trop Med Public Health*. 2005; 36(Suppl 4): 228−237.

70. Devasia R, Blackman A, Eden S, et al. High proportion of fluoroquinolone-resistant Mycobacterium tuberculosis isolates with novel gyrase polymorphisms and a gyrA region associated with fluoroquinolone susceptibility[J]. *J Clin Microbiol*. 2012; 50(4): 1390−1396.

71. Bhembe NL, Nwodo UU, Govender S, et al. Molecular detection and characterization of

resistant genes in Mycobacterium tuberculosis complex from DNA isolated from tuberculosis patients in the Eastern Cape province South Africa[J]. *BMC Infect Dis*. 2014; 14(9): 479.

72. Rodwell TC, Valafar F, Douglas J, et al. Predicting extensively drug-resistant Mycobacterium tuberculosis phenotypes with genetic mutations[J]. *J Clin Microbiol*. 2014; 52(3): 781−789.

73. Feng Y, Liu S, Wang Q, et al. Rapid diagnosis of drug resistance to fluoroquinolones, amikacin, capreomycin, kanamycin and ethambutol using genotype MTBDRsl assay: a meta-analysis[J]. *PLoS One*. 2013; 8(2): e55292.

74. Xie YL, Chakravorty S, Armstrong DT, et al. Evaluation of a Rapid Molecular Drug-Susceptibility Test for Tuberculosis[J]. *N Engl J Med*. 2017; 377(11): 1043−1054.

75. Shenai S, Armstrong DT, Valli E, et al. Analytical and Clinical Evaluation of the Epistem Genedrive Assay for Detection of Mycobacterium tuberculosis[J]. *J Clin Microbiol*. 2016; 54(4): 1051−1057.

76. WHO. The use of the xpert mtb/rif assay for the detection of pulmonary and extrapulmonary tuberculosis and rifampicin resistance in adults and children[EB/OL]. Expert Group Meeting Report, 2013.

77. 曾旋,陆坚,徐宇翔,等.非结核分枝杆菌菌种鉴定技术研究进展[J].结核病与肺部健康杂志,2019,8(2): 146−148.

第九章

MALDI-TOF MS技术在分枝杆菌鉴定中的应用

基质辅助激光解吸电离飞行时间质谱(matrix-assisted laser desorption/ionization time-of-flight mass spectrometry, MALDI-TOF MS),是近年快速发展起来的一种新型软电离生物质谱,具有强大的应用潜力,可对多种类型的样本进行分析,包括蛋白质、脂类、核酸、多肽及其他能被离子化的分子,是临床微生物鉴定领域最具代表性的技术发展之一。与传统的微生物生化鉴定技术或测序技术相比,MALDI-TOF MS技术具有操作简单、准确度高、试剂成本低等优势,同时在苛养菌、厌氧菌、真菌和分枝杆菌等的快速准确鉴定方面也弥补了传统生化方法的不足,使得其在临床微生物检测领域获得了越来越广泛的认可和应用。当以基因测序作为参比方法进行对比时,MALDI-TOF MS的鉴定能力要强于传统的生化鉴定方法。目前Biotyper(Bruker Daltonics, 德国)、Vitek MS(Biomérieux, 法国)两种质谱系统在国内已取得国家药品监督管理局许可证,为目前国内实验室常用质谱鉴定系统。国产质谱仪Clin-TOF也已通过国家药品监督管理局认证。

MALDI-TOF MS鉴定细菌通常需要$10^5 \sim 10^7$菌落形成单位(CFU)的菌量。MALDI-TOF MS鉴定菌种的准确性与物种的亲缘关系和参考光谱的覆盖程度相关。目前,德国Bruker Mycobacteria Library 5.0版本共含有853个光谱,可鉴定159种分枝杆菌。法国RUO数据库v4.12版本包含了1 286个光谱,可鉴定45种分枝杆菌。

MALDI-TOF MS能够用于病原微生物诊断主要基于以下几点:不同微生物指纹图谱的差异;指纹中存在种属、亚种间特异的模式峰;相同的培养和操作条件下其鉴定结果具有可重复性。MALDI-TOF MS技术相对于传统的测序方法以及色谱法来说,不仅能快速检测大量未知蛋白质,而且对蛋白质的种类能进行分离,这体现MALDI-TOF MS技术在鉴定细菌方面的优势。常规方法一般是在微生物培养后进行蛋白质抽提,用质谱进行分析。

Nicole等利用质谱方法分析人血清样品外泌体(exosomes)中的8个结核标志蛋白质(Antigen 85B, Antigen 85C, APa, BfrB, GlcB, HspX, KatG和Mpt64),从而对活动性和潜伏性结核进行鉴别诊断。Schuberb等介绍了质谱不仅仅能够通过潜伏存活调节子在厌氧条件下的调节,对体外培养的结核分枝杆菌蛋白质进行鉴定和定量检测,并且能够用于受感染细胞、动物模型中结核分枝杆菌的鉴定。

MALDI-TOF MS的核苷酸检测法可以检测分枝杆菌对多种一线和二线抗结核药物(利福平、异烟肼、吡嗪酰胺、链霉素、乙胺丁醇、氟喹诺酮、乙硫异烟胺)的耐药基因突变(*rpoB*、 *katG*、*inhA*、*pncA*、*rpsL*、*embB*、*gyrA*），其检测到的突变和Sanger测序结果完全一致，以药物敏感试验为参考方法，MALDI-TOF MS的检测结果有90.6%的一致性。

　　MALDI-TOF MS还存在一些局限性。如不能区分结核分枝杆菌复合群中具体菌种，只能对纯培养的菌落进行鉴定，不能用于对临床标本和混合培养物的直接检测，对慢生长的分枝杆菌或真菌，直接使用标本进行DNA测序或基因杂交，更能更早得到鉴定结果。菌株破壁效果直接影响是否有足够的蛋白用于质谱分析，是决定鉴定能否成功的前提。早期的研究通常直接对分枝杆菌细胞进行分析，不仅存在安全隐患，且质谱峰的质量易受杂质峰（脂质和多糖）的干扰，影响鉴定结果准确性。Machen等分别用加热灭活法和细胞破碎法提取107株临床分离株蛋白，结果显示两种方法分别有82.2%和88.8%鉴定至种属水平，且后一种方法将出结果所需时间减少到1 h以内。不同仪器鉴定结核分枝杆菌和NTM的能力为：Bruker Biotyper鉴定为84.7%、VITEK MS为89.2%和Saramis为85.4%。Bruker于2013年和2014年发布的2种蛋白提取方法，结果显示采用2013版的提取方法，固体培养基的鉴定正确率明显高于液体培养（71.7% vs 44.7%），而采用后者的提取方法，鉴定正确率没有明显差异（70.8% vs 75%）。质谱仪数据库还有待于进一步的完善，还不能满足临床阳性检出率和检测准确度的要求，数据库还有待于进一步扩充。

（张丽军　卢洪洲）

参考文献

1. Zhou C, Hu B, Zhang X, et al. The value of matrix-assisted laser desorption/ionization time-of-flight mass spectrometry in identifying clinically relevant bacteria: a comparison with automated microbiology system[J]. *J Thorac Dis.* 2014; 6(5): 545-552.

2. Li Y, Gu B, Liu G, Xia W, Fan K, Mei Y, Huang P, Pan S. MALDI-TOF MS versus VITEK 2 ANC card for identification of anaerobic bacteria[J]. *J Thorac Dis.* 2014; 6(5): 517-523.

3. Ling H, Yuan Z, Shen J, Wang Z, Xu Y. Accuracy of matrix-assisted laser desorption ionization-time of flight mass spectrometry for identification of clinical pathogenic fungi: a meta-analysis[J]. *J Clin Microbiol.* 2014; 52(7): 2573-2582.

4. Sharma D, Kumar B, Lata M, et al. Comparative Proteomic Analysis of Aminoglycosides Resistant and Susceptible Mycobacterium tuberculosis Clinical Isolates for Exploring Potential Drug Targets[J]. *PLoS One.* 2015; 10(10): e0139414.

5. Kruh-Garcia NA, Murray M, Prucha JG, Dobos KM. Antigen 85 variation across lineages of Mycobacterium tuberculosis-implications for vaccine and biomarker success[J]. *J Proteomics.* 2014; 97(1): 141-150.

6. Kruh-Garcia NA, Wolfe LM, Chaisson LH, et al. Detection of Mycobacterium tuberculosis peptides in the exosomes of patients with active and latent M. tuberculosis infection using MRM-MS[J]. *PLoS One.* 2014; 9(7): e103811.

7. Schubert OT, Mouritsen J, Ludwig C, et al. The Mtb proteome library: a resource of assays to quantify the complete proteome of Mycobacterium tuberculosis[J]. *Cell Host Microbe.* 2013; 13(5): 602-612.

8. Wilen CB, McMullen AR, Burnham CA. Comparison of Sample Preparation Methods, Instrumentation Platforms and Contemporary Commercial Databases for Identification of Clinically Relevant Mycobacteria by Matrix-Assisted Laser Desorption Ionization - Time of Flight Mass Spectrometry[J]. *J Clin Microbiol*. 2015; 53(7): 2308-2315.

9. Machen A, Kobayashi M, Connelly MR, et al. Comparison of Heat Inactivation and Cell Disruption Protocols for Identification of Mycobacteria from Solid Culture Media by Use of Vitek Matrix-Assisted Laser Desorption Ionization-Time of Flight Mass Spectrometry[J]. *J Clin Microbiol*. 2013; 51(12): 4226-4229.

10. 张红敏, 余卫业, 刘研研, 等. 基质辅助激光解吸电离飞行时间质谱技术在分枝杆菌检测中的应用进展[J]. 新发传染病电子杂志, 2017, 2(3): 183-187.

第一节　MALDI Biotyper在分枝杆菌鉴定中的应用

MALDI-TOF MS技术是近年来临床微生物鉴定领域最具代表性的技术发展之一。与传统的微生物生化鉴定技术或测序技术相比,MALDI-TOF MS技术具有操作简单、准确度高、试剂成本低等优势,同时在苛养菌、厌氧菌、真菌和分枝杆菌等的快速准确鉴定方面也弥补了传统生化方法的不足,使得其在临床微生物检测领域获得了越来越广泛的认可和应用。

MALDI Biotyper是2004年上市的基于MALDI-TOF质谱仪的微生物鉴定系统。基于其卓越的硬件性能和先进的软件及数据库,以及不断拓展的分析功能,MALDI Biotyper正在掀起一场微生物鉴定与分析的革命,改变着临床微生物实验室的工作流程。

一、基本原理与流程

1. MALDI Biotyper的工作原理　MALDI-TOF MS主要由MALDI离子源、飞行时间(TOF)质量分析器和检测器组成。样品在离子源内通过基质辅由激光解吸而电离,受加速电场的作用获得一定的动能后,在无场的真空管内飞行,不同质荷比的离子在飞行管内的飞行时间不同,通过测量离子的飞行时间即可计算出离子的质荷比(下页图9-1-1-1),并最终获得微生物的蛋白指纹图谱。将不同微生物的蛋白指纹图谱进行转化后与标准数据库进行比对,就可快速获得鉴定结果。

2. MALDI Biotyper鉴定微生物的流程　MALDI Biotyper系统的工作流程设计本着高效、简单的原则,操作人员无需质谱经验,整个工作流程无缝连接,仅需几个简单步骤就可获得高质量的微生物鉴定结果,其具体流程如下页图9-1-1-2所示。

因MALDI Biotyper鉴定微生物主要是基于胞内蛋白质的检测,因此微生物细胞壁的结构和组成,是决定MALDI Biotyper样品前处理方法选择的主要因素,细菌的破壁效果直接影响了胞内核糖体蛋白的提取,最终影响质谱的鉴定结果。根据不同微生物细胞壁结构和组成的差异,MALDI Biotyper样本前处理方法主要分为以下三种,见下页表9-1-1-1。

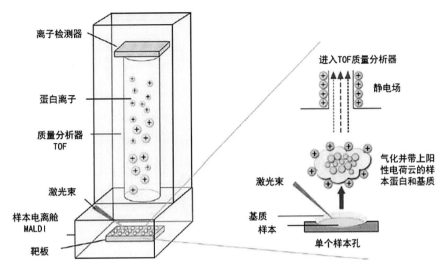

图9-1-1-1　MALDI TOF MS 的结构及工作原理

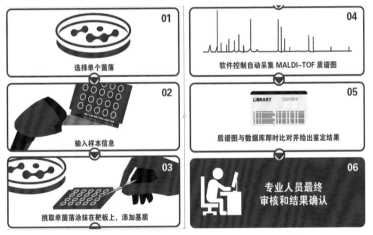

图9-1-1-2　MALDI Biotyper鉴定微生物的基本流程

表 9-1-1-1　**MALDI Biotyper** 不同的样品前处理方法及适用范围

处 理 方 法	流　　　程	适 用 范 围
直接涂抹法	涂菌后直接覆盖基质溶液	G⁻细菌,G⁺球菌等
扩展直接涂抹法	使用70%甲酸辅助破壁,再添加基质	G⁺杆菌,酵母样真菌等
甲酸、乙腈提取法	乙醇灭活后分别使用甲酸、乙腈进行提取	丝状真菌、分枝杆菌等

3. MALDI Biotyper微生物鉴定报告与结果解读

MALDI Biotyper利用MALDI-TOF MS仪器测得待测微生物的蛋白指纹谱图后,通过软件对这些指纹谱图进行处理并与Bruker独家开发的微生物数据库进行分析比对,快速准确地完成对微生物的鉴定(如下页图9-1-1-3)。现有MALDI Biotyper数据库中包含细菌、酵

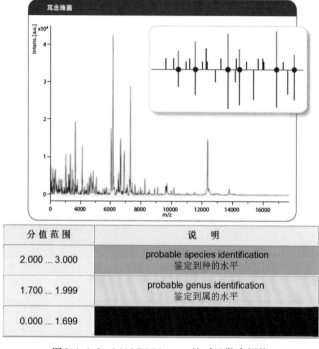

图9-1-1-3　MALDI Biotyper比对及鉴定阈值

母、丝状真菌及分枝杆菌等不同菌种超过3 000种。

系统自动比对完成以后,按照分值高低给出最具相关性的鉴定结果。分值越高,表示鉴定的可信度也越高。以不同颜色标记不同的分值区间,使结果解读更加快速、直观。

二、在分枝杆菌鉴定中的应用

众多数据证明,MALDI Biotyper能够准确鉴定来自不同样本的微生物,包括革兰阴性菌如肠杆菌、非发酵阴性杆菌、链球菌、棒状杆菌、葡萄球菌、各类苛养菌和厌氧菌,以及真菌如念珠菌、隐球菌和曲霉菌等。MALDI Biotyper在分枝杆菌的鉴定上也具有巨大优势。

(一) 分枝杆菌鉴定现状

分枝杆菌包括结核分枝杆菌复合群(*Mycobacterium tuberculosis* complex, MTBC)和非结核分枝杆菌(*Nontuberculous mycobacteria*, NTM)。后者是指除MTBC和麻风分枝杆菌以外的其他分枝杆菌,在环境中广泛存在。迄今为止发现的NTM已超过190种(http://www.bacterio.net/mycobacterium.html)。近年来,NTM的感染率和致病率显著升高,可以造成宿主肺部、关节、皮肤和软组织感染,并造成全身扩散。不同种属的NTM,其致病性、临床特征和治疗手段差别较大,因此其准确鉴定具有重要意义。

而实验室对分枝杆菌鉴定手段的缺乏,是制约分枝杆菌感染快速诊断治疗的瓶颈。分枝杆菌鉴定困难主要原因在于分枝杆菌生长缓慢以及对营养需求高。传统的生化反应鉴定操作复杂且费时,鉴定重复性差。核酸探针的方法则仅针对几种分枝杆菌,不具备通用性,分子测序的方法虽准确性高,但成本高,目前不适用于实验室常规检测。

(二) MALDI Biotyper对分枝杆菌的鉴定

1. MALDI Biotyper鉴定分枝杆菌样品制备方法　分枝杆菌因其细胞壁成分比较复杂，且具有一定的生物危害，因此不同于大多数微生物可以采用靶板上直接涂抹的样品的制备方法，建议实验室采用提取法进行样品制备，以此灭活分枝杆菌并获得更高质量的蛋白图谱。MALDI Biotyper针对分枝杆菌优化了一种安全、简单的基于硅珠研磨提取的分枝杆菌样品处理方法，大大提高了分枝杆菌的鉴定效率。其具体步骤如图9-1-2-1所示。

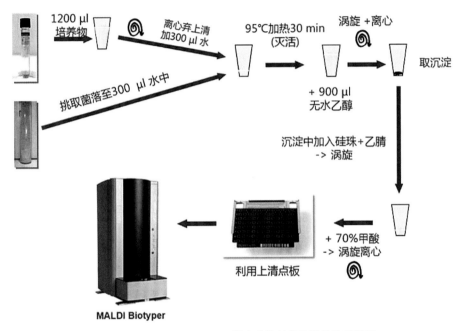

图9-1-2-1　MALDI Biotyper鉴定分枝杆菌的样品处理流程

（1）灭活：转移分枝杆菌样本至离心管中，加入300 μl去离子水配成菌悬液，95℃加热30 min灭活。未知的分枝杆菌样本应视为潜在的MTBC成员，因此必须对分枝杆菌样本进行灭活。

（2）研磨：在灭活后的菌悬液中加入900 μl无水乙醇，充分混匀；离心，弃去上清，室温下晾干沉淀（几分钟即可）加入少量氧化锆/二氧化硅微珠和10～50 μl乙腈，涡旋振荡1 min，研磨破坏细胞壁。

（3）提取：加入70%甲酸水溶液（体积与加入的乙腈体积相同），涡旋振荡5 s，离心取1 μl上清液点至MALDI靶板上，室温晾干后，立即覆盖1 μl基质溶液。室温晾干后进行鉴定。

2. MALDI Biotyper鉴定分枝杆菌的数据库和软件

（1）MALDI Biotyper分枝杆菌数据库：Biotyper有专门针对分枝杆菌鉴定的Mycobacteria Library 5.0数据库，现数据库中包含了912个标准图谱，可鉴定包括MTBC及NTM共164种不同分枝杆菌。其建库流程科学严谨，建库菌种来源广泛，包括438株标准菌株，以及474株来自10个不同国家不同临床实验室的临床菌株，建库菌株培养分别采用固体和液体培养基，使建库数据更具代表性。

（2）MALDI Biotyper鉴定分枝杆菌的专用软件模块：除专门的数据库以外，MALDI Biotyper还专门设计配备用于鉴定分枝杆菌的软件模块（Mycobacteria Software Module），该模块基于大量研究数据，对分枝杆菌整个软件鉴定流程进行了优化，包括以下两点。① 针对分枝杆菌蛋白指纹图谱特征，优化了图谱采集标准。② 降低了结果分类阈值：以分值 > 1.8定义为高置信度结果（种水平），1.6 < 分值 < 1.8为低置信度结果（属水平）。对图谱采集和结果判定的调整，使得MALDI Biotyper对分枝杆菌的鉴定在保证结果准确性的同时提高了灵敏度。

（3）MALDI Biotyper分枝杆菌分型模块：鸟分枝杆菌复合群（*Mycobacterium avium complex*，MAC）是常见的致病性非结核分枝杆菌，群内包括鸟分枝杆菌（*M. avium*）、胞内分枝杆菌（*M. intracellulare*）和嵌合分枝杆菌（*M. chimaera*）等，复合群内的不同种分枝杆菌其致病性不同。美国ATS和IDSA数据表明，胞内分枝杆菌和鸟分枝杆菌更容易引起肺部感染，而嵌合分枝杆菌则多存在于水系统中，可能通过医院heater-cooler系统感染引起心脏外科术后感染。因此，准确的种水平鉴定MAC，有利于进行有效的感染控制和治疗。

通常情况下MALDI TOF MS系统仅能准确区分鸟分枝杆菌，而群内的胞内分枝杆菌和嵌合分枝杆菌因图谱极其相近无法准确区分。因此，MALDI Biotyper在常规鉴定的基础之上，增加了区分胞内分枝杆菌和嵌合分枝杆菌的分型模块（Subtyping Module），在结果鉴定为该复合体且分值 > 1.8时，系统自动计算样品蛋白图谱中4个特征峰的比值，从而自动区分两种近缘菌。其鉴定结果如图9-1-2-2所示。

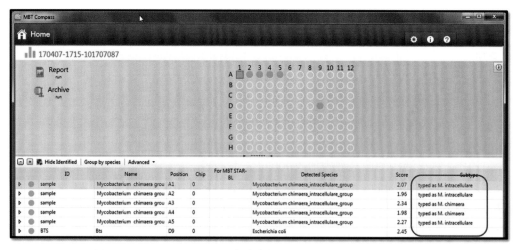

图9-1-2-2　MALDI Biotyper鉴定胞内/嵌合分枝杆菌的自动分型流程

（三）影响MALDI Biotyper分枝杆菌鉴定结果的因素

1. 培养条件

（1）培养基：MALDI Biotyper可以准确鉴定固体培养基（如Löwenstein-Jensen）上培养的分枝杆菌。分枝杆菌的液体培养由于其报阳时间短于固体培养，慢慢成为分枝杆菌分离培养的趋势。研究结果表明，选用固体培养基或液体培养基（如MGIT）对MALDI Biotyper

的鉴定准确性无明显差别。某些情况下，两者的鉴定结果差异可能来源于液体培养基报阳时过少的菌量或培养基残留成分的干扰。

（2）培养时间：分枝杆菌根据不同类型，多数快生长分枝杆菌培养<7 d即可得到肉眼可见的用于鉴定的菌落，而慢生长分枝杆菌则需要培养更长时间。研究表明，某些分枝杆菌培养时间过长（>12 d）时，容易对培养基产生贴附，提取后残留培养基会降低图谱质量，最终导致低分值鉴定结果。

2. 样品前处理方法　由于分枝杆菌的特殊性，分枝杆菌样品前处理方法应该包含灭活和蛋白提取两个关键步骤。除MALDI Biotyper提供的标准分枝杆菌样品灭活提取方法以外，实验室可以根据自己的需求对方法进行改进，已报道的改进方法包括研磨超声震荡、专利的自适应聚焦声波技术、冻融与组织研磨等。实验室需对本实验室的灭活提取方法进行验证后方可使用。

3. 数据库　数据库的建库方法和数据库大小对鉴定结果具有重要影响。数据库升级可以提高MALDI Biotyper的鉴定准确率。MALDI Biotyper采用科学的无监督的基于菌株水平的建库方法，在保证准确率的同时也有利于数据库的更新，且支持用户自建数据库。

(四) MALDI Biotyper在分枝杆菌鉴定领域的应用限制

MALDI Biotyper能够准确鉴定大多数的分枝杆菌，但对于某些近缘菌，可能会出现不能鉴定到种/亚种或无法区分的情况。对于这些菌种，系统会在鉴定结果中给出提示，同时临床检验人员也应该谨记这些局限性，依据实际情况选择其他辅助鉴定方法，以保证报告的准确性。某些不易区分的近缘菌通过数据库升级或增加软件功能（如分型模块）可以进一步提高鉴定准确率。

（祝　坤）

参考文献

1. Markus Kostrzewa. Application of the MALDI Biotyper to clinical microbiology: progress and potential［J］. *Expert Review of Proteomics.* 2018; 15(3): 193−202.

2. David G, Timothy A, Barbara A, et al. An Official ATS/IDSA Statement: Diagnosis, Treatment, and Prevention of *Nontuberculous Mycobacterial* Diseases［J］. *American Journal of Respiratory and Critical Care Medicine.* 2007; 175(4): 367−416.

3. Schweickert B, Goldenberg O, Richter E, et al. Occurrence and clinical relevance of *Mycobacterium chimaera sp. nov.* Germany［J］. *Emerg Infect Dis.* 2008; 14(9): 1443−1446.

4. Saleeb PG , Drake SK, Murray PR, et al. Identification of mycobacteria in solid-culture media by matrix-assisted laser desorption ionization-time of flight mass spectrometry［J］. *J Clin Microbiol.* 2011; 49 (5): 1790−1794.

5. Balada-Llasat JM, Kamboj Kamal, Pancholi Preeti. Identification of Mycobacteria from Solid and Liquid Media by Matrix-Assisted Laser Desorption Ionization — Time of Flight Mass Spectrometry in the Clinical Laboratory［J］. *J Clin Microbiol.* 2013; 51(9): 2875−2879.

6. 杨本善，李修远，董国伟，等. 分枝杆菌液体培养MALDI-TOF MS快速直接鉴定法的建立与评价［J］. 临床检验杂志，2016；34（12）：904−908.

第二节　VITEK MS在分枝杆菌鉴定中的应用

一、方法及原理

VITEK MS（VITEK Mass Spectrometry）采用MALDI-TOF MS技术，对临床分离的细菌、厌氧菌、苛养菌、酵母样真菌、丝状真菌、分枝杆菌等，进行快速鉴定。MALDI-TOF MS技术是近年发展起来的一种新型软电离质谱技术，基本原理是用激光照射微生物标本与基质形成的共结晶体，基质吸收激光能量并传递给微生物所含生物分子（主要是蛋白质），同时将H^+（质子）转移到生物分子而发生电离。带电荷离子在电场作用下离开微生物-基质表面进入一定长的真空管（TOF）。在真空管飞行过程没有外力作用，电离后的生物分子到达真空管顶端的离子检测器时间与其质量有关，也就是质量越大，飞行速度越慢，到达检测器的时间越长，从而鉴别不同质量蛋白并获得微生物蛋白质量指纹图。

分枝杆菌的鉴定相比一般细菌更加困难，主要原因在于分枝杆菌生长相对缓慢且对营养要求高，传统的生化反应鉴定操作烦琐而费时，MALDI-TOF MS技术的出现为分枝杆菌的快速、准确鉴定提供了可能性，然而由于分枝杆菌细胞壁成分坚韧，富含胞壁酸，难以通过常规的前处理方法破坏细胞壁从而获得胞内蛋白成分，影响MALDI-TOF MS的分析，因此需要适当的破壁处理后才能进行质谱鉴定；同时由于固体培养时间较长，分枝杆菌在液体培养基中能够更快地生长，针对液体培养获得阳性的样本，同样也可以通过适当的前处理后进行质谱的快速鉴定。

二、样本处理方法

重要提示：所有操作应严格遵守结核分枝杆菌实验室生物安全相关规定。

（一）VITEK MS分枝杆菌/诺卡菌试剂盒-Ref 415659

1. 该试剂盒成分

（1）R1=乙醇（ready to use，70%）（2×25 ml）。

（2）R2=甲酸（ready to use，70%）（4×0.5 ml）。

（3）R3=乙腈（ready to use，100%）（4×0.5 ml）。

（4）RBT=2 ml圆底无色离心管（2×50 units）。

（5）BEAD=含玻璃珠管（2×50 units）。

2. 试剂盒未提供但需要的试验材料

（1）微量离心机：10 000～14 000 g。

（2）GENIE 2 Vortex + Mobio adaptor（ref 270677）或珠磨器（Bead beater）。

（3）生物安全柜。

（4）微量加样器及加样头。

（5）涡旋振荡器。

（6）1 μl接种环（取分枝杆菌用）。

（7）细胞刷（取嵌入琼脂的诺卡菌用）。

（二）VITEK MS分枝杆菌液体培养基处理试剂盒 (Vitek Ms Liquid Mycobacterium Supplemental Kit)－Ref 421564

该试剂盒包括5 ml离心管（2×50 units）和背面安全防护吸水纸（1×250 units）。

（三）固体培养基分枝杆菌／诺卡菌准备流程

1. 对于每种受试微生物，将0.5 ml的R1移入含玻璃珠的试管（BEAD）。

2. 对于Mycobacterium，使用1 μl接种环取受试菌并移入试管，然后盖紧。对于NOCARDIA，使用1 μl接种环（一整环）或弯曲型细胞刷（菌株内嵌时用）轻轻从培养基取菌并移入试管，然后盖紧。

3. 使用带适配器的涡旋振荡器（最大速度）分散细胞15 min，或使用研磨珠均质器分散细菌5 min。

4. 从振荡器或研磨珠均质器上取下试管，并置于室温孵育10 min以完成灭活。

5. 使用涡旋振荡器振荡5～12 s，并立即使用移液器将悬浮液移入空的2 ml圆底试管（RBT）。注意不要移取任何玻璃珠，丢弃吸管头。

6. 以10 000～14 000 g的速度离心处理标本2 min，以形成沉淀物。

7. 使用移液管吸除所有R1上清液。

8. 向菌团添加10 μl的R2。使用移液器吹打直到菌团均匀散开或直接通过涡旋振荡器重新悬浮。

9. 添加10 μl的R3，并使用涡旋振荡器振荡。

10. 以10 000至14 000 g的速度离心处理2 min，以形成沉淀物。

11. 对于每种受试微生物，立即将1 μl上清液移到靶板点位上。

12. 让每个点位完全晾干。

13. 向每个靶板点位添加1 μl的VITEK MS-CHCA基质，每次添加基质都使用新的移液吸管头。让基质完全风干。

（四）液体培养基分枝杆菌准备流程

注释：在测试仪器鉴定为阳性后的24～72 h内，测试阳性BacT/AlERT MP瓶、BACTEC MGIT 960试管（BD）或Versa TREK Myco培养基瓶（Thermo Fisher）。如果瓶子或试管从仪器中取出进行其他测试，继续在培养箱中以35～37℃培育直至其在阳性后培育24～72 h。

1. 使用涡旋振荡器混合瓶子或试管5～10 s，然后立即以无菌方式将3.0 ml培养基从培养瓶移入5 ml CBT。

2. 使用带15 ml适配器的吊桶式离心机以3 000 g的速度离心处理标本10 min，以形成沉淀物。

3. 将培养基移入废物容器，并在带保护性背板的吸水垫上完全吸干（WIPE）。使用后丢弃垫子，避免接触吸收表面。

4. 将500 μl的R1加入5 ml CBT，然后使用移液管轻轻上下混合以重新悬浮颗粒。

5. 移入装有玻璃珠（BEAD）的试管中。

6. 使用带适配器的涡旋振荡器（最大速度）分散细菌15 min，或使用研磨珠均质器分散细菌 5 min。

7. 从振荡器或研磨珠均质器上取下试管,并置于室温孵育 10 min 以完成灭活。

8. 使用涡旋振荡器振荡 5 ～ 12 s,并立即使用移液器将悬浮液移入空的 2 ml 圆底试管(RBT)。注意不要移取任何玻璃珠,丢弃吸管头。

9. 以最低 14 000 g 的速度离心处理标本 2 min,以形成沉淀物。

10. 使用移液管吸除所有 R1 上清液。

11. 向菌团添加 10 μl 的 R2。使用移液器吹打直到菌团均匀散开或直接通过涡旋振荡器重新悬浮。如果沉淀物不可见,用 R2 清洗试管两侧,以确保重新悬浮。

12. 添加 10 μl 的 R3,并使用涡旋振荡器振荡。

13. 以最低 14 000 g 的速度离心处理 2 min。

14. 对于每种受试微生物,立即将 1 μl 上清液移到靶板点位上。

15. 让每个点位完全晾干。注意:如果在添加 VITEK MS-CHCA 前点位未完全晾干,样品最优结晶化可能无法实现,并会潜在干扰 VITEK MS 结果(无鉴定)。

16. 向每个靶板点位添加 1 μl 的 VITEK MS-CHCA 基质,每次添加基质都使用新的移液吸管头,让基质完全风干。

三、结果判读

VITEK MS 系统将所获质谱特征与 VITEK MS 数据库进行比较,完成未知细菌的鉴定。为建立 VITEK MS 数据库,针对每种可鉴定菌种收集已知菌株的质谱。为了提高可靠性,菌株使用不同的条件测试(例如培养基、操作员、生长时间等)。基于此代表性数据收集,根据其特异性,为每个菌种的每个峰值指定一个权重。作为鉴定过程的一部分,软件将所获质谱与每个可鉴定菌种定义的峰值权重对比。计算一个量化值,即置信值,表达未知菌与数据库中的每种菌或菌群之间的相似性。然后应用阈值,以便仅保留更相近的菌种或菌群。

1. 当保留一种相近的菌种或菌群时,显示单一鉴定,其置信值为 60 ～ 99.9。

2. 当 1 种 < 保留菌种或菌群 ≤ 4 种相近菌种或菌群时,显示为低分辨鉴定。在这种情况下,置信值总和 = 100,结果能够直接发送。

3. 当发现 > 4 种菌种或菌群时,认为菌种无鉴定。在此情况下,会显示一份可能的菌种列表且置信值总和 < 100,需要进行确认后选择一个结果进行发送。

4. 当未发现匹配时,认为生物体未能鉴定出,需重复分析或使用其他方法进行鉴定。

四、操作及结果判读注意事项

1. 抽取 BACT/AlERT MP 阳性瓶时,使用 18G 针或更大的针,以抽吸样品。

2. VITEK MS-DS 靶板制备完成后,必须在 72 h 内用于检测。在质谱采集前,该靶板必须在室温下储存于原包装内。

3. 在采集菌落时注意不要取到任何琼脂。

第十章

抗分枝杆菌药物及作用特点

第一节　抗结核分枝杆菌药物及作用特点

　　结核病是全球范围内重要的传染性疾病，WHO将其列为十大单一感染性致死性疾病之一。根据WHO的2018全球报告，仅2017年一年就大约有1 000万人发展为结核病，大约558 000人为利福平耐药结核（RR-TB），其中82%为耐多药结核病（MDR-TB）。传统的结核病治疗药物种类繁杂，长期使用不良反应多样，新的药物种类有限，目前对于结核病的临床治疗仍然有相当大的的挑战性。本节就结核病常用治疗药物做简单的药学知识总结和介绍。

　　抗结核药物可分为一线和二线。一线抗结核药物有异烟肼、利福平、乙胺丁醇、吡嗪酰胺、利福布汀、利福喷丁和链霉素，其余归类于二线抗结核药物，主要包含喹诺酮类、氨基糖苷类、利奈唑胺等。其分类标准，在不同的参考资料以及随着临床研究的深入有所区别，比如链霉素，近年来部分资料将其列为二线治疗药物。一线药物通常疗效高、不良反应少、患者较容易耐受，往往价格也相对低廉，而二线药物通常作为替代或者耐药结核的治疗选择。WHO根据药物的杀菌活性、临床疗效和安全性，在一线和二线抗结核药物分类的基础上，将抗结核药物进一步划分为五组（表10-0-1-1）。

表10-0-1-1　不同组别抗结核药物一览表

组　　别	药名（缩写）
一线口服类抗结核药物	异烟肼（INH）、利福平（RFP）、乙胺丁醇（EMB）、吡嗪酰胺（PZA）、利福布汀（RFB）、利福喷丁（RFT）
注射类抗结核药物	链霉素（STR）、卡那霉素（KAN）、阿米卡星（AMK）、卷曲霉素（CM）
氟喹诺酮类药物	左氧氟沙星（LVLX）、莫西沙星（MXF）、加替沙星（GFX）
二线口服类抗结核药物	乙硫异烟胺（ETH）、丙硫异烟胺（PTH）、环丝氨酸（CYC）、特立齐酮（Trd）、对氨基水杨酸（PAS）、对氨基水杨酸异烟肼（PAS/INH）
其他种类抗结核药物	贝达喹啉（BDQ）、德拉马尼（Dlm）、利奈唑胺（LZD）、氯法齐明（CFZ）、阿莫西林/克拉维酸钾（AMX/CLV）、亚胺培南西司他汀（IMI/CIS）、美罗培南（MPM）、氨硫脲（THZ）、克拉霉素（CLA）

一、异烟肼

异烟肼（Isoniazid, INH），是异烟酸的肼类衍生物。1952年在实验室中被发现。动物实验及后续的临床试验证实了其具有非常好的抗结核分枝杆菌（*M. tuberculosis*, TB）活性，INH对胞内菌和胞外菌都有较好的灭杀作用。异烟肼可以抑制分枝菌酸（mycolic acids）的生物合成，而后者是富含脂质的分枝杆菌细胞壁的重要成分。另一种可能的作用机制是抑制*katG*基因编码的过氧化氢酶。该药对于敏感菌有很好的杀菌活性，*M. tuberculosis*的MIC为0.025～0.05 μg/ml。单药使用3个月可以导致70%的患者出现耐药，因此通常不单独使用。

异烟肼口服或肌注吸收良好，在体内分布广泛。脑脊液（CSF）中的浓度约为血浆浓度的20%，脑膜炎状态下可以接近血浆浓度。异烟肼可由肝脏N-乙酰转移酶代谢，N-乙酰转移酶不足时可导致异烟肼体内蓄积，代谢减慢。其编码基因*NAT2*具有遗传多态性，可根据其遗传特征将人群分为快代谢型和慢代谢型。我国人群大约有50%属于快代谢型，该类型也被认为是野生型。大约70%的异烟肼从肾脏排泄，其中大部分为无活性乙酰异烟肼和异烟酸。

异烟肼在体外与维生素C配伍可发生反应显著失活。其主要的体内相互作用包括与多种抗癫痫药如苯妥英钠、卡马西平、苯巴比妥等，可以发生拮抗导致双方血药浓度上升，体内蓄积发生中毒。因此，临床使用中应注意监测血药浓度。泼尼松对于异烟肼的血清浓度影响与不同的代谢型有一定关系，快代谢型相对高，降低约40%，慢代谢型降低约25%。利福平对异烟肼血清浓度影响不大。但利福平、异烟肼、泼尼松三者合用时，对于快代谢型人群利福平可抵抗泼尼松对于异烟肼的作用，说明其相互作用复杂，一般认为糖皮质激素对于异烟肼的影响不显著。异烟肼可以抑制对乙酰氨基酚的氧化途径，但该药同时具有CYP2E1的诱导和抑制作用，因此尽管没有明确的证据证实长期使用对于对乙酰氨基酚的中毒影响，但是应警惕其肝毒性的风险。

异烟肼的肝脏毒性较小，但是当与利福平等具有肝脏毒性的药物合用可显著增加肝损伤风险。其他常见的不良反应包括皮疹、瘙痒、黄疸等。当考虑为可能的药物不良反应时，应给予停药。其他的少见不良反应包括厌食、恶心、腹痛、烧灼感、手足麻木感、刺痛感、嗜睡等。出现厌食、恶心，可以在用药时伴随少量进食或将服药时间调整为睡前。如症状持续或加重，应及时就诊。对于烧灼感等周围神经症状是异烟肼较有特征性的不良反应，主要是由于异烟肼影响了维生素B$_6$家族的代谢，因此可给予维生素B$_6$辅助治疗。

抗结核治疗用量：成人300 mg/（次·d）顿服；儿童10 mg/（kg·d），最大不超过300 mg/d。

二、乙胺丁醇

乙胺丁醇（Ethambutol, EMB）是1961年在实验室中被随机筛选发现其具有抗分枝杆菌活性。乙胺丁醇抑制阿拉伯糖基转移酶，该酶参与阿拉伯半乳聚糖和阿拉伯甘露聚糖脂的生物合成，而这两者是细胞壁的组成成分。乙胺丁醇不仅对于结核分枝杆菌，对于非结核分枝杆菌等也具有活性。对于野生型TB分离株的MIC为0.5～4 μg/ml。通常对于异烟肼耐药株也有活性，一般对 *M. bovis* 敏感。乙胺丁醇与氟喹诺酮、异烟肼、阿米卡星，以及与利福平在异烟肼耐药 TB（HR-TB）和 MDR-TB 也具有协同活性。体外研究表明，其杀菌活性弱于异烟肼、利福平和链霉素。

乙胺丁醇口服给药生物利用度为 70% ～ 80%，在体液中分布广泛，一些研究中，发现组织浓度好，但是正常患者的 CSF 浓度不高。当伴有结核性脑膜炎时，给予日剂量 25 mg/kg 乙胺丁醇，CSF 浓度为 1 ～ 2 μg/ml。乙胺丁醇大部分（大约 80%）经肾脏以原型代谢，给药 24 h 后在尿液中仍有较高的活性。

乙胺丁醇的相互作用很少，可能潜在的相互作用是与 hOCT1 或 hOCT3 底物（例如拉米夫定或二甲双胍）有关，抑制人类的相关转运蛋白，但是证据有限，需要进一步的研究。对于具有眼部毒性的其他药物可能会导致毒性加重，使用中需慎重。

乙胺丁醇通常耐受性良好，不良反应发生率低，是一线治疗药物中不良反应最低的药物。乙胺丁醇最主要和常见的不良反应是视神经炎，可以单侧或双侧受累。主要表现为视物模糊、视力下降、红绿色盲等。尽管对于很多患者该表现可以自行消失，但是研究发现该不良反应呈现剂量相关性。因此，需长期治疗的结核病患者，建议使用乙胺丁醇以前进行基线的视力和颜色鉴别测试。对于剂量超过 15 ～ 20 mg/kg 治疗 2 个月以上或者存在肾功能不全的患者建议每月进行视力和显色鉴别测试。其他的不良反应还包括周围神经炎、肾功能损伤和皮疹、过敏等，相对较少发生。

注意事项：由于乙胺丁醇药敏结果的可靠性较差，即使敏感也不作为耐多药结核病治疗方案中的核心药物。

三、吡嗪酰胺

吡嗪酰胺（Pyrazinamide，PZA，Z）是烟酰胺衍生物，1952 年合成，后来被证实具有抗结核分枝杆菌活性，但其对于 *M. bovis* 没有活性。口服后在胃肠道内吸收迅速而完全，2 h 后血药浓度可达峰值，主要在肝中代谢，脑脊液内药浓度可达血浓度的 87% ～ 105%。其作用机制尚不完全清楚，但是可能与其具有体内杀菌作用，同时可以半休眠地抑制结核分枝杆菌的酸性微环境有关。该药是 TB 短疗程治疗方案的重要药物。该药的体外 MIC 受 pH 影响很大，在 pH 为 5.5 时，MIC 为 6.2 ～ 50 μg/ml，体外 pH 中性时无活性。吡嗪酰胺单独使用很快会发生耐药，因为临床上不可单独使用。吡嗪酰胺初始的耐药率很低，但 INH-R 耐药的 MDR-TB 中 50% 对吡嗪酰胺也耐药。

吡嗪酰胺经消化道吸收迅速且完全。该药的剂量和血清浓度在不同的剂量条件下都基本呈线性，并且在成人和儿童中没有显著差异，表明成人和儿童都可以根据体重来计算吡嗪酰胺的给药剂量。该药在肝、肺、肾脏浓度较好，在其他组织如脾脏、骨髓、骨骼肌肉较低。在结核性脑膜炎的患者中游离的药物可以进入 CSF，其 CSF 峰浓度甚至与血清浓度相当。

吡嗪酰胺主要经肝脏代谢，当肝功能不全时，吡嗪酰胺及其代谢产物吡嗪酸均可发生蓄积，并且其肝损害呈现明显的剂量相关性。因此，对于肝功能不全的患者应避免使用，当考虑其作为治疗 MDR-TB 的必需药物时需要平衡可能的获益与风险，并对肝功能进行监测。吡嗪酰胺部分经胆汁排泄，经尿路排泄大约为给药剂量的 4%，30% ～ 40% 以吡嗪酸形式代谢。

该药的相互作用不显著，与苯丙胺合用，可延长苯丙胺的半衰期，但是促尿酸作用延长。吡嗪酰胺最常见的不良反应是恶心、呕吐。大约15%的患者可出现肝毒性，当与异烟肼和利福平联合使用时，肝毒性更常见。其他多药联合使用时较为常见的不良反应有超敏反应和多关节疼痛。此外，吡嗪酰胺可以导致尿酸的蓄积，使用吡嗪酰胺的患者有50%可出现该情况，可能会诱发痛风，这是该药特征性的不良反应。

抗结核治疗用量：成人1 500 mg/（次·d）顿服，儿童20～30 mg/（kg·d），最大不超过1 500 mg/d。

临床评价：PZA是抗结核一线短程化疗的必需组成部分，也是强效杀菌剂，对脑膜穿透性好，因此也是结核性脑膜炎的重要治疗药物。

注意事项：即使实验室结果表明吡嗪酰胺耐药，仍然推荐常规用于耐药结核病，理由是：耐药尤其是耐多药肺结核病患者往往存在肺部的慢性炎症，理论上讲，吡嗪酰胺在炎症产生的酸性环境中更为有效；目前吡嗪酰胺药敏结果不可靠，检测方法有待改进。

四、利福霉素类

利福霉素类是1957年在意大利Lepetit实验室发现的一类新型抗菌药物利福霉素的结构衍生物。该类药物目前临床常用的包括利福平、利福布汀、利福喷丁等。

（一）利福平

利福平（rifampicin，RFP）是非常广谱的抗菌药物，可以用于很多常见病原体的联合治疗，包括链球菌属、葡萄球菌属、布鲁氏菌等，也是治疗TB、麻风和其他分枝杆菌感染的重要药物。由于我国是结核高负担国家，为减少结核分枝杆菌的耐药发生，通常不建议将利福平作为其他金黄色葡萄球菌、链球菌的首选药物或者常规联合使用药物。

利福平是最重要的一线抗结核药物之一，对于敏感 *M. tuberculosis*，其MIC$_{90}$ ≤ 0.25 μg/ml，CLSI M24-2018建议1 μg/ml作为其对 *M. tuberculosis* 的临界浓度。由于其很强的杀菌活性，常作为多药短疗程方案的治疗药物之一。但由于目前利福平耐药结核病的广泛流行，WHO和我国2019年的耐多药结核病短程治疗专家共识中已不再将其作为常用选择。

利福平可以抑制DNA依赖性RNA聚合酶的β亚单位，从而导致转录失败。哺乳动物的线粒体多聚酶也对利福平敏感，但是体内不受该药影响，因为哺乳动物的完整线粒体无法渗透。革兰阴性菌、阳性菌的RNA多聚酶也可受利福平作用，但是由于利福平对革兰阴性菌的渗透性低，革兰阴性菌的MIC显著较高。

利福平口服吸收良好，人体组织分布广泛，当脑膜有炎症时，其CSF浓度可以接近血浆浓度的50%。利福平经肝脏脱乙酰化后仍为活性形式，可经胆汁代谢和肝肠循环再摄取。利福平为细胞色素P450酶诱导剂，因此随着治疗其胆道排泄可以持续增加。肝功能不全的患者血浆浓度和尿排泄增加。

由于利福平是多种代谢途径的诱导物，包括P450酶系、Ⅱ型代谢酶、P-糖蛋白等，因此其相互作用既多且杂。影响较大的主要是CYP3A4和CYP2，影响相对较小的是CYP2C19和CYPD6酶。利福平是利福霉素类药物中的强诱导剂，其次是利福喷丁，利福布汀相对最弱。

利福平较常见的不良反应是皮疹、过敏反应、消化道反应、肝毒性。皮肤表现严重者，可出现血管炎、环形红斑、中毒性表皮坏死松解症等。也有休克、紫癜、急性肾功能衰竭的报道。利福平较有特征的不良反应是红色或橘色尿液，一般不需要特别处理。另一种特征性的不良反应是流感样症状，包括发热、头痛、关节痛、乏力等，可将利福平改为隔日给药处理。

抗结核治疗用量：成人 600 mg/（次·d）顿服；儿童 10 ～ 15 mg/（kg·d），最大不超过 600 mg/d。

（二）利福喷丁

利福喷丁（Rifapentine，RFT）是利福平的结构衍生物。同白蛋白高度结合，半衰期长，体外抑菌和胞内杀菌作用明显比利福平强。同利福平一样，可用于初、复治结核病，也可用于对利福平敏感的单耐药或多耐药结核病治疗。在 1998 年的一项研究中，利福喷丁（600 mg，2 次/周）与利福平（450 ～ 600 mg）联合异烟肼、吡嗪酰胺、乙胺丁醇治疗 2 个月，之后利福喷丁（600 mg）联合异烟肼每周 1 次或利福平（450 ～ 600 mg）联合异烟肼每周 2 次。治疗 6 个月后利福喷丁的复发率相对较高（10% ∶ 5%）。

利福喷丁的不良反应与利福平相类似，但相互作用少于利福平。

（三）利福布汀

利福布汀（Rifabutin，RFB）是利福霉素的衍生物，也具有抗结核分枝杆菌活性，同时对 *M. avium* complex 和 *M. kansasii* 也具有活性。体外活性及动物实验表明，其抗 TB 活性优于利福平。利福布汀主要是针对结核分枝杆菌和人类 HIV 双重感染者的抗结核治疗，以及对利福平敏感的单耐药或多耐药结核病。其不良反应较常见为多肌痛综合征、假性黄疸、前葡萄膜炎。其他皮疹、肝脏和消化道不良反应以及红色尿等，与利福平相似。利福布汀也可以诱导 P450 酶系，但比例大约相当于利福平的 50%。

五、氨基糖苷类

氨基糖苷类中的链霉素是人类发现的第一个可以用于治疗结核病的抗生素。但是由于其显著的不良反应，目前有些资料已不再将其作为一线的结核病治疗药物。其他氨基糖苷类药物中阿米卡星、卡那霉素对分枝杆菌属具有较强的杀菌活性，口服基本无法吸收，因此都是以二线注射药物的形式出现，一般被推荐作为治疗耐多药结核病第一选择用药。其中，阿米卡星是耐多药结核病的常用治疗药物之一。卡那霉素通常对 TB 敏感，但是该药耐药较常见，MDR-TB 的联合治疗应根据药敏结果再考虑。庆大霉素和妥布霉素不具有抗结核分枝杆菌活性。

（一）链霉素

链霉素（streptomycin，STR）具有很好抗分枝杆菌活性，包括 *M. tuberculosis*，*M. μlcerans*，*M. kansasii*，*M. avium* 等。链霉素可以与核糖体 *16S rRNA* 结合，导致 mRNA 密码子的错误读取。此外，另一种作用机制的假说认为其作用机制是引起膜蛋白的异常，而该蛋白是细胞壁的基本结构成分，从而导致细胞死亡。

链霉素肌注后吸收迅速，表观分布容积一般与细胞外体液容积相当。链霉素无法透过血脑屏障，炎症状态下脑脊液浓度也不理想。链霉素大部分以原型经肾脏排泄，约 1% 经胆汁代谢。

链霉素的主要不良反应是皮疹、过敏、耳毒性、眼球震颤和肾毒性。链霉素的肾毒性相对于其他氨基糖苷类较小，但是前庭毒性更为常见。因此，在治疗期间如果出现耳鸣、听力下降及平衡问题应警惕并及时复诊。

(二) 阿米卡星

阿米卡星（Amikacin, AMK）是半合成氨基糖苷类抗菌药物，对于结核分枝杆菌敏感，对于多种非结核分枝杆菌（NTM）也具有抗菌活性。阿米卡星对MDR-TB常具有非常好的敏感性。卡那霉素和阿米卡星具有高度交叉耐药性，但阿米卡星具有更低的最小抑菌浓度和相对较低的不良反应，因此常规推荐阿米卡星而非卡那霉素。阿米卡星肌注生物利用度大约95%，血浆蛋白结合率4%。CSF中浓度很低，和链霉素类似，即便炎症状态下CSF中浓度也不理想。

阿米卡星与其他氨基糖苷类似，主要的不良反应是肾毒性和耳毒性。阿米卡星的耳毒性、肾毒性与给药方式和治疗疗程有显著关系，因此建议对于使用阿米卡星的患者有条件应积极进行血药浓度检测。同时给药的剂量应根据患者的体重情况进行调整。有一些研究表明，阿米卡星的耳毒性和遗传有一定的关联性，可进行遗传学方面的检查，排查是否携带易感基因而具有遗传风险。

六、卷曲霉素

卷曲霉素（Capreomycin, CM）作为治疗结核病的药物临床已使用超过40年，是从 *Streptomyces capreolus* 分离到的一种混合物。通常将卷曲霉素与氨基糖苷归为同一类，因为它们有类似的药代动力学和毒性特点，但是结构和抗菌谱都是不同的。卷曲霉素仅用于治疗TB。在经济条件许可的情况下，当阿米卡星和卷曲霉素均敏感时，考虑到药品的不良反应和患者的依从性，推荐直接使用卷曲霉素。

卷曲霉素是重要的二线抗耐药结核病药物。文献报道其MIC在液体培养基中为 $1.25 \sim 4 \, \mu g/ml$，与链霉素、阿米卡星、卡那霉素类似。文献报道其作用机制与氨基糖苷类似，与核糖体结合抑制蛋白合成。卷曲霉素肠道吸收很少，因此临床上仅使用其针剂。该药主要以原型经肾排泄。主要的不良反应类似氨基糖苷，主要是肾毒性、耳毒性以及神经肌肉阻滞作用。

七、对氨基水杨酸

对氨基水杨酸（*para*-Aminosalicylic acid, PAS）是一个治疗结核的老药之一，大约1944年进入临床。PAS是一个前药，是叶酸的前体——对氨基苯甲酸的结构类似物，在体内可参与TB的叶酸生物合成途径，最终抑制二氢叶酸还原酶。早期曾将其作为一线治疗药物与异烟肼、链霉素等合用，但后续因为其不良反应而逐渐被其他药物替代。但是随着MDR-TB的广泛流行，现在也将其作为二线治疗药物。

PAS通常口服给药，胃肠道吸收良好。血浆蛋白结合率为60% ~ 70%，食物可促进其吸收。主要经肾脏代谢，约85%经肾脏排泄，14%～33%为代谢后的活性物质，代谢产物种类多样。丙磺舒可以增加其血药浓度，依非韦仑可降低其生物利用度，因此当HIV-TB共感染的患者行联合治疗时应留意。PAS最主要的不良反应是胃肠道反应，可严重影响患者的依从性。此外，常见的不良反应有超敏反应、造血功能异常、肝毒性等，其中超敏反应发生率较高。

八、氯法齐明

氯法齐明（Clofazimine，CFZ）是1957年发现的氯苯吩嗪的衍生物。该药对分枝杆菌、革兰阳性菌均有活性，对革兰阴性菌无活性。该药对多种NTM也具有活性，也用于治疗NTM的感染。其可能的作用机制是通过产生活性氧导致细菌死亡以及干扰细胞壁的钾离子转运。目前氯法齐明临床已经使用较少，部分MDR-TB或者NTM的治疗方案中会将该药纳入。

该药口服生物利用率为45%～62%，橙汁或铝镁类抑酸药可以导致其生物利用度降低。该药为亲脂性药物，因此脂肪组织浓度较高。透过血脑屏障作用很差，脑组织浓度很低。该药大部分经粪便排泄。该药有轻微的CYP3A4抑制作用，但其与抗HIV和利福平、异烟肼等抗TB药物之间的相互作用仍不清楚，证据资料有相悖，仍有待进一步证实。

其不良反应与剂量呈现相关性。常见的不良反应包括皮肤、尿液、汗液等的颜色改变，消化系统反应以及眼部的不良反应，可导致角膜或结膜变红棕色，也可以导致角膜、结膜的色素沉着或者视网膜病变，这些是该药比较有特征性的不良反应。

九、乙硫异烟胺、丙硫异烟胺

乙硫异烟胺（Ethionamide，ETH）、丙硫异烟胺（Prothionamide，PTH）都是异烟酸的结构衍生物，是异烟肼的结构类似物。乙硫异烟胺和丙硫异烟胺尽管存在细微的差别，但一般认为这两者等效，两者也存在明确的交叉耐药性。因此，大部分乙硫异烟胺的药理和药效学特征也适用于丙硫异烟胺。

乙硫异烟胺可以干扰分枝菌酸的合成，而后者是分枝杆菌细胞壁的主要成分。因此，该药对除分枝杆菌以外的病原体基本没有作用。该药尽管具有抗TB作用，但是当使用不当或联合其他药物配伍不当时，可以很快发展为耐药，因此临床上通常不会单独应用。

乙硫异烟胺可以基本完全自胃肠道吸收，并且不受饮食的影响。血浆蛋白结合率约30%。不论是否存在炎症状态，该药均可透过血脑屏障。单次口服250 mg后，CSF浓度可达1.0～2.6 μg/ml，接近菌株的MIC。因此，可以用于TB中枢神经系统感染的治疗。该药主要经尿路以原型排泄。透析无法有效清除。该药最主要的相互作用是与环丝氨酸可能导致神经系统不良反应，增加癫痫的发生率。

十、环丝氨酸

环丝氨酸（Cycloserine，CYC）是1950年自兰花链霉菌（*Streptomyces orchidaceus*）

分离得到,具有广谱抗菌作用,包括常见的革兰阳性球菌、部分革兰阴性菌以及分枝杆菌。其体外的药敏试验受方法学影响较大,应谨慎解读。其作用机制是竞争性抑制 D-丙氨酸相关的酶,从而导致细胞壁 N-乙酰葡萄糖胺等交联的媒介肽桥形成障碍,影响细胞结构。

该药口服吸收完全,高脂饮食可造成其峰浓度下降和延迟,但其吸收不受橙汁和抑酸剂的影响。在体内分布广泛,CSF 中浓度接近血浆浓度,尿液浓度可以超过血药浓度,大约 50% 以原型经肾脏排泄。

该药最主要的不良反应是中枢神经系统症状和皮疹,当与异烟肼、乙硫异烟胺、乙醇、部分抗 HIV 药物等联合使用,可以增加神经系统的不良反应,诱发癫痫等风险。临床使用时应监护相关症状。该药与贝达喹啉联合使用,风险较低。

十一、氟喹诺酮类

喹诺酮(Quinolones)是临床使用非常广泛的一大类人工合成抗菌药物,抗菌谱非常广,临床常用于呼吸系统、泌尿系统、消化系统的感染治疗。很多喹诺酮具有抗分枝杆菌活性。目前临床上常用于治疗 TB 的药物为环丙沙星、左氧氟沙星、莫西沙星等。但由于近两年的大型研究表明,使用喹诺酮存在潜在的心血管事件(主动脉夹层等)、神经、肌肉、骨骼的不良反应,并且后果可能是非常严重且不可逆的。2018 年以来,美国食品药品监督管理局、欧洲药品管理局、中国药品监督管理局都对喹诺酮做出了严重风险的警示,并要求限制其使用。

(一) 左氧氟沙星

左氧氟沙星(Levofloxacin, LVLX)是氧氟沙星的左旋异构体,是细菌 DNA 回旋酶和 Ⅳ 型 DNA 拓扑异构酶的抑制剂。左氧氟沙星具有很好的杀菌活性,对 TB 的 MIC 一般为 0.5 ~ 0.75 μg/ml。

左氧氟沙星口服生物利用度 > 95%,血浆蛋白结合率为 24% ~ 38%。该药在体内分布很广,其中肺泡上皮表面衬液(ELF)及肺泡巨噬细胞中浓度很高。该药可透过血脑屏障,在结核性脑膜炎条件下,其药时曲线下面积(AUC)的 CSF/ 血浆比例为 0.74,远高于环丙沙星的 0.26,因此可考虑用于结核性脑膜炎的治疗。

该药的主要不良反应是消化系统症状、心脏毒性(可引起 Q-T 间期延长)、光敏性(使用中应注意避光,患者不应在阳光下暴露)、血糖异常波动、中枢神经系统症状、肌肉骨骼损伤(可导致肌腱断裂),因此对于 18 岁以下儿童及老年患者常禁用或慎用。

(二) 莫西沙星

莫西沙星(Moxifloxacin, MXF)是 1990 年合成的第四代喹诺酮类抗菌药物。其体外抗 TB 活性很好,相当于左氧氟沙星的 2 ~ 4 倍,对于肺结核病早期杀菌活性接近乙胺丁醇,但是低于异烟肼。其作用机制与其他喹诺酮相似。

莫西沙星口服生物利用度大于 90%。组织分布广泛,其中肺、腹腔、前列腺、骨等部位组织浓度较好。莫西沙星在炎症状态下,动物实验中发现 CSF 中左氧氟沙星浓度相当于血清浓度的 34% ~ 78%,因此也可以达到较好的治疗浓度。莫西沙星大约 51% 经肝脏代谢和排泄,大约20%和25%以原型经尿路和粪便排泄。

莫西沙星不良反应安全性与其他喹诺酮类似,但是心脏毒性略高于其他喹诺酮。在一项14年的临床资料分析中,莫西沙星与β-内酰胺和大环内酯等其他药物相比,肝毒性、肌腱损伤、Q-T间期延长、严重的皮肤反应、*Clostridium difficile* 相关腹泻等不良反应和作用是相近的。

十二、利奈唑胺

利奈唑胺(Linezolid,LZD)是噁唑烷酮类抗菌药物,我国于2007年批准上市。其主要的作用机制是与核糖体50S亚基结合,抑制mRNA与核糖体连接,阻止70S起始复合物形成,从而抑制细菌蛋白质合成。该药可用于多种病原体的感染,包括常见的革兰阳性菌葡萄球菌属、链球菌属、肠球菌属等,也可以用于奴卡菌和分枝杆菌的治疗。利奈唑胺与贝达喹啉和Pretomanid等三药联合使用时,可提高后两者的杀菌效果,且优于一线治疗药物。

利奈唑胺口服吸收完全,生物利用度接近100%,肺泡表面上皮衬液浓度、肺泡巨噬细胞、支气管黏膜浓度高,并且该药可透过血脑屏障,组织渗透性好。在临床广泛用于中枢神经系统感染、肺部感染和皮肤软组织感染的治疗。该药大约30%经肾脏以原型代谢,其余70%主要在血浆和组织内通过吗啉环氧化,即非酶途径代谢,通过尿、粪便途径排泄。该药是可逆的、非选择性单胺氧化酶抑制剂,因此与肾上腺素或5-羟色胺制剂有潜在的相互作用,可导致神经损害。

利奈唑胺的常见不良反应是骨髓抑制、视神经炎、神经系统症状。骨髓抑制是该药最具特征性的不良反应,发生率可以达32.9%,主要表现是中性粒细胞减少、血小板减少和贫血。多数及时停药后症状可逆。治疗TB过程中,应定期检查监测并及时停药。

十三、贝达喹啉

贝达喹啉(Bedaquiline,BDQ)是近50年来第一个上市的新抗结核病药物。我国于2016年批准该药有条件上市。为此,中华医学会结核病学分会于2018年专门发布了贝达喹啉临床应用专家共识。贝达喹啉是二芳基喹啉类的药物,通过抑制TB的ATP合成酶而发挥抗菌作用。其机制不同于传统的抗结核药物,和其他药物无交叉耐药性。其体外抗菌活性很好,MIC为0.030 ~ 0.120 μg/ml。该药对于休眠菌的抑制活性强于利福平等药物,与吡嗪酰胺有协同杀菌作用。

贝达喹啉口服吸收良好,与食物同服可以提高其生物利用度,其血浆蛋白结合率 > 99.9%。该药主要经P450酶系中CYP3A4代谢,因此与CYP3A4抑制剂联用时,会导致贝达喹啉血药浓度升高增加不良反应风险。目前该药的研究尚不充分,有报道的常见不良反应为恶心、呕吐、食欲减退、皮疹、肝损害、肌肉疼痛、Q-T间期延长等。其中消化道症状发生率最高,可达60%以上。与其他CYP3A4抑制剂合用应控制疗程不超过14 d,并注意监测。用药期间应避免饮酒或含有乙醇的饮料。因心脏毒性可导致严重后果,应留意Q-T间期的不良反应,并定期给予心电图检查。

第二节 抗非结核分枝杆菌药物及作用特点

非结核分枝杆菌（*Nontuberculous mycobacteria*，NTM）种类非常多，随着临床认识和检测手段的不断提高，NTM 在感染性疾病中的地位日渐提高。但是 NTM 不同的种之间的药敏差异非常大，不同种之间的治疗策略可以完全不同，因此 NTM 鉴定到种和药敏试验结果对治疗选择是非常重要的。对于 NTM 的治疗往往疗程很久，临床上也多采用多药的联合治疗，有条件的情况下可以结合外科诊疗措施共同处理，同时已有较多的文献资料支持很多感染的暴发案例与 NTM 有关，应加强感染控制措施的处理。

2007 年美国感染病学会（the Infectious Diseases Society of America，IDSA）联合美国胸科学会（American Thoracic Society，ATS）发布 NTM 的诊断、治疗和预防指南，中华医学会结核病学分会在 2000 年和 2012 年分别发布"非结核分枝杆菌病的诊断与处理指南"以及"非结核分枝杆菌病诊断与治疗专家共识"，2017 年欧洲胸科学会（British Thoracic Society，BTS）也发布了 NTM 肺病的处理指南，2020 年中华医学会结核病学分会发布"非结核分枝杆菌病诊断与治疗指南"，这些指南是 NTM 治疗时的重要参考。

NTM 的治疗，较常用的药物包括大环内酯类、利福霉素类、氨基糖苷类、乙胺丁醇等，相对使用较少的包括异烟肼、四环素类、喹诺酮类、利奈唑胺、磺胺类、β-内酰胺类、氯法齐明、贝达喹啉等。这些药物基本的药理作用和不良反应与治疗 TB 相似，因此在本章第一节中已经提及的药物不再重复说明，仅就上文未提及的药物做简单介绍，请读者选用治疗药物时注意查阅。

一、大环内酯类

大环内酯类（Macrolides）用于治疗 NTM 的常用药物是阿奇霉素和克拉霉素。其中，克拉霉素是治疗多种 NTM，特别是 NTM 中最常见的鸟-胞内分枝杆菌复合群（*Mycobacterium avium-intracellulare* complex，MAC）的基础治疗药物。

（一）阿奇霉素

阿奇霉素（Azithromycin）是一个十五元大环内酯类药物，具有广谱抗菌作用，对于包括 MAC 在内的 NTM 具有活性，MIC 与克拉霉素相似或略高。对克拉霉素耐药菌 *M. kansasii*，*M. xenopi*，*M. simiae*，*M. malmoense*，*M. chelonae*，*M. celatum* 也具有活性，对 *M. marinum* 耐药。

阿奇霉素口服生物利用度 38%，其 AUC 不受食物的影响。其在体内分布非常广泛，表观分布容积大，在肺、扁桃体、皮肤等部位浓度较高，在脑组织和眼部浓度很低。阿奇霉素在细胞内有较高的滞留率，其清除速度极慢。给药后 3 周血清中仍可达到 1 μg/L。阿奇霉素主要经胆汁以原型排泄，肾脏代谢 4% ~ 6%。

阿奇霉素主要经肝脏代谢，与 CYP 450 酶系代谢的药物存在可能的相互作用，特别是经 CYP3A4 代谢的药物可能会导致代谢减少而造成蓄积。但该相互作用不显著，阿奇霉素是大环内酯类药物中该相互作用较少的药物，如华法林、他克莫司等发生率不高，文献报道也不多，老年患者可能需要留意。阿奇霉素的主要不良反应是肝毒性、胃肠道反应、心脏毒性。

心脏毒性可导致Q-T间期延长，当与同样有心脏毒性的药物合用，或者用于老年患者时，应警惕该不良反应。因此，当使用时间超过2周时，应进行心电图的定期随访。

（二）克拉霉素

克拉霉素（Clarithromycin，CLA）是一种常用的十四元大环内酯类药物。抗菌谱类似于红霉素，对 *M. avium complex*，*M. scrofulaceum*，*M. kansasii*，*M. szulgai* 和 *M. haemophilum* 有活性，但是对 *M. simiae* 耐药。对携带 *erm* 基因的快生长NTM耐药，如 *M. abscessus* subsp. *abscessus* 和 *M. abscessus* subsp. *bolletii* 和大部分 *M. fortuitum* complex species。

该药可以经口服和静脉给药，其口服缓释剂型应与食物同服。该药对酸稳定，口服吸收良好。该药可快速分布在体液和组织，组织浓度可以达到血浆浓度的2～10倍，该药在胃肠道、扁桃体、肺等部位组织浓度很高。细胞内外的浓度比可以达到4∶1。克拉霉素主要经肝脏代谢，20%～30%经尿路以活性形式代谢。

克拉霉素的主要相互作用类似于其他大环内酯，主要与同样经细胞色素P450酶系代谢的药物存在潜在的作用，特别是CYP3A4、CYP2C9、CYP2C19和CYP1A2。其主要相互作用是：包括抗HIV在内的多种抗病毒药如奈韦拉平等，抗癫痫药如卡马西平、苯妥英钠等，其他如华法林、利奈唑胺、西罗莫司等，可提高后者的血浆药物浓度导致蓄积中毒的发生。因此，在临床与这些药物合用应注意监测血药浓度。

克拉霉素的主要不良反应是胃肠道反应，如腹痛、腹泻、恶心、味觉异常，其中味觉异常发生率较高（3%～19%），是克拉霉素的特征性不良反应。该药与阿奇霉素相似，也可以导致Q-T间期延长，导致心脏毒性。因此，在临床使用中，对于心电图的复查和监测要求类似于阿奇霉素。

二、四环素类

四环素类（Tetracyclines）对大约50%的快生长 *M. fortuitum* 菌株具有抗菌活性，对大约20%的 *M. chelonae* 具有活性。临床应用较多的是多西环素和米诺环素，这两个药物的活性是四环素的2～4倍。米诺环素和多西环素对 *M. marinum* 具有活性。替加环素对于快生长的NTM具有活性，可以用于 *M. abscessus* 的联合治疗。

多西环素和米诺环素口服吸收良好，大部分情况下不需静脉给药。生物利用度该两种药物均在90%以上。食物可以导致多西环素的血药峰浓度下降20%，而米诺环素基本不受影响。不建议这一类药物与含有金属离子的铁剂、铝剂、镁剂及牛奶合用。多西环素和米诺环素都是脂溶性的药物，在组织分布很广泛，在肺、痰液、腮腺、胆汁、前列腺、女性生殖器官中浓度均好，这两个药物均不能透过血脑屏障，一般不用于中枢神经系统感染的治疗。多西环素35%～60%经肾脏排泄，而米诺环素主要经粪便排泄，经肾脏排泄仅4%～9%。

（一）多西环素

多西环素（Doxycycline，DOX）是第二代四环素类药物，和四环素相比，提高了口服的生物利用度和组织浓度。其作用机制是抑制核糖体的30S压积，导致病原体的蛋白合成受阻。该药抗菌谱很广，特别是可用于一些特殊病原体如Q热、布鲁氏菌病、非典型病原体导致的肺炎、钩端螺旋体、立克次体的感染。该药对于很多NTM具有活性，但是对于TB的活性需要进一步考察其活性，有部分研究支持其可作为二线治疗药物的选择用于MDR-TB。

多西环素是CYP3A4的底物，因此也会与同样经该途径的抗癫痫药如苯妥英钠、卡马西平、苯巴比妥等发生相互作用，导致多西环素血药浓度降低。该药的主要不良反应包括光敏性、皮疹、消化道反应（如恶心、呕吐、腹泻等）、肝毒性、造血功能抑制等。其中，肝毒性是四环素类药物的特征性不良反应，并且该类药物可以导致牙齿发育期着色，因此8岁以下儿童应避免使用。

（二）米诺环素

米诺环素（Minocycline，MIN）是半合成四环素类药物，首次发现于1972年。其抗菌谱、作用机制与其他四环素类似。该药对 *Mycobacterium marinum*，*Mycobacterium massiliense*，*M. leprae* 具有活性。该药可以导致阿扎那韦合用时血药浓度降低，与地高辛合用可以导致后者血药浓度升高。

有文献报道的不良反应，包括胃肠道反应、颅内压增高、肝毒性、自身免疫反应等的发生率和严重程度，显著高于其他四环素类药物，是四环素类药物中不良反应最严重的一个药物。因此，严重限制了其在临床的应用，已经不再推荐其作为一线的治疗药物。

三、磺胺类

磺胺甲噁唑/甲氧苄啶（Sulfamethoxazole-Trimethoprim，SMZ-TMP，SXT）是广谱的磺胺类合成抗菌药复方制剂。磺胺可以与对氨基苯甲酸竞争性拮抗细菌体内的二氢叶酸合成酶，阻止二氢叶酸的合成。甲氧苄啶可抑制二氢叶酸还原酶减少四氢叶酸的量，从而抑制细菌的蛋白质合成，两者合用可以发挥协同作用。

SXT对 *Mycobacterium tuberculosis* 的敏感性和临床地位，在文献资料中并不一致，仍有待进一步研究。对 *M. abscessus* 和 *M. chelonae* 一般耐药，对 *Mycobacterium fortuitum* 通常敏感。

SXT口服吸收良好，生物利用度可达90%以上，但吸收速度较慢。吸收后广泛分布于肝、肾、消化道、脑组织中，胸膜液、腹膜液、房水中浓度高。该药易于透过血脑屏障，炎症状态下脑脊液中浓度相当于血浆浓度的80%～90%。该药主要在肝脏内代谢为无活性产物，但代谢产物仍有毒性。SXT主要经肾脏排泄，但肝功能不全、肾功能不全的患者可以导致该药排泄减慢。

SXT常见的不良反应为过敏反应（可导致严重的药疹、剥脱性皮炎、大疱性表皮坏死松解症等严重情况）、光敏性反应、造血功能障碍、高胆红素血症、胃肠道反应等。新生儿因可导致核黄疸而应避免使用。此外，葡萄糖-6-磷酸脱氢酶患者也应禁用该药。该药的严重不良反应少见，但往往后果严重，史-约综合征为其特征性不良反应，临床上应给予重视。其相互作用主要是应关注与上述不良反应可能重叠的药物的共用问题，可以导致不良反应发生率增加和加重。

四、β-内酰胺类

几乎所有的分枝杆菌都会产β-内酰胺酶，并且在 *M. avium* complex 中难以进行检测。

含酶抑制剂的 β-内酰胺类药物可能对临床治疗是有帮助的，但一般仅限于 *M. fortuitum* complex。头孢西丁、头孢美唑、亚胺培南西司他丁对80%的 *M. fortuitum* 和大部分 *M. abscessus* 体外敏感，临床上可以达到足够的血药浓度。临床上治疗NTM较常使用的药物一般也仅限于头孢西丁和亚胺培南西司他丁。

(一) 头孢西丁

头孢西丁（Cefoxitin, FOX）是头霉素类抗菌药物的一种，抗菌作用约相当于二代头孢中的头孢呋辛和头孢克洛。但其对多种 β-内酰胺酶稳定，如超广谱 β-内酰胺酶（ESBL）、窄谱酶TEM和SHV。头霉素对快生长的 *Mycobacterium abscessus* 敏感，大约一半的 *M. fortuitum* 有活性，对 *M. chelonae* 耐药。

头孢西丁在体内分布良好，表观分布容积8～12 L，在胸水、腹水、胆汁中浓度高。不能透过血脑屏障，脑膜存在炎症时，CSF浓度也不理想。该药主要经肾脏以原型排泄，大约90%。该药的不良反应主要是过敏反应、心脏、肾脏和造血功能异常等。总体来说，该药耐受情况较好。

(二) 亚胺培南西司他汀

亚胺培南西司他汀（Imipenem-Cilastatin, IMI/CIS）是由碳青酶烯类抗菌药物亚胺培南与西司他汀组成的复合制剂。其中亚胺培南是主要活性物质，但该药很容易经肾去氢肽酶-Ⅰ灭活。因此，与西司他汀合用可以减少其被水解形成代谢产物导致的肾毒性，同时西司他汀不影响亚胺培南的抗菌作用。

快生长的NTM中90%的 *M. fortuitum* group 和40%～60%的 *M. chelonae* 或 *M. abscessus*，以及 *Mycobacterium marinum* 对亚胺培南敏感。*Mycobacterium tuberculosis* 对亚胺培南耐药。可能的耐药机制是由于产A类酶所致。

亚胺培南抗菌谱很广，临床应用广泛。该药表观分布容积14～21 L，血浆蛋白结合率大约9%。该药在体内分布广泛，在肺、痰、渗出液、胆汁、皮肤等组织和体液中浓度好，在炎症性CSF中可达较高浓度，与脑组织亲和力强。但该药也很容易导致中枢神经系统不良反应如癫痫的发生。该药主要经肾脏代谢，大约相当于70%，25%～29%以代谢产物形式代谢。该药最主要的不良反应是过敏、静脉炎和中枢神经系统症状。当与丙戊酸钠合用时，可以导致后者血药浓度降低诱发癫痫发作。

五、小结

总的来说，对于MDR-TB和NTM的药物治疗，尽管可用药物种类众多，但是临床实际治疗效果往往不尽如人意，一方面是菌株本身的治疗困难以及并发症的发生，另一方面是由于分枝杆菌导致的感染治疗往往周期很久，常常以半年或一年为治疗周期。这对于患者的不良反应的耐受性、治疗的依从性、治疗花费来说都是很大的挑战。治疗决策往往需要兼顾多方面的实际情况加以选择。因此，感染控制措施和外科处理等，对于控制疾病的发生和发展具有重要的地位，应加以重视。

（周　密　刘旭晖）

参考文献

1. WHO. Global tuberculosis report 2018［EB/OL］. Geneva: WHO, 2018.

2. John E, Bennett Raphael Dolin, Martin J, et al. Principles and practice of infectious diseases ［M］. Amsterdam: Elsevier, 2014.

3. 杨宝峰, 陈建国. 药理学［M］. 9版. 北京：人民卫生出版社, 2018.

4. Lindsay Grayson M, Cosgrove S E, Suzanne Crowe, et al. Kucers' the use of antibiotics: a clinical review of antibacterial, antifungal, antiparasitic and antiviral drugs［M］. UK: CRC Press of Taylor & Francis Group, 2017.

5. Garg RK, Jain A, Malhotra HS, Agrawal A, Garg R. Drug-resistant tuberculous meningitis ［J］. *Expert review of anti-infective therapy*. 2013; 11(6): 605−621.

6. WHO. Treatment of tuberculosis: guidelines［EB/OL］. 4th ed. Geneva: WHO, 2010.

7. Belanger AE, Besra GS, Ford ME, et al. The embAB genes of Mycobacterium avium encode an arabinosyl transferase involved in cell wall arabinan biosynthesis that is the target for the antimycobacterial drug ethambutol［J］. *Proceedings of the National Academy of Sciences of the United States of America*. 1996; 93(21): 11919−11924.

8. Yee D, Valiquette C, Pelletier M, Parisien I, Rocher I, Menzies D. Incidence of serious side effects from first-line antituberculosis drugs among patients treated for active tuberculosis ［J］. *American journal of respiratory and critical care medicine*. 2003; 167(11): 1472−1477.

9. Salfinger M, Heifets LB. Determination of pyrazinamide MICs for Mycobacterium tuberculosis at different pHs by the radiometric method［J］. *Antimicrobial agents and chemotherapy*. 1988; 32(7): 1002−1004.

10. Goble M, Iseman MD, Madsen LA, Waite D, Ackerson L, Horsburgh CR. Treatment of 171 patients with pulmonary tuberculosis resistant to isoniazid and rifampin［J］. *The New England journal of medicine*. 1993; 328(8): 527−532.

11. Donald PR, Maritz JS, Diacon AH. Pyrazinamide pharmacokinetics and efficacy in adults and children［J］. *Tuberculosis*. 2012; 92(1): 1−8.

12. Budha NR, Lee RE, Meibohm B. Biopharmaceutics, pharmacokinetics and pharmacodynamics of antituberculosis drugs［J］. *Current medicinal chemistry*. 2008; 15(8): 809−825.

13. 中华医学会结核病学分会耐多药结核病短程治疗中国专家共识编写组. 耐多药结核病短程治疗中国专家共识［J］. 中华结核和呼吸杂志. 2019, 42（1）: 5−8.

14. Burman WJ, Gallicano K, Peloquin C. Comparative pharmacokinetics and pharmacodynamics of the rifamycin antibacterials［J］. *Clinical pharmacokinetics*. 2001; 40(5): 327−341.

15. Tam CM, Chan SL, Lam CW, et al. Rifapentine and isoniazid in the continuation phase of treating pulmonary tuberculosis. Initial report［J］. *American journal of respiratory and critical care medicine*. 1998; 157(6 Pt 1): 1726−1733.

16. Modongo C, Pasipanodya JG, Zetola NM, et al. Amikacin Concentrations Predictive of Ototoxicity in Multidrug-Resistant Tuberculosis Patients［J］. *Antimicrobial agents and*

chemotherapy. 2015; 59(10): 6337−6343.

17. Jenkins A, Thomson AH, Brown NM, et al. Amikacin use and therapeutic drug monitoring in adults: do dose regimens and drug exposures affect either outcome or adverse events? A systematic review［J］. *The Journal of antimicrobial chemotherapy*. 2016; 71(10): 2754−2759.

18. Dirain CO, Ng Mrav, Milne-Davies B, et al. Evaluation of Mitoquinone for Protecting Against Amikacin-Induced Ototoxicity in Guinea Pigs［EB/OL］. Otology & neurotology : official publication of the American Otological Society, American Neurotology Society［and］European Academy of Otology and Neurotology. 2018; 39(1): 111−118.

19. van Heeswijk RP, Dannemann B, Hoetelmans RM. Bedaquiline: a review of human pharmacokinetics and drug-drug interactions［J］. *The Journal of antimicrobial chemotherapy*. 2014; 69(9): 2310−2318.

20. Singh S, Nautiyal A. Aortic Dissection and Aortic Aneurysms Associated with Fluoroquinolones: A Systematic Review and Meta-Analysis［J］. *The American journal of medicine*. 2017; 130(12): 1449−1457.

21. Lee CC, Lee MT, Chen YS, et al. Risk of Aortic Dissection and Aortic Aneurysm in Patients Taking Oral Fluoroquinolone［J］. *JAMA internal medicine*. 2015; 175(11): 1839−1847.

22. Inghammar M, Svanstrom H, Melbye M, Pasternak B, Hviid A. Oral fluoroquinolone use and serious arrhythmia: bi-national cohort study［J］. *Bmj*. 2016; 352(2): i843.

23. Pasternak B, Inghammar M, Svanstrom H. Fluoroquinolone use and risk of aortic aneurysm and dissection: nationwide cohort study［J］. *Bmj*. 2018; 360(3): k678.

24. Bidell MR, Lodise TP. Fluoroquinolone-Associated Tendinopathy: Does Levofloxacin Pose the Greatest Risk?［J］. *Pharmacotherapy*. 2016; 36(6): 679−693.

25. Tillotson GS. FDA and the safe and appropriate antibiotic use of fluoroquinolones［J］. *The Lancet Infectious diseases*. 2016; 16(3): e11−e12.

26. Tulkens PM, Arvis P, Kruesmann F. Moxifloxacin safety: an analysis of 14 years of clinical data［J］. *Drugs in R&D*. 2012; 12(2): 71−100.

27. 中华医学会结核病学分会.利奈唑胺抗结核治疗专家共识［J］.中华结核和呼吸杂志.2018,41（1）: 14−19.

28. 中华医学会结核病学分会.抗结核新药贝达喹啉临床应用专家共识［J］.中华结核和呼吸杂志.2018,41（6）: 461−466.

29. Sood G, Parrish N. Outbreaks of nontuberculous mycobacteria［J］. *Current opinion in infectious diseases*. 2017; 30(4): 404−409.

30. Griffith DE, Aksamit T, Brown-Elliott BA, et al. An official ATS/IDSA statement: diagnosis, treatment, and prevention of nontuberculous mycobacterial diseases［J］. *American journal of respiratory and critical care medicine*. 2007; 175(4): 367−416.

31. Haworth CS, Banks J, Capstick T, et al. British Thoracic Society guidelines for the management of non-tuberculous mycobacterial pulmonary disease (NTM-PD)［J］. *Thorax*.

2017; 72(Suppl 2): ii1–ii64.

32. 中华医学会结核病学分会.非结核分枝杆菌病诊断与治疗专家共识［J］.中华结核和呼吸杂志.2012,35（8）: 572–580.

33. 中华医学会结核病学分会.非结核分枝杆菌病诊断与处理指南［J］.中华结核和呼吸杂志.2000,11（23）: 650–653.

34. 汪复,张婴元.实用抗感染治疗学［M］.2版.北京：人民卫生出版社,2012.

35. 中国防痨协会.耐药结核病化学治疗指南［J］.中国防痨杂志,2015,37（5）: 421–469.

36. Mingote LR, Namutamba D, Apina F, et al. The use of bedaquiline in regimens to treat drug-resistant and drug-susceptible tuberculosis: a perspective from tuberculosis affected communities［J］. *Lancet*. 2015; 385(9966): 477–479.

结核分枝杆菌耐药性及耐药机制

第一节　结核分枝杆菌耐药性

一、概述

1882年Robert Koch首次发现了导致结核病（tuberculosis，TB）的病原体结核分枝杆菌复合群（*Mycobacterium tuberculosis* complex），但是100多年过去了，现在TB仍然是中低收入国家人民的重要致死性疾病之一。最早的关于结核分枝杆菌耐药的文献是在1948年，描述了在试验中发现的对于链霉素耐药的结核。现在结核菌的耐药问题已经成为治疗和防控中最重要的一个方面。2017年全球范围内，耐多药结核病（MDR-TB）或耐利福平结核病（RR-TB）病例已经达到160 684例，而这个数字在2016是153 119例；其中139 114例（87%）需要二线抗结核药物进行治疗，这一数字在2016年是129 689例。我国一直以来都是结核病的高负担国家，根据WHO的报告显示，在2017年我国MDR-B/RR-TB的发病率约为7.1/100 000人年；MDR/RR-TB的发生率约为73/1 000人年，占全部病例的5.2%。我国儿童患者的情况也不乐观，来自山东省36个TB预防控制机构的数据显示，2006～2015年这些机构发现的TB新发病例14 223例，其中18岁以下占5.5%，但这些儿童TB患者中，18.9%为耐药结核分枝杆菌（DR-TB），6.9%为MDR-TB，这一比例较之前增长很明显。

耐多药结核病（MDR-TB）：指体外药敏试验至少同时对利福平和异烟肼耐药的结核病。这两个药物是最常用的一线抗结核药物。

广泛耐药结核病（XDR-TB）：对利福平和异烟肼耐药的同时，至少同时对一种氟喹诺酮类和一种二线注射类抗结核药（例如阿米卡星、卡那霉素、卷曲霉素等）耐药，称为广泛耐药结核病。

二、耐药特点

1. 临床分离株对既往使用过的某种或某些抗结核药物的耐药性增加，即使是间隔多年后复发的结核病患者，对原方案内的药物耐药率仍明显升高。氨基糖苷类、氟喹诺酮类等药,既往作为抗感染药使用时也会对潜伏的结核分枝杆菌产生药物暴露,并可能导致耐药的发生。因此,不能排除结核病的感染者,应尽量避免使用氨基糖苷类或氟喹诺酮类药物进行诊断性抗炎治疗。

2. 天然耐药　从未接触过任何抗结核药物的结核分枝杆菌野生菌株对从未接触过的某些药物产生耐药。牛分枝杆菌对吡嗪酰胺,非洲分枝杆菌对氨硫脲天然耐药。

3. 交叉耐药　指对某一种抗结核药物产生耐药突变,可能也对该类药物中的其他或全部药物产生耐药,对不同种类药物的交叉耐药少见。

(1)单向交叉耐药:结核杆菌对A药耐药时,对B药并不耐药,但对B药耐药时,对A药也同时耐药,如耐链霉素的结核分枝杆菌使用阿米卡星(卡那霉素)往往有效,但耐阿米卡星(卡那霉素)时对链霉素也通常耐药。

(2)双向交叉耐药:对A药耐药的同时对B药也耐药,而对B药耐药的同时也对A药耐药。确定有双向交叉耐药性的药物有异烟肼和异烟腙、阿米卡星和卡那霉素、乙硫异烟胺和丙硫异烟胺、环丝氨酸和特立齐酮、紫霉素和卷曲霉素、紫霉素和结核放线菌素、利福类药物之间(利福平、利福定、利福喷丁和利福布汀)、氟喹诺酮类药物(氧氟沙星、左氧氟沙星、环丙沙星、加替沙星和莫西沙星)等。

4. 耐药的稳定性　根据耐药的稳定性各不相同,大体可分为以下三类。

(1)强耐药稳定性类:对链霉素耐药者,在停用链霉素1～2年后,其耐药程度没有多大变化。氨硫脲耐药稳定性很好,少见有复敏现象。其他如环丝氨酸、乙(丙)硫异烟胺和氟喹诺酮类药物,一旦耐药较难复敏。

(2)耐药稳定性中等类:主要的代表性药物为利福平,耐利福平的结核分枝杆菌一般在停药后会少部分恢复对利福平的敏感性,复敏率约4.2%,分别发生于停药后的第6、15、31、52个月等。

(3)差耐药稳定性类:结核分枝杆菌对异烟肼耐药的稳定性是所有已知抗结核药物中最差的,停止使用异烟肼36周,结核分枝杆菌对异烟肼的复敏率大约为88.5%。结核分枝杆菌对异烟肼耐药性的减弱不但会经常发生在停药后,甚至在用药期间也有可能发生。使用对氨基水杨酸120 d形成耐药的患者,在停用对氨基水杨酸一段时间后,绝大多数都恢复了敏感性,复敏率约83.3%。

(周　密　卢洪洲)

第二节　结核分枝杆菌耐药机制

基于上述现状,了解常见的TB耐药机制对于临床诊断、治疗和预防工作的开展是非常必要的。上一章我们介绍了常用TB治疗药物的基本特点,本章我们将常见TB耐药机制做一简单介绍。

一、概述

结核分枝杆菌的药物治疗,从第一个药物的发现到最新的新药研发,耐药问题也一直伴随着。耐药结核病根据其产生的原因可以粗略分为原发性耐药和获得性耐药。没有接受过抗结核药物治疗而发生的结核分枝杆菌耐药称为原发性耐药（primary drug-resistance）；由于抗结核治疗史可能不准确，因此通常在开始治疗前已经出现耐药的患者称为初始耐药（initial drug-resistance）；有既往结核治疗史（超过一个月）的耐药结核患者称为获得性耐药（acquired drug-resistance）。我国学者的研究发现，对于我国的TB而言，原发性耐药是导致MDR-TB和治疗失败的重要原因，而造成MDR-TB高发的主要原因是结核分枝杆菌传播没有得到控制。

结核分枝杆菌（*Mycobacterium tuberculosis*）药敏试验通常有两个目的：第一是对TB病例进行个体化治疗和预防策略的需要，第二是监测抗TB药物的耐药情况。结核分枝杆菌的耐药类型大体可以分为遗传性耐药和表型耐药。遗传性耐药一般是由于生长中的细菌染色体发生突变，而表型耐药或者药物耐受是由于在基因表达或者蛋白质修饰过程中的表观遗传学变化，导致非持续生长的细菌对药物发生耐受。但是这两种因素在体内往往重叠发生，而使耐药机制变得更加复杂。普通的常见细菌发生的获得性耐药一般是由于细菌、噬菌体、质粒或者转位元件等发生突变或者基因水平转移造成。但是在结核分枝杆菌中，这种情况还未有相应的报道。大部分结核分枝杆菌的获得性耐药都是由于抗菌药物的选择性压力造成了染色体的基因突变而发生。结核分枝杆菌的染色体突变机制，特别是单核酸的多态性（single nucleotide polymorphisms，SNP）是较常见的。因此，有文章将这种突变的耐药机制分为两组：一组是细胞性的机制，例如低效的错配修复、微卫星体（microsatellites）翻译不恰当和DNA多聚酶容易出错等；另一组是胞外因素，包括抗菌药物使用不合理、宿主环境和吸烟或者污染暴露等。抗菌药物使用的个体化不足、药效/药代动力学参数不恰当（PK/PD）、药物的经济性和依从性等多因素造成的药物不恰当暴露，是造成新出现药物耐药的重要原因。

如上所述，可将结核分枝杆菌的耐药机制简单归类为两大类。一类称为传统途径，也大体相当于固有性耐药途径。一般指与其他细菌耐药相似的，如细菌细胞壁屏障或者药物渗透性不足，药物外排泵造成药物外排增加，细菌体内β-内酰胺酶的表达，细菌体内的自身的生理适应性等。另一大类称为获得性耐药途径，包括药物靶点的改变、前药无法有效激活、药物靶点的过表达等。此外，还有文献介绍了一些新的耐药机制，如适应性耐药的突变、氧化应激的变化等。多种体内因素的共同发挥作用，造成了结核分枝杆菌的高耐药率发生，也增加了临床治疗的困难。

二、固有性耐药

固有性耐药（Intrinsic resistance），也有一些资料里将其归纳为传统耐药机制。这和分枝杆菌自身的物种特点有关。结核分枝杆菌是一类生存能力很强的物种，到目前已经进化出了多种机制抵抗化学有毒物质对其的杀伤作用。而这些机制提供了该物种非常高的耐药背景，使得针对其的药物治疗非常困难，新药的研发也非常困难。

（一）细胞壁渗透性

结核分枝杆菌的结构模型显示其结构核心是由靠近质膜的肽聚糖（peptidoglycan，PG）层组成，挨着肽聚糖层为阿拉伯半乳聚糖（arabinogalactan，AG）层，再外层为分枝菌酸

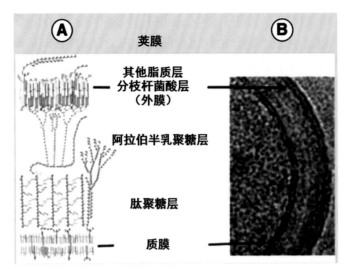

图 11-2-2-1　结核分枝杆菌的结构示意图 (A) 和牛结核分枝杆菌低温电镜细胞包膜切片 (B)

（mycolic acid）层和其他脂质层（图11-2-2-1）。PG层通过共价键连接在AG层上。AG层由高度结合的半乳聚糖组成，与阿拉伯聚糖连接在一起，在远端酯化成为分枝菌酸。异烟肼和乙胺丁醇等药物依靠抑制分枝菌酸和AG的合成来发挥抗TB活性。

　　结核分枝杆菌的细胞壁不仅帮助菌体形成结构支撑，而且提供了一个渗透屏障。该结构的存在使得如青霉素、磺胺类的药物无法透过。此外，Velayati等研究发现，敏感结核分枝杆菌（S-TB）和MDR-TB、XDR-TB的细胞壁结构显著不同（图11-2-2-2）。这些直接证据证明，结核分枝杆菌细胞壁提供了直接的物理屏障，对药物渗透性的影响非常大。

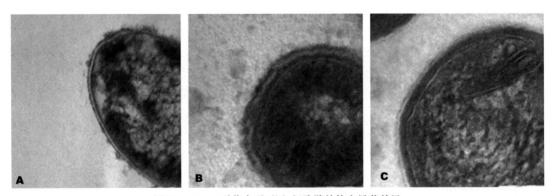

图 11-2-2-2　耐药表型不同，细胞壁结构有显著差异

A. 敏感TB的菌体细胞壁厚度约为（15.6±1.3）nm；B. MDR-TB的菌体细胞壁厚度约为（17.1±1.03）nm；C. XDR-TB的菌体细胞壁厚度约为（20.2±1.5）nm。

（二）药物外排

　　药物外排（Drug efflux）是一种常见的细菌耐药机制，很多病原菌例如铜绿假单胞菌等都存在该机制导致的耐药，这种机制是通过细胞膜上的膜转运蛋白将胞质内的物质外排至细胞外。这种转运作用通常并不是抗菌药物特异的，可能会涉及很多种物质，例如营养物质、细菌的排泄产物、毒素或者其他信号分子等。目前的研究发现，至少有20种左右的转运蛋白参与分枝杆菌的药物耐药机制,其中一些与氨基糖苷、氯霉素、氟喹诺酮、异烟肼、利奈唑胺、利福平、四环素等药物耐药有关联。有观点认为外排蛋白的表达可以在特定的环境情况下(例如抗菌药物或巨噬细胞吞噬的胞内环境下)被诱导或上调,而这一过程是非突变的过程。因此,使用"过表达"这个词时应限于针对野生菌株的突变表达水平超过正常情况。

(三)药物的降解与修饰

除了上述两种机制以外,分枝杆菌还可以编码β-内酰胺酶BlaC,该酶底物类型广泛,包括碳青酶烯类等,也被认为是一种超广谱β-内酰胺酶,但是可以被克拉维酸不可逆的抑制。基于上述发现,一些研究尝试了将含克拉维酸的复方制剂作为联合方案用于治疗MDR/XDR-TB,但是随后的研究发现美罗培南-克拉维酸或阿莫西林-克拉维酸的耐药菌株,但是这些菌株并没有任何突变发生,这也解释了敏感性的多样性。β-内酰胺酶类抗菌药物能否用于治疗MDR/XDR-TB仍有待进一步的研究证实。

此外,抗菌药物还是被甲基化或者乙酰化而导致失去活性。乙酰化是多种氨基糖苷类或者环肽类药物的耐药机制之一。分枝杆菌的细胞内存活蛋白Eis可以被乙酰化而导致失活,Eis的过表达可以导致卡那霉素的低水平耐药,但是阿米卡星不会,而Eis的过表达对于卷曲霉素的耐药影响尚不完全清楚。Eis的过表达可能是高水平氨基糖苷/环肽类药物耐药的基础机制。

Warrier等人发现了一种新的耐药机制。一种命名为吡啶-苯并咪唑14的化合物,该化合物对于TB具有潜在的杀菌活性。但该化合物被基因 *Rv0560c* 编码的甲基转移酶N-甲基化后就失去了抑制其靶点的癸异戊烯磷酰基-β-D-核糖2′-差向异构酶(the decaprenylphosphoryl-β-D-ribose 2-oxidase, DprE1)的能力,而后者是阿拉伯半乳聚糖的关键靶酶之一。

多种抗TB药物是通过抑制抑菌的核糖体蛋白发挥抗菌作用。结核分枝杆菌基因组编码甲基化转移酶Erm来防止药物结合到核糖体,从而抑制翻译导致耐药发生。Erm的同系物Erm(37)可以单甲基化23S *rRNA* 的2057～2059残基、替代残基2058。而2057～2059位点的单甲基化,可以导致多种大环内酯类药物的耐药发生。

三、获得性耐药

如前文中所述,结核分枝杆菌的获得性主要是由于染色体突变导致。而染色体的突变可以牵涉非常多样且复杂的机制,大体可以粗略分为三种不同的情况:药物靶点的改变、前体药物在体内无法有效活化、药物靶点的过表达等。不同的药物耐药常涉及不同的突变位点和编码基因。而这些复发的耐药机制之间又可以互相重叠形成网络,使TB的药物治疗失败原因变得异常复杂。限于本文的篇幅,将主要的药物及其耐药原因列表(下页表11-2-3-1)做简单说明。此外,有一些网站提供了与结核分枝杆菌突变位点相关的数据库,可供查询(例如https://tbdreamdb.ki.se/Info/Default.aspx)。

(一)药物靶点改变

药物靶点改变是结核分枝杆菌最常见的获得性耐药机制之一。药物靶点一般来说是高度特异的,因此靶点的改变导致药物与靶点的结合变少甚至完全无法结合。编码基因的非

表 11-2-3-1　导致结核分枝杆菌耐药的染色体突变常见位点

抗 菌 药 物	靶 点 基 因	耐 药 机 制
利福平	*rpoB*	药物靶点改变
异烟肼	*katG*	前药无法活化
	inhA	药物靶点改变
	inhA 启动子	药物靶点过表达
乙胺丁醇	*embB*	药物靶点改变
吡嗪酰胺	*pncA*	前药无法活化
乙硫酰胺	*inhA*	药物靶点改变
	inhA 启动子	药物靶点过表达
	ethA	前药无法活化
氟喹诺酮	*gyrA/B*	药物靶点改变
链霉素	*rrs*	药物靶点改变
	rpsL	药物靶点改变
阿米卡星	*rrs*	药物靶点改变
卡那霉素 A	*rrs*	药物靶点改变
	Eis 启动子	药物灭活酶过表达
卷曲霉素	*rrs*	药物靶点改变
	tlyA	废除药物靶点甲基化
对氨基水杨酸	*thyA*	绕开药物靶点
	folC	前药无法活化
环丝氨酸	*ald*	药物靶点底物过多
	alr	药物靶点改变
	alr 启动子	药物靶点过表达
贝达喹啉	*atpE*	药物靶点改变
	启动子 /mmpR	外排蛋白 MmpL5 过表达
利奈唑胺	*rplC*	药物靶点改变
	rrl	药物靶点改变
Delamanid/pretomanid	*ddn*	前药无法活化
	fgd1	前药无法活化

（续表）

抗 菌 药 物	靶 点 基 因	耐 药 机 制
Delamanid/pretomanid	*fbiA/B/C*	前药无法活化
氯法齐明	启动子/mmpR	外排蛋白MmpL5过表达

同义突变就可以导致诸如核糖体RNA的操纵子的核苷酸被替换掉而发生耐药。这种机制是很多种抗TB药物的常见耐药机制，如上页表11-2-3-1中所列。

（二）前药无法有效活化

许多临床上常用药物都是前药。前药（prodrug），也叫前体药物，指药物本身不具有活性，在体内经代谢过程变为具有活性的药物从而发生药效学作用的一类药物。这类药物设计初衷是基于提高活性药物的稳定性、生物利用度、改变剂型等原因。多种抗TB药物也是前药，例如异烟肼、吡嗪酰胺、乙硫酰胺、对氨基水杨酸等。这些基因的代谢靶酶的编码基因的突变或者启动子基因的突变，可以导致低水平的转录发生从而导致药物活化不足，从而造成药物的MIC升高。

（三）药物靶点过表达

药物靶点的过表达，可以造成药物的剂量不足，从而发生耐药。过表达的原因常常是由于转录抑制因子或者启动子的突变而发生，常见于异烟肼、乙胺丁醇和环丝氨酸。药物靶点的过表达可以导致药物的低水平耐药的发生，通常增加药物剂量可以提高效果，但是提高效果需要与药物使用剂量增加而带来的不良反应风险相平衡。例如环丝氨酸就可以由于该原因增加剂量而导致期望以外的不良反应的发生。

四、其他机制

一些分枝杆菌菌体内的应答系统的反馈性调节作用可以帮助菌体自身发挥耐药作用，从而促进其生存。这些可能涉及的系统，包括活性氧（SOS）应答系统、DNA错配修复蛋白、毒素和抗毒素系统等。

（一）活性氧应答系统

抗TB药物可以诱导上调SOS应答系统和一些DNA损伤修复基因。Boshoff等的研究发现，当暴露于UV照射条件下，RR-TB的突变株比例会增加。后续其他研究证实了该发现，并且在暴露于环丙沙星亚治疗浓度的分枝杆菌耐药株H37Rv中也发现有DNA修复基因（*lexA*）、诱变基因（*dnaE2*）和重组基因（*recA*）的表达上调。类似上述情况，多种与DNA损伤修复相关的基因参与SOS途径帮助菌体提高对于环境等应激反应的耐受能力，而这一过程涉及菌体耐药表型相关的编码染色体突变的基因从而造成菌体耐药的发生。

（二）错配修复系统

错配修复系统是很多物种抵抗环境伤害和应激的机制之一。结核分枝杆菌和其他细菌相似，也具有这样的自我修复机制。已知的结核分枝杆菌的损伤修复系统都是染色体基因编码的，这也表明药物耐药相关的突变可以很容易地被物种本身修复。缺乏修复系统可以导致胞内染色质的交换发生。而错配修复系统的突变发生和功能的损伤可以直接影响结核分枝杆菌物种的基因组稳定性、菌株多样性和染色体编码的药物耐药基因突变的发生。

(三) 毒素和抗毒素

和其他物种类似,结核分枝杆菌存在毒素和抗毒素系统,该系统的存在可以提供压力应激维持物种基因组的稳定性。分析结核分枝杆菌的转录谱可以发现,对于万古霉素抑菌浓度和亚抑菌浓度,一些与毒素和抗毒素系统有关的基因存在与抗菌药物压力保护机制的关联性。

五、系统生物学

结核病从结核分枝杆菌的发现和第一个药物使用至今,新药研发和耐药机制的发现就一直是伴随而生的。最近几十年人们随着认识的不断深入,已经将对其感染、耐药等生物学机制的研究拓展到DNA、RNA、蛋白、代谢物等不同的深度和层次,从而衍生出一系列不同的方法学:基因组学(genomics)、转录组学(transcriptomics)、蛋白质组学(proteomics)、代谢组学(metabolomics)等(图11-2-5-1)。这些"omics"相互关联从而形成新的"交互组学(Interactomics)"。这既是由于MDR-TB、XDR-TB,甚至全耐药TB(TDR-TB)给临床和人类带来的严重疾病负担之后人类采取的不得已的应对办法,也是随着科技进步,有很多新的方法学可以用于结核病研究的不断深入和拓展。不同层面的研究之间互相整合共融有助于发现新的治疗靶点和深入认识。

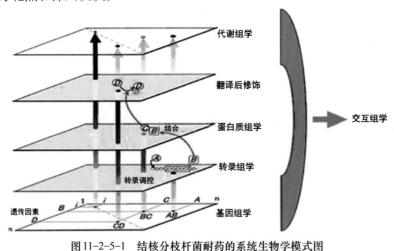

图11-2-5-1 结核分枝杆菌耐药的系统生物学模式图

六、小结

结核分枝杆菌是一种古老的物种,尽管这么多年过去人类对于它的认识在不断地进步,但是还存在显著的不足。对于结核病的治疗尽管已经有了很多的治疗药物,但是即便类似贝达喹啉、利奈唑胺等新型的抗TB药物也已经有一定的耐药发生。2014年5月,世界卫生大会批准实现"到2035年结束全球结核病流行"的宏伟目标,而这一目标的实现需要更好的抗菌药物管理策略,需要政府负责管理和问责,需要全社会和民间组织的共同参与,需要尊重人权、道德与公平，需要适应本地化、本土化条件。基于这些目标，目前已经有很多检测方法可以用于识别和临床判定分离菌株的耐药情况。临床一线工作人员也有必要对常用药物和其耐药机制加以简单的了解。本章限于篇幅仅做了一些基本的介绍，难免有不足之处，请读者指正。

（周　密）

参考文献

1. Pai M , Behr MA , Dowdy D , et al. Tuberculosis［J］. *Nature Reviews Disease Primers*. 2016; 2(3): 16076.

2. Daniels M, Hill AB. Chemotherapy of pulmonary tuberculosis in young adults; an analysis of the combined results of three Medical Research Council trials［J］. *British medical journal*. 1952; 1(4769): 1162-1168.

3. WHO. Global tuberculosis report［EB/OL］. Geneva: WHO. 2018.

4. Tao NN, He XC, Zhang XX, Liu Y, Yu CB, Li HC. Drug-Resistant Tuberculosis among Children, China, 2006-2015［J］. *Emerging infectious diseases*. 2017; 23(11): 1800-1805.

5. National Center for HIV/AIDS, Viral Hepatitis, STD, and TB Prevention. TB Elimination Multidrug-Resistant Tuberculosis (MDR TB) 2016［EB/OL］. Available from: https://www.cdc.gov/tb/publications/factsheets/drtb/mdrtb.htm.

6. Nguyen L. Antibiotic resistance mechanisms in *M. tuberculosis*: an update［J］. *Archives of toxicology*. 2016; 90(7): 1585-1604.

7. 梅建,薛桢,沈鑫,等.原发性耐药是耐药结核病产生的重要原因［J］.中华结核和呼吸杂志,2006；29（2）：75-78.

8. Van Rie A, Warren R, Richardson M, et al. Classification of drug-resistant tuberculosis in an epidemic area［J］. *Lancet*. 2000; 356(9223): 22-25.

9. 高谦,梅建.传播才是造成我国结核病高耐药率的主要原因［J］.中国防痨杂志,2015；37（11）：1091-1096.

10. Schon T, Miotto P, Koser CU, Viveiros M, Bottger E, Cambau E. Mycobacterium tuberculosis drug-resistance testing: challenges, recent developments and perspectives［J］. *Clinical microbiology and infection : the official publication of the European Society of Clinical Microbiology and Infectious Diseases*. 2017; 23(3): 154-160.

11. Zhang Y, Yew WW. Mechanisms of drug resistance in Mycobacterium tuberculosis: update 2015［J］. *The international journal of tuberculosis and lung disease : the official journal of the International Union against Tuberculosis and Lung Disease*. 2015; 19(11): 1276-1289.

12. Hameed HMA, Islam MM, Chhotaray C, et al. Molecular Targets Related Drug Resistance Mechanisms in MDR-, XDR-, and TDR-Mycobacterium tuberculosis Strains［J］. *Frontiers in cellular and infection microbiology*. 2018; 8(4): 114.

13. Xu Y, Zhang Z, Sun Z. Drug resistance to Mycobacterium tuberculosis: from the traditional Chinese view to modern systems biology［J］. *Critical reviews in microbiology*. 2015; 41(3):

399–410.

14. Gygli SM, Borrell S, Trauner A, Gagneux S. Antimicrobial resistance in Mycobacterium tuberculosis: mechanistic and evolutionary perspectives[J]. *FEMS microbiology reviews*. 2017; 41(3): 354–373.

15. Le Chevalier F, Cascioferro A, Majlessi L, Herrmann JL, Brosch R. Mycobacterium tuberculosis evolutionary pathogenesis and its putative impact on drug development[J]. *Future microbiology*. 2014; 9(8): 969–985.

16. Kaur D, Guerin ME, Skovierova H, Brennan PJ, Jackson M. Chapter 2: Biogenesis of the cell wall and other glycoconjugates of Mycobacterium tuberculosis[J]. *Advances in applied microbiology*. 2009; 69(2): 23–78.

17. Zuber B, Chami M, Houssin C, et al. Direct visualization of the outer membrane of mycobacteria and corynebacteria in their native state[J]. *Journal of bacteriology*. 2008; 190(16): 5672–5680.

18. Velayati AA, Farnia P, Ibrahim TA, et al. Differences in cell wall thickness between resistant and nonresistant strains of Mycobacterium tuberculosis: using transmission electron microscopy[J]. *Chemotherapy*. 2009; 55(5): 303–307.

19. Wang F, Cassidy C, Sacchettini JC. Crystal structure and activity studies of the Mycobacterium tuberculosis beta-lactamase reveal its critical role in resistance to beta-lactam antibiotics[J]. *Antimicrobial agents and chemotherapy*. 2006; 50(8): 2762–2771.

20. Hugonnet JE, Blanchard JS. Irreversible inhibition of the Mycobacterium tuberculosis beta-lactamase by clavulanate[J]. *Biochemistry*. 2007; 46(43): 11998–12004.

21. Cohen KA, El-Hay T, Wyres KL, et al. Paradoxical Hypersusceptibility of Drug-resistant Mycobacteriumtuberculosis to beta-lactam Antibiotics[J]. *EBioMedicine*. 2016; 9(7): 170–179.

22. Warrier T, Kapilashrami K, Argyrou A, et al. N-methylation of a bactericidal compound as a resistance mechanism in Mycobacterium tuberculosis[J]. *Proceedings of the National Academy of Sciences of the United States of America*. 2016; 113(31): E4523–4530.

23. Warrier T, Martinez-Hoyos M, Marin-Amieva M, et al. Identification of Novel Anti-mycobacterial Compounds by Screening a Pharmaceutical Small-Molecule Library against Nonreplicating Mycobacterium tuberculosis[J]. *ACS infectious diseases*. 2015; 1(12): 580–585.

24. Buriankova K, Doucet-Populaire F, Dorson O, et al. Molecular basis of intrinsic macrolide resistance in the Mycobacterium tuberculosis complex[J]. *Antimicrobial agents and chemotherapy*. 2004; 48(1): 143–150.

25. Madsen CT, Jakobsen L, Buriankova K, et al. Methyltransferase Erm(37) slips on rRNA to confer atypical resistance in Mycobacterium tuberculosis[J]. *The Journal of biological chemistry*. 2005; 280(47): 38942–38947.

26. Sandgren A, Strong M, Muthukrishnan P, et al. Tuberculosis drug resistance mutation

database[J]. *PLoS medicine*. 2009; 6(2): e2.

27. Rautio J, Meanwell N, Di Li, et al. The expanding role of prodrugs in contemporary drug design and development[J]. *Nature Reviews Drug Discovery*. 2018; 17(8): 559−587.

28. Desjardins CA, Cohen KA, Munsamy V, et al. Genomic and functional analyses of Mycobacterium tuberculosis strains implicate ald in D-cycloserine resistance[J]. *Nature genetics*. 2016; 48(5): 544−551.

29. Boshoff HI, Reed MB, Barry CE, et al. Polymerase contributes to in vivo survival and the emergence of drug resistance in Mycobacterium tuberculosis[J]. *Cell*. 2003; 113(2): 183−193.

30. O'Sullivan DM, Hinds J, Butcher PD, et al. Mycobacterium tuberculosis DNA repair in response to subinhibitory concentrations of ciprofloxacin[J]. *The Journal of antimicrobial chemotherapy*. 2008; 62(6): 1199−1202.

31. Gorna AE, Bowater RP, Dziadek J. DNA repair systems and the pathogenesis of Mycobacterium tuberculosis: varying activities at different stages of infection[J]. *Clinical science*. 2010; 119(5): 187−202.

32. Provvedi Roberta, Boldrin Francesca, Falciani Francesco, et al. Global transcriptional response to vancomycin in Mycobacterium tuberculosis[J]. *Microbiology*. 2009; 155(Pt 4): 1093−1102.

33. Beste D. J. , McFadden J. System-level strategies for studying the metabolism of Mycobacterium tuberculosis[J]. *Molecular bioSystems*. 2010; 6(12): 2363−2372.

第十二章

分枝杆菌药物敏感性表型检测

结核分枝杆菌的表型药敏试验是一项传统的细菌学技术,依据结果为耐药患者制订个体化的治疗方案是此项技术最主要的用途。结核病耐药疫情不断加剧导致临床对药物敏感性试验的需要不断增加。除此之外,药敏试验也常用于监测一个国家或地区的耐药结核病的流行情况,从而为制定相应的控制策略、指导当地抗结核药物的采购等,提供依据。不仅如此,目前关于耐药结核病分子机制的研究,也需要用到此项技术筛选用于研究的菌株。

近年来,临床发现越来越多的非结核分枝杆菌(NTM)感染,由于大多数NTM菌种对常用的抗结核药物天然耐受,因此NTM治疗在抗生素选择方面面临着巨大的困难,临床迫切需要可靠的非结核分枝杆菌药物敏感性试验筛选可用药物,尤其是在NTM感染高发的地区,对NTM药敏试验有迫切的需求。虽然目前以检测耐药基因突变为基础的结核病耐药分子检测技术的使用越来越普及,但是传统的表型药敏试验仍以其具有可针对多种药物开展药敏试验、价格便宜以及不需要昂贵的设备等优点,在全球普遍使用。而对于非结核分枝杆菌,目前尚没有在表型耐药与耐药基因突变间建立很强的关联,因此表型药敏试验基本上是唯一可用的技术。

第一节　结核分枝杆菌的表型药敏试验

20世纪40～50年代,结核病现代化治疗取得了惊人的效果,但随之而来的是患者的临床疗效出现下降的现象,即结核分枝杆菌发生了耐药。依据细菌对药物的敏感程度,定义了敏感菌株,即"从未接触过抗结核药物的野生株,它们以相同的方式对抗结核药物反应",而耐药菌株则是"某一浓度的药物曾经能够抑制甚至杀灭结核菌的母代细菌,目前细菌获得了在这一浓度存活并且生长的能力,且这种能力能够传代给子代细菌"。同种细菌对同一药物出现了反应性的分化,导致治疗出现不同的结局,而耐药结核分枝杆菌的出现引发了药物敏感性试验的临床需求。20世纪60年代,多次国际学术会议确定了药物敏感性测定的必要性。1961年,WHO在制订药物敏感性测定指南时就指出,药物敏感性测验的目的是:① 指导开始治疗药物的选择;② 治疗不能得到满意效果时,证实耐药性的出现,并指导进一步治疗药物的选择;③ 观察和测定本地区耐药结核分枝杆菌的流行情况。

　　药物敏感性测定的准确性和可信性是药物敏感性测定的关键问题,也一直是结核病学研究的热点和难点。其主要问题是临床耐药现象和方法学的复杂性。至今,表型药物敏感性试验仍是结核病细菌学诊断中最令人缺乏信心的技术,一是因为药敏试验是一种体外测试,其只能间接地、部分地反映体内药物与细菌间的相互作用关系,而很多种因素会影响药敏试验的结果;二则是体内多种因素也影响药物治疗的临床表现。举个例子,对于药敏试验来说,临界药物浓度的确定十分关键。依照 Mitchson(1968)的耐药性定义,一个理想的临床耐药的临界药物浓度界限应同时满足三个条件:① 微生物学耐药,即"其敏感性明显降低,以致可确定该株不同于未接触过药物的敏感株",所确定的作为耐药性界限浓度应该完全涵盖绝大多数敏感野生株的MIC;② 这个浓度应该是血和组织浓度可以达到的;③ 临床耐药,即当在所界定的临床浓度"存在实验室证明的细菌学含义时,可能会出现临床反应性降低"。然而,在现实的世界,临界浓度的确定并非一蹴而就,往往需要结合大量菌株的MIC数据、临床药物代谢数据和临床疗效数据而定,并且还可能随着数据的不断增加进行调整。

　　表型药敏试验的原理是通过将细菌直接与一定浓度的药物接触,观察细菌是否能够生长,由此判定药物的敏感性。药敏试验依照所使用的培养基的不同,也可以分为固体培养基药敏试验(简称固体药敏试验)和液体培养基药敏试验(简称液体药敏试验)两种。依照标本类型,可以分为直接法和间接法。直接法是指将临床标本进行前处理后,根据涂片镜检的菌量进行稀释,再直接接种到对照培养基和含药培养基上的药敏试验方法,它适用于经显微镜验证含菌量较多的标本。而间接法则是首先对临床标本进行分离培养,待得到肉眼可见的细菌纯培养物后再进行药敏试验。直接法的优点是分离培养和药敏试验同时进行,可以比间接法提前3~4周报告结果,缺点是接种量不易量化、难以控制污染。与之相反,间接法报告结果较慢,但基于纯培养物的操作相对容易控制菌量、结果比较准确、污染率较低,因此在实际操作中以间接法更为常用。

一、固体药敏试验

　　虽然世界卫生组织在全球范围内推荐使用液体药敏试验和分子药敏试验,但使用固体培养基的传统表型药敏试验仍然更为普遍。以鸡卵为基础的罗氏培养基和以琼脂为基础的7H10培养基都是全球范围内广泛应用的固体培养基,而罗氏培养基基本上是我国固体药敏试验应用的唯一类型的培养基,琼脂培养基仅限于科学研究应用。固体药敏试验方法费用低廉且可检测多种药物敏感性,但其缺陷也非常明显,除了操作复杂外,还耗时长,通常需要4~6周时间才能获得药敏结果。

　　由于罗氏培养基制备简单,价格便宜,并且能够用于分枝杆菌初次分离培养、传代培养、菌落观察、保存菌种、药物敏感性测定及初步菌种鉴定等,因此是目前使用最为广泛的一种培养基。依据细菌在含有特定浓度药物的培养基上结核菌的生长状态,与不含药的培养基上细菌的生长状态进行对比,从而判定细菌的敏感状态。理论上讲,通过设定适当的药物浓度,所有抗结核药物均可以应用固体培养基进行药敏试验,然而吡嗪酰胺除外。吡嗪酰胺仅在pH为5.5左右的酸性条件下才能转化为具有杀菌作用的吡嗪酸,而结核分枝杆菌在酸性条件下难于生长,因此建立可靠的表型吡嗪酰胺敏感试验一直是个难题。虽然曾经有过应用酸性罗氏培养基法进行吡嗪酰胺敏感试验的尝试,但由于罗氏培养基中所含蛋白质对药物有吸附作用,且在酸性条件下结核分枝杆菌生长缓慢甚至不生长,所以此方法结果不够稳定、可靠性差,因此被弃用。以固体培养基为基础的药敏试验常用的有绝对浓度法和比例法,这两种方法在国际上均被广泛采用,对两者的选择往往和习惯有关,孰优孰劣并无定论。

（1）绝对浓度法（absolutely concentration method）：绝对浓度法由 Meissner（1963）提出,采用一或数个临界药物浓度作为敏感或耐药的临界浓度。试验要求接种的细菌处于生长旺盛的状态,一般需要将培养 2～3 周的次代培养物研磨均匀,制备成菌悬液后每管接种 10^3 CFU,35～37℃培养 2 周,在无药对照管满斜面生长的情况下,在含药斜面上生长超过 20 个菌落时,即可认定被检菌的临床耐药性。在绝对浓度法中临界耐药菌比例是以 10^3 CFU 菌群中出现 20 个耐药菌落的比例来确定的,大体也是一个 1% 比例法的简化。

（2）比例法（proportion method）：比例法由 Canetti（1963）提出,采用临界药物浓度和临界耐药菌比例两个方面来限定有临床意义的耐药性。比例法需要接种两个菌量相差 100 倍的菌悬液来确定耐药菌在整个菌群中的实际比例。比例法的临界耐药菌比例几经变化,目前大体确定在 1% 水平上,即如果在所限定的临界药物浓度培养基上能够生长菌落数超过了整个菌群的 1% 比例时,可能意味着在未来数月内由于药物选择效应,此 1% 比例的耐药菌将成为宿主体内优势菌群。比例法同间接法药敏试验,要求次代培养物标化的接种量,要同时接种相差 100 倍的接种菌量于含药和无药斜面上,培养后读取含药和无药斜面上菌落数,计算被检菌群的耐药菌比例。

目前绝对浓度法和比例法在我国处于并行应用的状态,但我国进行的耐药菌流行病学监测中出于资料的国际可比性,往往采用比例法。一些临床株的比较研究显示,绝对浓度法和比例法的结果存在较小比例的差异,但对存在差异菌株的 MIC 浓度检测显示,这些菌株的 MIC 值一般接近液体药敏试验的阈值。一般来讲,比例法对耐药的诊断较绝对浓度法更为宽泛,针对同一批病例可能比例法诊断耐药的人数更多,至于差异结果哪一个更可靠,需要对相应病例进行疗效评价和预后追踪,才有可能获得令人信服的结论。

二、液体培养基药敏试验

液体药敏试验最常用的液体培养基 Middlebrook 7H9,常与自动培养系统结合应用。液体培养目前已经与现代先进的仪器设备、技术进行结合,较固体培养灵敏度高而所需时间短,但需要设备昂贵和耗材成本较高,以及操作相对复杂、较易发生污染等不利因素限制了其在不发达国家和地区的使用。大量的研究已经证实,液体培养的阳性率高于固体培养的阳性率在 10% 以上,而且阳性结果多在 1～3 周内报告,报告阴性结果则在培养满 6 周后,总体较固体培养缩短了 2～3 周的报结果时间。而后续的液体药敏试验一般需要 10～14 d,较具体药敏试验的 4 周又有明显缩短。液体培养联用液体药敏试验,累计所需时间 3～4 周,较固体培养基方法的 2～3 个月存在明显的优势,对于及时指导调整患者用药方案有重要意义。

1. 我国最为常用的液体培养系统　有以下 2 种。

（1）BACTEC MGIT 960 全自动快速分枝杆菌培养鉴定药敏系统：以 Middle brook 7H9

为基础,添加配方优良的 BBL PANTA TM 抗菌剂和 OADC 营养剂,实现了分枝杆菌的快速培养。由于采用一种荧光物质作为分枝杆菌生长指示剂,因此也称为分枝杆菌生长指示管法(mycobacteria growth indicator tube, MGIT),是目前使用最为广泛的分枝杆菌培养、鉴定、药敏系统。对多个报道的系统性分析显示,结核分枝杆菌平均报告阳性结果时间为 14.4 d,最快 10 d。

(2)BACT/AlERT 3D 全自动快速结核分枝杆菌培养检测系统:其原理是当检测标本经前处理接种于专用的 7H9 培养管后,如有分枝杆菌生长时,分枝杆菌生长过程中代谢产生 CO_2,导致 pH 改变,传感器颜色从绿色变为黄色,仪器每 10 min 自动连续地检测、报告结果。BacT/AlERT 3D 在试验操作、诊断效能、使用范围方面与 MGIT960 接近。

液体培养基药物敏感性试验同液体培养一样,一般需要特定的设备,用于分枝杆菌液体培养的设备同样也可用于液体药敏试验。液体药敏试验有与固体药敏试验相似的菌悬液制备过程,所不同的是制备好的菌液接种到含不同药敏的液体培养管中,之后由专用设备检测培养管中细菌的生长状态,以含药培养管中菌量超过对照不含药培养管中菌量的 1% 时定义为耐药。目前商业化的液体药敏试验技术包括的药物种类很多,包括目前唯一被 WHO 认可的吡嗪酰胺药敏试验方法也是液体培养基方法。WHO 在全球范围内推荐使用液体培养,在发达国家和地区液体培养已非常普及,并且有些地区已经完全取代了固体培养基法。液体培养虽然较固体培养报告结果的时间缩短,然而仍不能满足临床中需要在患者就诊期间及时获得实验室结果的要求,并且技术操作复杂、价格较昂贵、易于发生污染等特点,导致此项技术还不能在经济欠发达地区广泛使用。

2. 板式药敏试验 这是以自动化设备为基础的液体药敏试验的一个变通方法,由于不需要特殊设备、试剂耗材价格便宜,但又具有液体药敏试验需要时间短的优势,因此具有很强的实用性。板式药敏试验技术目前已经有商业化的产品,在培养板上不同孔里包被不同的带检测药物,用户使用时仅需添加一定体积的液体培养基,之后将已制备好的菌悬液接种至孔中,然后将培养板放至培养箱中孵育培养,1 ～ 2 周内通过肉眼观察不同孔中细菌生长的浊度变化即可判断细菌是否耐药。已有的报道显示,板式药敏试验技术与固体药敏试验和液体药敏试验有很好的一致性,表明这项技术在耐药诊断方面具有应用价值。

三、其他类型的表型药敏试验方法

1. 快速诊断噬菌体法(FAST Plaque) 噬菌体是一种细菌病毒,分枝杆菌噬菌体能在活的分枝杆菌细胞内生长,通过噬菌体裂解试验可快速地鉴定活的分枝杆菌的存在。FAST Plaque 试剂盒即以噬菌体技术为基础。分枝杆菌噬菌体可感染相应的活的分枝杆菌,若临床标本中含有相应的分枝杆菌,噬菌体可侵入菌体内进行大量繁殖,最终裂解菌体,释放出噬菌体感染指示细胞,并使指示细胞裂解,在琼脂板上出现噬菌斑。若临床标本中无相应的分枝杆菌,噬菌体将被加入的噬菌体杀灭剂杀死,指示细胞未受感染和裂解,在琼脂板上均匀生长。因此,根据噬菌斑的有无,可判断临床标本中是否存在相应活的分枝杆菌。其优点如下。① 快速:样本准备后 24 h 内出结果;② 敏感性高:敏感性可达 100 ～ 300 条菌/ml;③ 只检测活的结核分枝杆菌,减少了假阳性的可能性;④ 可检测耐药结核分枝杆菌;⑤ 安全：无须培养病原菌；⑥ 不需特殊的仪器设备。活的结核分枝杆菌可保护菌体内的噬菌体免受噬菌体杀灭剂作用。先将结核分枝杆菌与噬菌体共同孵育，使噬菌体侵入结核分枝杆菌内，再用抗结核药物处理结核分枝杆菌。若结核分枝杆菌耐药，则细菌能存活；随后加入噬菌体杀灭剂，位于菌体内部的噬菌体不被杀死；培养后，若有耐药结核分枝杆菌存在时会出现噬菌斑。

FAST Plaque 可以检测不少于100条菌/ml的菌量，其敏感性可与聚合酶链氏反应（PCR）媲美，而且与培养法符合率高，快杀菌药物如利福平、链霉素、喹诺酮类2 d内可得到药敏结果，与培养符合率超过95%；慢杀菌药物异烟肼、乙胺丁醇需要增加一个预孵育过程使药物的杀菌效果能充分体现，所需时间为3 ～ 4 d，与培养符合率达90%左右。由于噬菌体的裂解作用，试验过程中能将结核分枝杆菌杀死，对试验操作人员有保护作用，而且不需特殊仪器，成本低廉，易于向低收入国家的实验室推广。虽然此项噬菌体技术在上市之初获得了高度的关注，但随着应用数据的增多，对此项技术评价可能更为客观和准确。于霞等采用Meta分析的方法评价噬菌体生物扩增法检测临床标本中结核分枝杆菌的准确性：综合分析所有数据，合并特异性为96%（96% ～ 97%）；合并敏感度为69%（67% ～ 72%）；合并诊断比数比为52.30（25.18 ～ 108.65）；SROC曲线下面积为0.93。对纳入的研究分析证实，噬菌体检测法检测临床标本中的结核分枝杆菌的敏感性偏低，但特异性相对比较好。然而在实际的检测过程中，噬菌体生物扩增法操作过于烦琐，尤其是在近几年新兴的分子生物学的技术使用越来越广泛的情况下，本方法逐渐被市场淘汰。

2. 显微镜直接观察下的药敏测定法（microscopic-observation drug-susceptibility assay, MODS） 20世纪90年代末，在秘鲁进行的一次通过显色反应发现结核分枝杆菌的试验中，发现在显色发生之前就能够通过显微镜观察到结核分枝杆菌索状形态的菌落，由此开发出了MODS技术。MODS的工作原理有三点：① 结核分枝杆菌在液体培养基中的生长速度快于在固体培养基中的生长速度；② 细菌在液体培养基中生长时形成的特征性索状形态可以在细菌生长的早期阶段通过显微镜观察到；③ 在加入药物的情况下，可以在观察细菌生长的同时了解细菌的药敏情况。MODS技术就是对培养板7H9培养基中生长的结核分枝杆菌在生长的过程中形成的特征性索状形态通过倒置显微镜进行观察，通过设定加药的样孔和不加药的对照孔，可以同时分析细菌对异烟肼和利福平的药物敏感性。MODS技术能够在短时间内从痰标本中培养出结核分枝杆菌并且同时进行药敏分析的优点，使其具有非常高的应用价值。

对应用MODS进行利福平和异烟肼的直接药敏试验的总结分析显示，针对利福平耐药MODS的敏感性和特异性均为96%，针对异烟肼耐药MODS的敏感性和特异性分别为92%和96%。MODS获得培养结果的中位时间是7 d，明显短于MBBact（BacTAlert）的13 d和罗氏培养的26 d；而当培养阳性的菌株再进行药敏分析时，MBBact（BacTAlert）还需要9 d，罗氏培养还需要42 d，但MODS不需要更多时间，培养的同时就进行了药敏分析。MODS培养的所有阳性结果都在21 d内出现，其中98%的标本在2周内出现阳性结果。应用MODS测定多耐药所需的材料和运作费远远低于快速培养和罗氏培养技术所需花费。MODS方法简单，操作程序易于掌握，即使是未进行过此试验的技术人员来说，只需简单培训就能操作。然而由于MODS涉及活菌的液体培养，对生物安全有较高的要求，并且操作过程中的污染问题也不容忽视。

3. **比色法药敏试验**　常用的比色法药敏试验根据显色所使用的试剂不同分为：硝酸盐还原试验法（nitrate reductase assay，NRA）、MTT指示管法[3-（4,5-dimethylthiazol-2-yl）-2,5-diphenyl tetrazolium bromide tube method，MTT]、微孔板Alamar Blue法（Microplate Alamar Blue assay，MABA）。比色法药敏试验无须昂贵的设备、经济、快速、操作简便，并且由于可以设定药物梯度，因此常用于测定细菌对药物的最低抑菌浓度（minimal inhibition concentration，MIC）。对已经报道研究的综合分析显示，比色法药敏试验对异烟肼和利福平的耐药诊断有较高的敏感性和特异性，如NRA法诊断利福平耐药的敏感性和特异性分别为99%和100%，诊断异烟肼耐药的敏感性和特异性分别为94%和100%，表明显色法作为一种直接药敏试验方法（可用于临床标本的直接检测）有较高的实用价值。

然而，由于缺乏公认的标准化操作程序（standard operating procedure，SOP），尤其是缺少接种菌量和结果判读的统一标准，因此影响了不同实验室数据的可比性，所有目前比色法药敏试验主要用于科学研究。Raut等研究通过对1个麦氏浓度的菌液采用3种不同比例稀释接种到MTT指示管中进行药敏试验，发现在接种量为10^7 CFU/ml时肉眼可见颜色变化最为明显，因此建议将该浓度作为标化的接种量应用到以后的研究中。另外，比色法药敏试验一般通过肉眼或通过分光光度计测定相对光密度单位（relative optical density unit，RODU）来读取结果，已知RODU要比肉眼判断准确，因此有人建议比色法药敏试验结果采用RODU读取以减少肉眼判读的误差，然而如此一来增加了操作的复杂程度和对仪器设备的依赖。NRA法的缺点就是不能检测硝酸盐还原酶阴性的菌株，无法在牛分枝杆菌上应用。MABA测定MIC存在重复性差的问题，Leonard等同一份痰标本（$n=330$）进行MABA法测定菌株MIC，结果MIC相差一个2倍数量级的比例如下，异烟肼：1.21%；利福平：1.51%；环丙沙星：3.03%；卷曲霉素：2.42%；链霉素：5.45%；乙胺丁醇：8.48%。MIC漂移与被测定的药物相关，INH与RFP相对较稳定，而SM和EMB相对较不稳定。研究者推荐应对菌株MIC在耐药临界值附近的结果慎重读取，必要时应重复MIC的测定。

四、表型药敏试验的技术局限性

影响药敏试验准确性的因素有很多，技术本身的限制、操作人员的技术水平、药品和培养基的质量、标本中细菌的特性等，都会对药敏试验的结果造成影响。药敏试验精确度也因药物而异，抗结核药物中以利福平和异烟肼最高，链霉素和乙胺丁醇次之，而一些临界浓度与药物最低抑菌浓度（MIC）接近，或是临床疗效不显著的药物（如二线抗结核药物）的药敏试验结果需要慎重解读。临床观察到的涉及药敏结果可靠性的问题越来越多，比如不同药敏试验方法不一致的问题、同一患者不同标本药敏结果不一致的问题、不同操作者药敏试验结果不一致的问题等越来越多，表明药敏试验技术仍然存在很多问题。如何合理地、科学地判读实验室的药物敏感性结果，从而制订更合理的化疗方案，是临床医生面临的一个挑战。

细菌药理学检测药物敏感性的方法通常是测定最低抑菌浓度（MIC）、最低杀菌浓度（MBC）和血清最大稀释度（MDC）等指标表明细菌对药物的敏感程度。为了适应临床实验室的可操作性，简化试验程序，临床实验室一般采用临界药物浓度的方法。虽然菌群中个体之间对药物敏感性存在一定范围内的程度上的差异,但可选择一个覆盖绝大部分野生株的药物浓度(即可抑制99%以上的未接触过药物的菌群)作为判定敏感或耐药,即为临界药物浓度。此外,此临界药物浓度应该在血峰范围内。超过此临界浓度时,耐药性结核分枝杆菌感染患者的临床表现显示临床反应性下降。

在判定临床耐药时,还需要另一个耐药菌个体在全菌群中比例的临界数值。宿主体内是药物和宿主因素协同的环境,并非每一个突变都会导致整体的疗效下降,需要一定数量的耐药菌株出现,才会在药物选择性排除敏感菌群后,留下的耐药菌通过扩增成为优势菌群。超过此比例的耐药菌即可引起临床反应性下降,此比例即成为耐药菌群的临界比例。目前比例法药敏试验将此比例定为1%。每个药物的临界浓度和临界耐药菌比例都是在限定的条件下求得的,不能随意地套用,特别是固体和液体是两个完全不同的环境,具有不同的最低抑菌浓度,其临界药物浓度是完全不可混淆的。

药敏试验操作过程中的接种菌量也会对结果有一定的影响,不同菌量可得到不同的敏感性结果。同时,细菌对药物存在一定的自然突变频率。因此,一般要求规范接种低于自然突变率数量的菌数,以排除在试管培养过程中耐药菌出现的可能性。为此,为了得到可控制的接种菌量,临床上大多采用间接药物敏感性测验法,即需要首先获得分离培养物,然后接种合理数量的活化态菌体。这自然延长了实验室报告药敏结果时间,无法及时"指导"化疗方案的制定和疗效的监控。一些学者也采用加大接种量以求得提前报道药敏结果,但需要验证大菌量对试管耐药性和临床耐药性结果的影响。

表型药物敏感试验反映了细菌在体外对药物的耐受情况,并不一定能够准确地反映药物在体内对细菌的抑菌状态。实际上,药物在试管内的作用和体内药物的作用有着不完全相同之处。体内药物的作用是和宿主的免疫防御机制以及其他药物协同作用的结果,而且在宿主体内的结核分枝杆菌也存在不同的代谢和生理状态。虽然临床疗效是建立和优化体外药敏试验方法的一个至关重要的指标,但临床疗效是个复杂的综合效应现象,特别是目前的多药方案,使得单个药物的临界药物浓度和临界耐药菌比例的寻找成为一个非常繁杂和困难的过程。因此,目前临床耐药标准往往是带有经验性色彩的协议性和行政性的结果,更多是从概率的角度推测体内可能的状态,而且不同的药物,这种概率的大小还存在差异。综上所述,表型药敏试验方法虽然应用普遍,但仍然存在很多问题和困难,应该不断寻求改进,以更能准确反映体内真实状态,进而更能准确地指导临床化疗方案的制定。

(黄海荣)

参考文献

1. Kim SJ. Drug-susceptibility testing in tuberculosis: methods and reliability of results[J]. *European Respiratory Journal*. 2005; 25(3): 564-569.

2. 马玙,朱莉贞,潘毓萱.结核病[M].北京:人民卫生出版社,2006:26-28.

3. Richardson ET, Lin SG, Pinsky BA, et al. First documentation of isoniazid reversion in mycobacterium tuberculosis[J]. *Int J Tuberc Lung Dis*. 2009; 13(11): 1347-1354.

4. Rüsch-Gerdes S, Pfyffer G, Casal M, et al. Multicenter laboratory validation of the BACTEC MGIT 960 technique for testing susceptibilities of Mycobacterium tuberculosis to classical

second-line drugs and newer antimicrobials [J]. *Journal of Clinical Microbiology*. 2006; 44(3): 688-692.

5. 姜广路,戴广明,黄海荣.采用罗氏培养基进行MTB药物敏感性试验的影响因素分析 [J]. 中国防痨杂志,2017,39(8): 821-828.

6. 于霞,黄海荣,朱利娜,等.噬菌体生物扩增法检测临床标本中结核分枝杆菌的系统评价 [J].中国实验诊断学,2011,15(4): 582-586.

第二节　结核分枝杆菌药敏试验操作

一、目的

用于结核分枝杆菌培养阳性标本的药物敏感性试验操作指导,为临床医生调整选择治疗方案提供依据,为流行病学调查提供指标。

二、处理原则

1. 新发患者首次培养阳性标本。

2. 第一次培养阳性标本和第二次培养阳性标本相隔3个月以上。

3. 复发患者培养阳性标本。

4. 操作中严格遵循生物安全二级BSL-2要求。

三、比例法固体药敏试验

(一) 试剂

1. 0.5%吐温-80生理盐水　自制,每次试验前现配,121℃ 30 min消毒后备用。

2. 含抗结核药物的无淀粉改良L-J培养基

(1) 含异烟肼(INH)(0.2 μg/ml)的L-J培养基2支。

(2) 含链霉素(SM)(4 μg/ml)的L-J培养基2支。

(3) 含乙胺丁醇(EMB)(40 μg/ml)的L-J培养基2支。

(4) 含利福平(RFP)(2 μg/ml)的L-J培养基2支。

(5) 含对硝基苯甲酸(PNB)(500 mg/ml)的L-J培养基1支。

(6) 含噻吩-2-羧酸肼(TCH)(5 mg/ml)的L-J培养基1支。

(7) 中性L-J培养基2支。

(8) 含卡那霉素(KM)(30 μg/ml)的L-J培养基2支。

(9) 含阿米卡星(AK)(40 μg/ml)的L-J培养基2支。

(10) 含卷曲霉素(CPM)(40 μg/ml)的L-J培养基2支。

(11) 含氧氟沙星(OF)(2 μg/ml)的L-J培养基2支。

（12）含左氧氟沙星（LFX）（3 μg/ml）的L-J培养基2支。

（13）含对氨基水杨酸（PAS）（1 μg/ml）的L-J培养基2支。

（14）含丙硫异烟胺（PTO）（40 μg/ml）的L-J培养基2支。

（15）含莫西沙星（MFX）（2 μg/ml）的L-J培养基2支。

（16）含利福布汀（RFB）（20 μg/ml）的L-J培养基2支。

（二）器材（均需121℃ 30 min消毒）

1. 孵育箱。

2. 比浊仪。

3. 磁珠。

4. 一次性10 μl接种环。

5. 无菌痰瓶。

6. 1 000 μl枪头。

7. 200 μl枪头。

8. 加样枪（20 μl，200 μl，1 000 μl）。

9. 试管（小试管和大试管）。

（三）操作步骤

1. 实验前的准备

（1）提前开启生物安全柜，确认生物安全柜的负压和定向气流运行正常［参见《生物安全作业指导书》（ClinLab-SOP-004）］。

（2）准备废弃物容器及消毒液。

（3）标本的核对及编号（编号为试验的流水号）。

（4）将一次性使用的含0.5%有效氯或75%乙醇的消毒纸铺垫在生物安全柜的台面上。

（5）在生物安全柜内使用的试验材料和试验标本外表用75%乙醇消毒后放入生物安全柜内。

2. 菌悬液的制备

（1）临床分离分枝杆菌的新鲜培养物（初生长2周）无须传代即可做药敏试验，初生长2周后和贮存培养物需在中性罗氏培养基上传代，取2~3周的次代培养物进行试验。

（2）取上述培养物（需刮取斜面各个部分的培养物）放无菌玻璃磨菌器底部，插入磨菌棒捻动使呈乳酪样，加入少量0.5%吐温-80生理盐水，静置15 min，用比浊仪比浊配成1 mg/ml的菌悬液。

（3）在无菌痰瓶中加入1 ml 0.5%吐温-80生理盐水，用接种枪取10 μl 1 mg/ml的菌悬液稀释至10^{-2} mg/ml和10^{-4} mg/ml。

3. 接种和培养

（1）用接种枪分别取10 μl 10^{-2} mg/ml和10^{-4} mg/ml的菌液，用接种环均匀画线至含药和对照培养基的表面。

（2）用接种枪取（10 μl）10^{-2} mg/ml的菌液，接种于PNB、TCH培养基表面，用接种环均匀划线。

（四）培养

置于37℃孵育4周观察结果。

(五) 结果报告

1. 结果观察　对照培养基上菌落生长良好且10^{-4} mg/ml高稀释度对照培养基上菌落数≥20个,否则重新做。

分枝杆菌培养阴性:斜面无菌落生长。

分枝杆菌培养阳性(1+):菌落生长占斜面面积的1/4。

分枝杆菌培养阳性(2+):菌落生长占斜面面积的1/2。

分枝杆菌培养阳性(3+):菌落生长占斜面面积的3/4。

分枝杆菌培养阳性(4+):菌落生长布满整个斜面。

培养基斜面上菌落数少于50个时,报告实际生长的菌落数。

2. 耐药百分比计算　耐药百分比=(含药培养基上的菌落数/对照培养基上生长的菌落数)×100%。

3. 结果报告　耐药百分比 > 1%,受试菌对该药物耐药;耐药百分比 < 1%,受试菌对该药物敏感。

4. 影响药敏结果因素

(1)用罗氏含药培养基做药敏试验时,其中的磷脂、蛋白、特种氨基酸会影响某些药物的活性,药物受热力和蛋白质吸附作用,损失破坏较多,各种药物破坏程度不一致,在配制过程中虽经提高药物浓度,但不易达到标准要求。米氏7H10和1%溶血半流体培养基可减少上述不足,因其是在制好的培养基内加入抗结核药,避免了受热破坏,同时培养基内蛋白质含量较少,减少了对药物的吸附作用。因此,推荐米氏7H10作为缓慢生长分枝杆菌药敏试验的标准培养基。

(2)凡用有机溶剂溶解药物,应取加入培养基内溶剂的实际含量做溶剂对照。

(3)在配制药物原液时,应用药物纯粉剂,在无法获得纯粉剂时,绝不可以用一粒胶囊或一片药的含量代替称量。为减少误差,可取10片药片研成粉末混匀,称其总量折算。

四、液体药敏试验

(一) 试剂

1. 无菌生理盐水。

2. BBL　MGIT 7 ml Tube。

3. BACTEC MGIT SIRE 药物　链霉素(Streptomycin)332 μg,异烟肼(Isoniazid)33.2 μg,利福平(Rifampin)332 μg,乙胺丁醇(Ethambutol)1660 μg。

4. BACTEC MGIT SIRE 添加剂　含牛血清蛋白(Bovine albumin)50.0 g、触媒(Catalase)0.03 g、葡萄糖(Dextrose)20.0 g、油酸(Oleic Acid)0.6 g。

5. 试剂保存　①BACTEC MGIT SIRE药物,2 ~ 8℃保存,溶解后可在-20℃下保存6个月(或更低的温度下可保存超过6个月,但不能超过有效期),解冻后应立即使用,未用完的部分应予丢弃。②BACTEC MGIT SIRE添加剂,2 ~ 8℃避光保存,请勿冷冻或过热。

6. 使用　① BACTEC MGIT SIRE药物,用4 ml无菌蒸馏水/去离子水溶解。② BBL MGIT 7 ml Tube,可直接使用。

（二）器材

1. 一次性 50 ml 离心管（含玻璃珠和不含玻璃珠）。

2. 一次性枪头（1 000 μl 和 200 μl）。

3. BACTEC MGIT 960 System。

（三）接种和培养

1. 接种物准备

（1）液体培养阳性物：取 1 ~ 2 d 阳性培养物 2.5 ml 于含玻璃珠的离心管中涡旋振荡 15 ~ 32 s。

（2）固体培养阳性物：制成 0.5 mg/ml 的菌悬液，1 : 5 生理盐水稀释。

2. 接种

（1）取 5 支 BBL MGIT 7 ml Tube，每管加入 800 μl BBL MGIT。

（2）第一管为对照管，第二至五管依次为 S、I、R、E，第二至五管依次加入 100 μl 对应的药物。

（3）对照管加入 1 : 100 稀释的菌悬液（5 ml 生理盐水中加入 50 μl 接种物）500 μl。

（4）第二至五管加入 500 μl 接种物。

3. 培养　放入 BACTEC MGIT 960 System 中，具体操作参见前文第六章第五节（本书第 90 ~ 92 页）。

4. 结果判断　仪器自动判读，对报错的药敏结果应重新试验。

五、质量控制

（一）保证安全

固定经过培训的实验员进行药物敏感性试验。为保证试验质量和实验室人员安全，药物敏感性试验每人不超过 20 株 /d。

（二）固体药敏试验的质量控制

1. 对照培养基和含药培养基的质量控制　① 对照培养基敏感性测试：参考结核分枝杆菌培养相关内容。② 含药培养基敏感性测试：每批培养基应使用标准敏感菌株（$H_{37}R_v$）作为敏感对照，以检测含药培养基质量。

2. 每批试验以结核分枝杆菌标准参考菌株（$H_{37}Rv$ 敏感株）10^{-3} mg/ml 检测含药培养基的质量，$H_{37}Rv$ 敏感株对所有的一线或二线抗生素药物全部敏感，结核分枝杆菌质控菌株可以用 7H9 肉汤制备成菌悬液，与标准麦氏比浊管（McFarland No.1）比浊，配成 1 mg/ml 的菌悬液分装，可以贮存于 −70℃ 低温冰箱至少 6 个月。

3. 培养箱的温度　培养箱内的实际温度应保持在（36±1）℃，将温度计放在不同的易观察的地方，以确保温度的均一性，使用水银温度计进行测量，每日记录。若高稀释度菌液（10^{-4} mg/ml）在对照培养基上生长的菌落数少于 20 个菌落，则应该从对照管传代培养，重复试验。

（三）液体药敏试验的质量控制

1. 质控频度　每新进一批 MGIT 培养管都需做 1 次质控。

2. 质控菌株　结核分枝杆菌 ATCC27294，H$_{37}$Rv。

（1）从固体培养基中取出菌龄不超过 14 d 的 ATCC 菌株，制备 Middlebrook 7H9 肉汤悬液。

（2）使悬液静置 20 min，将上清液转移到空的无菌试管中，并静置 15 min。

（3）将上清液转移到另外一个空的无菌试管中。

（4）使用比浊仪，将悬液的浊度调节到大约 0.5 McFarland 标准。

（5）接种 SIRE 试剂盒孵育检测 4 ～ 13 d，接种 PZA 试剂盒孵育检测 4 ～ 20 d 观察检测结果是否正确。

（6）如果结果不正确，重复检测一次。如果还不正确，请直接与相关公司的技术服务人员联系。

（7）建议在进行药物敏感性试验时，每月都要用相同株的质控菌株进行质量控制试验。如果质控实验失败，则患者的药敏检测结果不应报告。重复检测，找到质控试验失败的原因。

六、实验后的处理

1. 废弃培养物及剩余菌液、吸管、磨菌管等污染物放入防漏容器中先浸泡消毒，再经 121℃ 30 min 高压蒸汽灭菌后，才能丢弃或清洗。

2. 实验结束以 75% 乙醇喷洒安全柜台面；必要时对地面和墙面进行消毒，每周至少一次。

3. 清洁完毕，安全柜至少工作 15 min 后再关机。

4. 打开安全柜及实验室紫外灯消毒 2 h。

七、注意事项

1. 应在生物安全柜内进行操作。

2. 要使用标准化的磨菌管、吸管、接种环进行稀释和接种。

3. 要使用新鲜菌落（初生长 14 d 内的菌落），挑取菌落时应尽可能选取斜面各个部分的菌落，不要只取单个菌落。

4. 接种量对于试验结果影响至关重要，在菌液比浊、稀释、接种等环节要力求准确，以保证接种量在要求范围内。

5. 注意观察温箱温度。

6. 每批试验应以结核分枝杆菌参考菌株（H$_{37}$Rv 敏感株）10^{-3} mg/ml 检测含药培养基质量。

7. 不含药对照管中菌落生长情况，10^{-2} mg/ml 以 "2+ ～ 3+"、10^{-4} mg/ml 以 "20 ～ 50 个菌落" 为宜。

8. 难报结果的可以延长培养至 42 d 后报告。

（钱雪琴　卢洪洲）

第三节　非结核分枝杆菌表型药敏试验

非结核分枝杆菌（*Nontuberculous mycobacteria*，NTM）也曾被称为非典型分枝杆菌（*Mycobacteria other than tuberculosis*，MOTT），是指除结核分枝杆菌复合群（*Mycobacterium tuberculosis* complex，MTC，包括结核分枝杆菌、牛分枝杆菌、非洲分枝杆菌、田鼠分枝杆菌、肯尼迪分枝杆菌、山羊分枝杆菌、海豹分枝杆菌）和麻风分枝杆菌以外的分枝杆菌。随着医务工作者对相关疾病认识的提高、菌种鉴定技术的进步，以及免疫缺陷性疾病和免疫抑制剂使用的增多等因素，临床观察到的与NTM相关的疾病呈明显增多的趋势。

NTM广泛存在于水、土壤、灰尘等自然环境中，人主要从环境中的水、土壤和微生物气溶胶感染NTM而患病，目前基本没有NTM在动物与人及人与人之间传播的证据。NTM可以侵犯人体肺脏、淋巴结、骨骼、关节、皮肤和软组织等组织器官，并可引起全身播散性疾病。近年来，NTM病的发病率、患病率在一些国家和地区呈上升趋势，在某些发达国家和地区，结核病的疫情呈下降趋势，而NTM病呈上升趋势。我国NTM的分离率也呈现逐年增加的态势。NTM菌种分布具有明显地域差异，我国由于南北方气候差异，各地NTM菌种分布也不尽相同。NTM的感染率呈现出南方高于北方，沿海高于内地，气候温和地区高于寒冷地区的流行病学特点。

目前非结核分枝杆菌有多种分类方法，按《伯杰细菌鉴定手册》分类法可分为：① 快生长菌（rapid growing mycobacteria，RGM）：在固体培养基上生长不到7 d可见菌落；② 慢生长菌（slowly growing mycobacteria，SGM）：在固体培养基上生长超过7 d方见菌落。从对临床指导意义考虑，将NTM简单分为快生长分枝杆菌和慢生长分枝杆菌即可对用药选择提供有益信息。临床最常见的有临床价值的RGM包括脓肿分枝杆菌、偶发分枝杆菌、龟分枝杆菌，RGM感染通常选用大环内酯类、氨基糖苷类、喹诺酮类等药物治疗。临床最常见的有临床价值的SGM包括鸟分枝杆菌复合群（*Mycobacterium avium* Complex，简称MAC，包括鸟分枝杆菌和胞内分枝杆菌）、堪萨斯分枝杆菌、蟾蜍分枝杆菌等，治疗通常选取大环内酯类、利福霉素类药物，有时候加用注射类抗结核药物。鉴于固体培养在我国的普及性，此分类方法不需特殊技术、不需要额外操作即可实施，因此具有实用性。

非结核分枝杆菌药敏试验的技术还不十分成熟，然而越来越多的临床需求对于此项技术的发展有很大的促进作用。非结核分枝杆菌对多种抗结核药物耐药，且诊断困难、患者预后较差，美国胸科协会（American Thoracic Society，ATS）和美国感染病协会（Infectious Diseases Society of America，IDSA）推荐在NTM病治疗前进行药敏试验，从而指导临床用药。美国临床和实验室标准化研究所（Clinical and Laboratory Standards Institute，CLSI）在制定非结核分枝杆菌的药敏试验方法方面发挥了关键作用，成为目前全球开展NTM相关药敏试验的参照标准（下页表12-3-0-1和表12-3-0-2）。

表 12-3-0-1　目前为止美国 CLSI 对不同 NTM 推荐的最佳 DST 方法

种 / 群	首 选 方 法	替 代 方 法
鸟-胞内分枝杆菌复合群	培养管稀释法,12B 培养基	微孔稀释法
堪萨斯分枝杆菌	微孔稀释法	培养管稀释法,琼脂比例法
其他慢生长菌	微孔稀释法	未建立方法
海分枝杆菌	微孔稀释法	培养管稀释法,琼脂比例法
快生长菌（RGM）	微孔稀释法	未建立方法
体外培养条件苛刻菌种	无推荐方法	无推荐方法

表 12-3-0-2　CLSI 中几种药物对 NTM 不同菌种分枝杆菌的临界浓度

菌　　　种		MIC（μg/ml）		
		药物敏感临界浓度	药物中度敏感临界浓度	药物耐药临界浓度
快生长分枝杆菌	AMK	≤ 16	32	≥ 64
	CFX	≤ 16	32 ~ 64	≥ 128
	IMP	≤ 4	8	≥ 16
	LVLX	≤ 1	2	≥ 4
	MFX	≤ 1	2	≥ 4
	CLA	≤ 2	4	≥ 8
	AZM	≤ 16	32	≥ 64
	LZD	≤ 8	16	≥ 32
胞内分枝杆菌	CLA	≤ 8	16	≥ 32
	LZD	≤ 8	16	≥ 32
堪萨斯分枝杆菌	CLA	≤ 16		> 16
	RFP	≤ 1		> 1
	AMK	≤ 32		> 32
	EMB	≤ 4		> 4
	LZD	≤ 16		> 16

注：AMK 为阿米卡星,CFX 为头孢西丁,IMP 为亚胺培南,LVLX 为左氧氟沙星,MFX 为莫西沙星,CLA 为克拉霉素,AZM 为阿奇霉素,LZD 为利奈唑胺,RFP 为利福平,EMB 为乙胺丁醇。

一、NTM药敏试验方法

NTM药物敏感性试验(drug susceptibility testing, DST)起初不用于临床。20世纪50年代初,NTM的DST仅用于鉴别结核杆菌复合群与非结核分枝杆菌。由于当时认为NTM没有明显的致病性,分离的NTM的DST结果意义不大。直到1953年, Buhler和Pollack的研究发现2例由"黄杆菌"(现在称为 M. kansasii)引起的肺部感染, NTM的DST试验才得到临床的重视。

以往的研究发现,NTM的体外药敏试验结果与患者临床疗效存在差异,推测可能有以下原因。① 缺乏标准化的DST方法,试验结果缺乏临床评估。② 体内药物存在相互作用。③ 体外药敏结果与体内细菌对药物反应间的联系,缺乏科学有效的评估。NTM药敏试验的重要性仍然存在争议。然而,随着NTM病临床重要性的增加,临床对NTM开展DST的需求不断增加。NTM药敏试验建立的最初,都从参照结核分枝杆菌的药敏试验方法开始。

1. 罗氏培养基固体药敏试验 以罗氏培养基为基础的固体药敏试验是最常用的结核分枝杆菌的药敏试验方法。在没有公认的NTM的药敏试验方法之前,最初的尝试是通过将非结核分枝杆菌按照结核分枝杆菌的方法进行药敏试验。由于不同种的分枝杆菌对药物的反应性存在很大的差异,因此这种完全照搬的模式缺乏理论依据,其可靠性和对临床用药的指导意义一直被诟病。依据细菌的特点推测,以罗氏培养基为基础的固体药敏试验可能对SGM的指导价值要高于对RGM的指导价值,然而针对不同的菌种,这种可靠性尚缺乏系统的评估。由于已有的罗氏培养基药敏试验主要针对的是抗结核药物,因此对于有些抗结核药物可以作为有效药物的菌种,比如堪萨斯分枝杆菌,可能更有实际的应用价值。

2. 琼脂扩散法/纸片法(用于细菌培养的固体培养基 + 加药的纸片) 先用琼脂扩散法测定各种抗生素的抑菌环,然后以两抗生素抑菌环半径之和为间距(无抑菌环者为0),放置纸片。35℃培养3 d后观察,以抑菌环交界处弧形扩宽为相加作用,弧形变平为拮抗作用,无变化为无关作用。琼脂扩散法/纸片法是普通细菌常用的一种药敏试验方法,RGM比较适用,SGM和海分枝杆菌准确性较低。

3. 液体培养管药物稀释法 基于液体培养基的比例法间接药敏试验,在液体培养基中加入一定浓度药物、一定数量的分枝杆菌,然后通过全自动化分枝杆菌培养系统,通过仪器检测分枝杆菌生长过程,自动报告检测结果:当分枝杆菌能在抑制其生长的最低药物浓度下生长时被界定为耐药菌株,反之则定为敏感菌株。液体药敏试验通过液体培养基与全自动的细菌培养系统的结合,成为一种重要的结核分枝杆菌药敏试验方法,在全球范围内得到应用。在非结核分枝杆菌领域,理论上说也可以应用,但目前主要的问题是缺乏不同NTM菌种对不同药物的公认关键浓度。已经有比较多的报道应用MGIT960系统开展NTM的药物敏感性测试,在数据逐渐丰富的基础上未来能够获得不同NTM菌种对不同药物的最佳药敏试验临界浓度。

4. 微孔板稀释法 微量肉汤稀释法,采用二倍稀释法将药物从高浓度向低浓度稀释,在孔中加入一定浓度的菌悬液,设立不加药物对照孔和不加药物与菌液的空白对照孔,置30℃

内孵育,3～5 d观察结果并与对照孔作对比,当对照孔生长菌量数为"1+"以上时读取最低浓度肉眼未见细菌生长的孔,这个孔的药敏浓度即定义为MIC。微孔板稀释法使用最为广泛,适用于RGM和SGM,与固体培养基法相比,获得的MICs较低,细菌生长状态对MICs影响很大。目前CLSI推荐鸟-胞内分枝杆菌复合群、堪萨斯分枝杆菌、海分枝杆菌、RGM使用微孔板稀释法进行药物敏感性分析。

5. E-test药敏法 此法也是一种培养法,是将含不同浓度梯度抗结核药物的试条置于含有MTB的琼脂培养基上,药物能迅速在琼脂中扩散,培养5～10 d后可在敏感药条周围形成一个椭圆形的抑菌圈。直径150 mm的平板可同时放置5个试条进行5种药物的敏感性试验。如果在高于各种抗结核药物MIC下仍然生长,被视为耐药,可在一周左右获得试验结果。该法快速、稳定、重复性好,但与比例法对照,存在假阳性和假阴性,而且E-test试条价格昂贵,很难常规使用。在非结核分枝杆菌药敏试验领域,E-test的尝试还非常少。

6. NTM耐药的分子诊断 NTM和结核分枝杆菌有相同或类似的药物靶位,但NTM对很多抗结核药物天然耐药,表明NTM细胞壁通透性、药物外排泵、药物与靶位的低亲和力等其他因素较基因多态性在NTM耐药中发挥着更为重要的作用。随着研究的深入,发现某些特定菌种对某些药物耐药的机制与特定的耐药基因有关,如MAC耐大环内酯类药物与23S核糖体RNA基因(*rrl*)的基因突变高度相关;16S核糖体RNA基因(*rrs*)突变与脓肿分枝杆菌、龟分枝杆菌对阿米卡星耐药相关;*rpoB*基因突变与堪萨斯分枝杆菌对利福平耐药相关。有限的研究结果提示一些已知基因的单核苷酸多态性可能与耐药有关,但现有的数据仅报道了个别药物中较低比例的耐药菌株可能与某一基因的序列多态性有关,因此未来耐药分子机制方面亟待更深入的研究,才有助于未来应用分子手段尽快发现耐药菌株。

二、NTM不同菌种药敏试验方法

随着NTM耐药菌株的逐渐增多,以及大多数非结核分枝杆菌对常用的抗结核药物呈高度耐药,根据分枝杆菌药敏结果选择治疗方案,对指导临床治疗具有重大意义。传统药敏试验(绝对浓度法和比例法)操作繁杂、费时较长且稳定性差,很难满足临床需要,而2003年美国临床实验室标准化委员会(CLSI)制定的《分枝杆菌药敏试验通过标准》(CLSI M24.A)采用标准化的液基微量稀释法进行药敏试验,具有操作相对简便、不需要特殊设备、准确性高及重复性好的特点,可以筛选有效的新型抗菌药物。所以,依据NTM种的不同,需根据实际情况选择药敏试验方法。

1. 慢生长分枝杆菌药敏试验

(1)鸟-胞内分枝杆菌(*Mycobacterium avium complex*,MAC)药敏试验:鸟分枝杆菌和胞内分枝杆菌有许多相似之处,故合起来称之为鸟-胞内分枝杆菌复合群(MAC)。近年来发现HIV感染者和AIDS患者易感染MAC。由于MAC对目前常用的几种抗结核药不敏感或耐药,特别是对于异烟肼和吡嗪酰胺天然耐药,而对大环内酯类药物敏感,美国FDA批准将阿奇霉素和克拉霉素用于MAC病的治疗,但需要连用其他1～2种抗生素(乙胺丁醇和利福平)。美国第九版《临床微生物手册》中描述的微量肉汤稀释法与加拿大多伦多大学使用的MIC改良方法比较接近,目前此项技术的使用越来越广泛。CLSI推荐对胞内分枝杆菌进行包括克拉霉素、莫西沙星和利奈唑胺在内的药物敏感性试验，以克拉霉素作为治疗胞内分枝杆菌感染的关键药物，并且推荐了包含上述药物的临界浓度。

克拉霉素药敏试验浓度范围为 2～64 μg/ml，当 MIC ≤ 4 μg/ml 定义为敏感，8～16 μg/ml 定义为中度敏感，≥ 32 μg/ml 定义为耐药。此试验以鸟分枝杆菌作为质控菌株，浓度使用 0.5、1 和 2 μg/ml。关于阿奇霉素的药敏试验，CLSI 推荐使用 BACTEC 12B 培养基的试管肉汤稀释法，浓度范围使用 16～512 μg/ml，或是选择 32、128 和 512 μg/ml 三个浓度，当 MIC ≤ 128 μg/ml 定义为敏感，等于 256 μg/ml 为中度敏感，MIC ≥ 512 μg/ml 定为耐药。此试验以鸟分枝杆菌作为质控菌株，选择 8、16 和 32 μg/ml 三个浓度。CLSI 建议仅做克拉霉素或阿奇霉素中的一种药敏试验即可，互相可预测另一种药物的敏感性。有研究报道，鸟-胞内分枝杆菌复合群对克拉霉素的耐药率为 11.36%，利福平耐药率为 95.45%，利福喷丁耐药率为 29.55%，阿米卡星耐药率为 43.18%。

（2）堪萨斯分枝杆菌药敏试验："中华医学会结核病学分会专家共识"（简称"专家共识"）推荐，对未经治疗的堪萨斯分枝杆菌病患者，仅需进行利福平药敏试验，若利福平耐药，即要使用微量肉汤稀释法进行多种抗结核药物敏感试验。目前推荐如下 8 种药物进行药敏试验：利福布汀、乙胺丁醇、异烟肼、链霉素、克拉霉素、阿米卡星、环丙沙星、磺胺甲噁唑/甲氧嘧啶或新诺明，堪萨斯分枝杆菌（ATCC12478）或海分枝杆菌（ATCC927）用于堪萨斯分枝杆菌对利福平药敏试验的质控菌株。

（3）海分枝杆菌药敏试验：目前海分枝杆菌（*Mycobacterium marinum*）病的治疗常使用利福平、利福布汀、乙胺丁醇、克拉霉素、磺胺类药物、多西环素、米诺环素等单一药物治疗或 1～2 种药物联用。由于海分枝杆菌对上述药物的 MIC 范围较窄，因此"专家共识"推荐海分枝杆菌分离株不需进行常规药敏试验，但治疗失败患者例外。研究人员曾采用肉汤微量稀释法药敏试验研究了利福平、阿米卡星、克拉霉素、莫西沙星、链霉素等 5 种药物间不同药物组合对海分枝杆菌的杀菌效果，发现利福平和阿米卡星药物组合杀菌效果最好，链霉素和克拉霉素药物组合最差。因此，推荐使用海分枝杆菌作为耐多药结核病的研究模型，用于药敏试验研究。

（4）其他慢生长分枝杆菌：对于土地/不产色分枝杆菌、蟾蜍分枝杆菌、玛尔摩分枝杆菌和猿分枝杆菌的药敏试验，参考堪萨斯分枝杆菌的操作流程；嗜血分枝杆菌、日内瓦分枝杆菌、溃疡分枝杆菌等，目前了解甚少，没有推荐的药敏试验方法；戈登分枝杆菌因为基本不致病，所以药敏试验需求甚少，因此还没有推荐的药敏试验方法。

2. 快生长分枝杆菌药敏试验　CLSI 推荐了对 RGM（包括脓肿分枝杆菌、偶发分枝杆菌、龟分枝杆菌和 Fuerth 分枝杆菌）进行包括阿米卡星、头孢西丁、克拉霉素、阿奇霉素、亚胺培南、莫西沙星、左氧氟沙星、环丙沙星、多西环素、美罗培南、磺胺甲噁唑和妥布霉素在内的药敏试验，并推荐了包含以上药物的临界浓度（包括敏感临界浓度、中度敏感临界浓度和耐药临界浓度），参见本书第 191 页"表 12-3-0-2"。临床上快速生长分枝杆菌感染所致疾病中主要以龟、脓肿、偶发分枝杆菌为常见，我国制定的"专家共识"推荐常规药敏试验应包括阿米卡星、亚胺培南、多西环素、氟喹诺酮类药物、磺胺类、头孢西丁、克拉霉素、利奈唑胺和妥布霉素。采用微量肉汤稀释法进行几种常用药物敏感性试验，用二倍稀释法将药物从高浓度向低浓度稀释，在孔中加入一定浓度的菌悬液，设立不加药物对照孔和不加药物与菌液的空白对照孔,置30℃环境内孵育,3～5 d观察结果并与对照孔作对比,当对照孔生长菌量数为"+"以上时读取细菌不生长的最低浓度孔,此孔的药敏浓度即为MIC。

对于结果的报告,由于亚胺培南不稳定,龟、脓肿分枝杆菌需要长时间孵育,因此这2个菌种的药敏不报告亚胺培南结果,CLSI推荐妥布霉素仅用来做龟分枝杆菌药敏试验。对于其他快速生长分枝杆菌的药敏试验可参照龟、脓肿、偶发分枝杆菌的方法,若患者在规范治疗半年后,分枝杆菌培养仍为阳性则考虑需重新进行NTM的药敏试验。目前关于快速生长分枝杆菌药敏试验的质量控制,推荐使用外来分枝杆菌(*M. peregrinum*)(ATCC700686)作为质控菌株或金黄色葡萄球菌(ATCC29213)作为替代。

3. NTM对不同药物耐药率研究

(1)慢生长分枝杆菌对常用药物耐药情况:目前研究显示,大多数NTM对一线抗结核药物原发耐药,导致患者病程迁延多年,成为慢性排菌者或难治性患者。同时NTM的实验室分离率近年来也有上升趋势。庞慧等发现,对慢生长分枝杆菌,异烟肼是敏感性最低的药物(11.76%),只对 *Mycobacterium szulgai* , *Mycobacterium celatum* , *Mycobacterium duvalii* 和 *Mycobacterium elephantis* 敏感。利福平(38.24%)和乙胺丁醇(41.18%)有相似的敏感性。链霉素(79.41%)是一线抗结核药物中效果最好的,对绝大多数的试验菌株都有较好的活性。庞慧等研究还发现二线药物氧氟沙星(67.65%)、卡那霉素(76.47%)和妥布霉素(76.47%)具有强有力的抗SGM活性,环丙沙星(91.18%)、左氧氟沙星(91.18%)、阿米卡星(97.96%)和卷曲霉素(97.06%)具有极好的抗慢生长分枝杆菌活性,莫西沙星(100%)的抗菌活性最强。而慢生长分枝杆菌中,*Mycobacterium simiae* 和 *Mycobacterium africanum* 对更大多数药物耐药。*Mycobacterium szulgai* 和 *Mycobacterium duvalii* 对一线和二线抗结核药物都有较好的活性。该研究发现,二线抗结核药物是治疗慢生长分枝杆菌的良好药物,优于一线药物,可被广泛用于慢生长分枝杆菌病的治疗。

崔岩飞等发现,胞内分枝杆菌对莫西沙星和利奈唑胺敏感率不理想(63.2%)。鸟分枝杆菌对克拉霉素、利奈唑胺表现出了较高的敏感度,对莫西沙星存在较高的耐药比例。堪萨斯分枝杆菌对试验药物莫西沙星、克拉霉素和利奈唑胺均表现出良好的敏感性。盛青等发现,戈登分枝杆菌对利福平、链霉素、克拉霉素、阿米卡星、莫西沙星、左氧氟沙星、利福布汀、丙硫异烟胺敏感,戈登分枝杆菌对抗结核药物敏感性最高、耐药率最低;次要分枝杆菌、不产色分枝杆菌对抗结核药物敏感性相对较高、耐药率较低;鸟-胞内分枝杆菌对抗结核药物耐药性高、敏感性低。

SGM对一线药物基本耐药,其中鸟-胞内分枝杆菌对异烟肼、利福平、链霉素、乙胺丁醇、对氨基水杨酸异烟肼片、左氧氟沙星耐药率极高,对阿米卡星、丙硫异烟胺、莫西沙星耐药率较高,对克拉霉素和利福布汀较敏感。堪萨斯分枝杆菌对异烟肼、链霉素、对氨基水杨酸异烟肼片耐药率极高,对利福平、乙胺丁醇和其余二线药物较敏感,戈登分枝杆菌对抗结核药物敏感性最高。

(2)快生长分枝杆菌对常用药物耐药情况研究:对于快速生长分枝杆菌国内也有一些研究报道。崔岩飞等发现,脓肿分枝杆菌对阿米卡星和利奈唑胺是敏感率较高的药物,对头孢西丁大部分为中度敏感,对于克拉霉素及喹诺酮类药物则耐药率较高。盛青等发现,龟分枝杆菌、脓肿分枝杆菌、龟-脓肿分枝杆菌复合群、龟-偶发分枝杆菌复合群、耻垢分枝杆菌、偶发分枝杆菌对抗结核药物耐药性高,敏感性低;克拉霉素对龟分枝杆菌、龟-偶发分枝杆菌复合群、耻垢分枝杆菌等菌种敏感性较高;利福平、链霉素、异烟肼、乙胺丁醇、左氧氟沙星、莫西沙星、丙硫异烟胺对龟分枝杆菌、龟-偶发分枝杆菌复合群、耻垢分枝杆菌均有较高耐药性,且耐药性均在60.0%以上;非结核分枝杆菌对多数抗结核药耐药性高。陈升汶报道,偶发分枝杆菌对阿米卡星(100%)、环丙沙星和氧氟沙星(100%)、磺胺(100%)、头孢西丁(80%)、亚胺培南(100%)、甲红霉素(8096)和多西环素(50%)敏感;偶发分枝杆菌对环丙沙星和氧氟抄星等药物敏感,对异烟肼耐药。在对偶发分枝杆菌引起感染的治疗时,选择有效药物,拟定一个联合治疗方案是治愈的关键。

RGM对一线药物耐药率极高,对对氨基水杨酸异烟肼、莫西沙星、左氧氟沙、丙硫异烟胺和利福布汀耐药率较高,仅对克拉霉素、阿奇霉素较敏感。脓肿分枝杆菌对阿米卡星和利奈唑胺敏感率较高,偶发分枝杆菌对阿米卡星、环丙沙星和氧氟沙星、磺胺、头孢西丁、亚胺培南、甲红霉素和多西环素敏感。

总体而言,NTM对目前的一线、二线抗结核药多数耐药,对克拉霉素较敏感,其中慢生长群(Ⅰ、Ⅱ、Ⅲ群)较快生长群(Ⅳ群)对各结核药敏感性相对较高。二线抗结核药物是治疗慢生长分枝杆菌的良好药物,优于一线药物,可广泛用于慢生长分枝杆菌病的治疗。以往在缺乏药敏结果前提下,常采用以克拉霉素为核心的抗NTM方案,而利奈唑胺也是目前发现不在指南推荐中的可用于NTM感染治疗的较佳药物。

4. 开展NTM药敏试验需要关注的问题 非结核分枝杆菌的药敏试验与结核分枝杆菌存在很大的不同。NTM对多种抗结核药物天然耐药,且诊断困难、患者预后较差,美国胸科协会和美国感染病协会推荐在NTM病治疗前进行药敏试验,从而指导临床用药。然而,虽然美国CLSI对于一些NTM有推荐的药敏试验方法和药物临界浓度,比如CLSI建议对鸟-胞内分枝杆菌复合群、堪萨斯分枝杆菌、海分枝杆菌、RGM使用微孔稀释法液体药敏试验。但即便是较被认可的药敏试验,也仍有待更充分地临床评价。但更多的药物是没有针对特定的菌种设定特定的药物临界浓度的。因此,当开展没有推荐临界浓度药物的药敏试验时,常规做法是慢生长分枝杆菌多参照结核分枝杆菌选取临界药物浓度,而快生长分枝杆菌多参照普通细菌选取临界药物浓度。然而,不同种的分枝杆菌的耐药临界浓度可能存在明显差异,因此需要更多的临床和基础研究以建立针对不同菌种的药敏试验方法。

从目前已获得的数据来看,NTM感染的治疗效果主要取决于菌种,如堪萨斯、海、苏尔加、蟾蜍和溃疡分枝杆菌的疗效较好,而MAC与脓肿、龟分枝杆菌病的临床治疗非常困难,表明种属对药物的敏感性至关重要。随着研究的深入,发现种属内对很多药物的敏感性存在分化,由此提出了对药敏试验的临床需求。在临床开展NTM药敏试验用于指导治疗药物的选择时,至少要考虑以下原则。

(1)应在菌种鉴定的基础上开展NTM的药敏试验。不同NTM菌种耐药临界点有较大差别,以克拉霉素为例,MAC的耐药临界点为32 μg/ml,而快生长分枝杆菌的耐药临界点则为8 μg/ml,未行菌种鉴定的药敏试验结果有可能误导治疗方案的制订。

(2)药敏试验前应先评估NTM菌株与疾病的相关性。不建议常规对分离到的与疾病相关性较低的NTM进行药敏试验。如痰标本分离出的戈登分枝杆菌、土分枝杆菌往往不致病,进行药敏试验会导致浪费医疗资源。

（3）多数NTM对药物的体外敏感性与临床疗效间尚未建立起充分的关联，现有数据仅支持MAC的疗效与细菌在体外对大环内酯类药物的敏感性有关联，其他药物的体外药敏试验结果与临床疗效的关系尚未发现明确的联系，或是目前的数据尚不足以得出明确的结论。

（4）在缺乏肯定的体外药敏试验方法前，建议体外药物敏感试验以梯度浓度的方法检测菌株的耐药浓度，结合患者相应药物在体内的血药浓度可能更有利于判定其体内抗菌效果。

（5）对于快生长分枝杆菌（RGM）推荐进行药敏试验，推荐使用微孔板稀释法；RGM的体外DST结果与临床疗效可能相关；重点关注RGM治疗的待选药物，包括大环内酯类、氨基糖苷类、环丙沙星或莫西沙星、亚胺培南-西司他丁、多西环素、替加环素、头孢西丁、磺胺、利奈唑胺等。

（6）对于慢生长分枝杆菌（SGM）中的MAC，推荐培养管稀释法，重点关注其对大环内酯类药物的敏感性，要考虑利福霉素类在体内对其的降解作用；对于堪萨斯分枝杆菌，推荐培养管稀释法，重点关注其对利福平的敏感性，如果利福平耐药，可以参照结核分枝杆菌或MAC的关键浓度进行其他药敏试验；对于其他SGM，目前尚未有明确的推荐方法。

（7）海分枝杆菌生长速度介于RGM和SGM之间，没有必要常规开展药敏试验，因为以下药物单独使用或联合使用有很好的疗效：米诺环素、利福平、磺胺、克拉霉素。通常情况下海分枝杆菌临床分离株对上述药物的体外试验都显示为敏感，只有经验治疗失败的病例才考虑进行药敏试验。

总之，NTM的表型药敏试验方法目前还都不太成熟，仍有待不断完善，并在临床充分地评价的基础上不断调整。只有建立在大量数据基础上的非结核分枝杆菌的药敏试验，其结果才更有指导意义。

（黄海荣）

参考文献

1. Yu X, Liu P, Liu G , et al. The prevalence of non-tuberculous mycobacterial infections in mainland China: Systematic review and meta-analysis［J］. *Journal of Infection*. 2016; 73(6): 558.

2. Jarand J, Levin A, Zhang L, et al. Clinical and microbiologic outcomes in patients receiving treatment for Mycobacterium abscessus pulmonary disease［J］. *Clin Infect Dis*. 2011; 52(5): 565-571.

3. 赵雁林,逄宇.结核病实验室检验规程［M］.北京：人民卫生出版社,2015.

4. van Ingen J, Boeree M J, van Soolingen D, et al. Resistance mechanisms and drug susceptibility testing of nontuberculous mycobacteria［J］. *Drug Resistance Updates*. 2012; 15(3): 149-161.

5. Wei G, Huang M, Wang G, et al. Antimicrobial susceptibility testing and genotyping of Mycobacterium avium isolates of two tertiary tuberculosis designated hospital［J］. *China Infect Genet Evol*. 2015; 36(9): 141-146.

6. 中华医学会结核病学分会.非结核分枝杆菌病诊断与治疗专家共识［J］.中华结核和呼吸杂志,2012,35（8）: 572-580.

7. 中华医学会结核病学分会，非结核分枝杆菌病实验室诊断专家共识［J］.中华结核与呼吸杂志.2016；39（6）：438-443.

8. Rindi L, Garzelli C. Increase in non-tuberculous mycobacteria isolated from humans in Tuscany, Italy, from 2004 to 2014［J］. *BMC Infect Dis*. 2015; 16(1): 44.

9. Ankomah P, Levin B. Two-drug antimicrobial chemotherapy: a mathematical model and experiments with Mycobacterium marinum［J］. *PLoS Pathog*. 2012; 8(1): e1002487.

10. Brown-Elliott B, Nash K, Wallace R. Antimicrobial susceptibility testing, drug resistance mechanisms, and therapy of infections with nontuberculous mycobacteria［J］. *Clin Microbiol Rev*. 2012; 25(3): 545-582.

11. 庞慧，李桂莲，万康林，等.34株慢速生长非结核分枝杆菌针对一线和二线抗结核药物的敏感性试验研究［J］.中国人兽共患病学报，2015，31（10）：914-918.

12. 崔岩飞，范大鹏，杨盛娅，等.非结核分枝杆菌71株药敏试验结果分析［J］.中华临床感染病杂志，2017，10（1）：53-55，59.

13. 盛青，马志明，谭俊豪，等.非结核分枝杆菌469株临床药敏结果分析［J］.实用医学杂志，2011，27（13）：2405-2407.

14. 陈升汶.快速生长分枝杆菌病的诊断和治疗［J］.中华结核和呼吸杂志，2000，23（5）：273.

15. 陈华，陈品儒，苏铎华，等.非结核分枝杆菌分布特点与耐药性分析［J］.中华医院感染学杂志，2012，22（23）：5419-5421.

第四节 Sensititre结核分枝杆菌/非结核分枝杆菌药敏试验介绍

一、方法原理

Sensititre结核分枝杆菌/非结核分枝杆菌药敏板，采用微量肉汤稀释法原理，通过96孔微孔板中一系列含不同稀释梯度浓度药物的孔位，一次检测即可获得该菌针对该药物的最低抑菌浓度（MIC）。

二、适用范围

Sensititre结核分枝杆菌/非结核分枝杆菌药敏测试有MYCOTBI、RAPMYCOI、SLOMYCO三种药敏板。其中，MYCOTBI适用于结核分枝杆菌复合群的药敏试验。RAPMYCOI适用于偶发分枝杆菌群（偶发分枝杆菌、外来分枝杆菌和偶发分枝杆菌第三生物变种）、龟分枝杆菌、脓肿分枝杆菌、产黏液分枝杆菌和耻垢分枝杆菌群（耻垢分枝杆菌、顾德分枝杆菌和沃林斯基分枝杆菌）、诺卡菌属和其他有氧放线菌药敏检测。SLOMYCO适用于慢生长非结核分枝杆菌药敏检测，如鸟分枝杆菌复合群、堪萨斯分枝杆菌和海分枝杆菌。

三、样本要求

Sensititre 所检测样本必须是初代分离培养基上的纯分离培养物,且必须使用合适的方法确认获得的培养物的鉴定结果。

为保证检测结果的可靠和重复性,需要严格控制检测样品的药敏接种前的生长时间,尽量取新鲜的培养物,结核分枝杆菌培养物的培养时间不能超过5周。

四、仪器设备

BSL-2 级生物安全柜,涡旋振荡器,移液器(50或100 µl),Sensititre AIM 自动接种仪,Sensititre Nephelometer 比浊仪(配备 0.5 McFarland 标准比浊管),30 ～ 37℃孵育箱。

五、试剂耗材

Sensititre MYCOTBI药敏板(MYCOTBI),Sensititre RAPMYCOI药敏板(RAPMYCOI),Sensititre SLOMYCO药敏 板(SLOMYCO),Sensititre Middlebrook 7H9肉 汤(T3441),Sensititre Mueller-Hinton肉汤培养基(添加有5% v/v OADC生长添加物,T8006),Sensititre 阳离子调节 Mueller-Hinton 肉汤培养基(添加 TES 缓冲液,T3462),Sensititre 含玻璃珠和吐温生理盐水(T3491),Sensititre 去离子水(T3339),一次性移液枪头,Middlebrook 7H10琼脂板,血琼脂培养基平板。

六、操作步骤

(一) 结核分枝杆菌药敏板接种

1. 使用前将所有药敏接种培养液恢复至室温。接种时从琼脂板上刮下菌落并乳化于含有0.2%吐温和玻璃微珠的盐水中,用于测试菌种的培养不应超过5周。

2. 涡旋振荡器混匀至少32 s。

3. 调整浊度至0.5 McFarland标准。如果使用Sensititre Nephelometer 比浊仪必须使用 0.5 Polymer McFarland标准品校准。浊度测试必须在菌悬液自然沉降15 min后进行。

4. 转移100 µl混悬液至含有OADC的7H9药敏接种培养液中,涡旋振荡混匀31 s。得到 1×10^5 CFU/ml[范围为 $(0.5 \sim 5) \times 10^5$ CFU/ml]的接种液。

5. 使用八通道移液器或Sensititre Autoinoculator/AIM 接种仪接种药敏板。转移100 µl至每个孔中。接种药敏板时,Sensititre 标签面向操作者。移液器应定期维护和校准。如果使用 Sensititre Autoinoculator/AIM接种板条,需要使用专用加样头。

6. 在药敏板完成加样后,31 s内从Autoinoculator/AIM中移走检测管/加样头组合,并倒置存放于试管架中或丢弃。

7. 应通过菌落计数法,周期性检验阳性对照孔中接种物浓度(见本书第228页"附件一"）。菌落数应为 1×10^5 CFU/ml［范围为（$0.5 \sim 5$）$\times 10^5$ CFU/ml］。整个接种过程必须在 30 min 内完成。

8. 使用黏合密封膜覆盖所有孔，确保所有孔完全被覆盖，以保证足够的密封性。避免褶皱，否则可能导致跳孔。转移到孵育箱前需用消毒液擦拭密封的药敏板。推荐的消毒剂包括带酚基团的化合物如酚衍生物。

9. 药敏板在 $35 \sim 37$℃下有氧环境下孵育，在第 3 d 观察是否有污染菌生长，在 $7 \sim 10$ d 检查其生长情况。如果 10 d 后生长情况不好，再放入孵箱，继续孵育药敏板，判读终点 21 d。在孵育过程中，最多叠放两块板条。

（二）纯度检查

为了验证该培养物是单一微生物，需要进行纯度检查。分别取 Middlebrook 7H9-OADC 菌悬液 50 μl 在血琼脂平板（BAP）和 Middlebrook 7H10 平板上划线培养。在 $35 \sim 37$℃下孵育，BAP 平板需 $48 \sim 72$ h，7H10 平板需长达 8 周。

（三）快生长非结核分枝杆菌、诺卡菌属和其他有氧放线菌

1. 使用前，待所有肉汤自然到达室温。用拭子刮取琼脂平皿上生长的菌落。在去离子水中乳化，目测或者使用 Sensititre 比浊仪将浊度调整为 0.5McFarland 标准浊度。如果有可见颗粒物，请充分涡旋震荡。放线菌通常为具有坚硬外壳的菌落。可能有必要与玻璃珠一起进行涡旋振荡，以获取均一悬液。如果涡旋震荡后依然残存大的团块，应当使其沉降，并取上清配制悬液。注意使用含有吐温的水可能会对 MIC 造成影响。

2. 移取 50 μl 悬液转至含有阳离子调节的 Mueller-Hinton 肉汤培养基（添加 TES 缓冲液）的试管中，得到接种液密度是 5×10^5 CFU/ml［范围为（$1 \sim 5$）$\times 10^5$ CFU/ml］，充分混合。

3. 含有 ≥ 32 μg/ml 多西环素或米诺环素的药敏板孔位可能会在培养后出现沉淀。可以在添加肉汤前加入 5 μl 无菌蒸馏水进行复溶，避免沉淀出现。

4. 使用八通道移液器或 Sensititre Autoinoculator/AIM 接种仪接种 100 μl 肉汤悬液至药敏板上每个孔中。接种药敏板时，Sensititre 标签面向操作者。移液器应定期维护和校准。如果使用 Sensititre Autoinoculator/AIM 接种板条，需要使用专用加样头。

5. 在药敏板完成加样后，31 s 内从 Autoinoculator/AIM 中移走检测管/加样头组合，并倒置存放于试管架中或丢弃。整个接种过程必须在 30 min 内完成。

6. 应当定期检查阳性对照微孔菌落数（见本书第 228 页"附件一"）。分离株的接种密度是 5×10^5 CFU/ml［范围为（$1 \sim 5$）$\times 10^5$ CFU/ml］。

7. 用黏性密封膜覆盖所有微孔，将所有孔按压牢固，确保充分密封。避免折痕，否则会导致"跳孔"。

8. 将快生长分枝杆菌在非 CO_2 培养箱中 30℃有氧培养 72 h。检查生长情况。如果生长不佳，继续培养 48 h 后读取结果。将诺卡菌和其他有氧放线菌在非 CO_2 培养箱中 35℃培养 $2 \sim 3$ d。龟分枝杆菌和脓肿分枝杆菌的分离株可能需要培养 $4 \sim 5$ d。CLSI 建议将无色素、快生长分枝杆菌培养 14 d，确保可以检测出诱导的大环内酯类抗生素耐药性，除非在较早阶段已表现出此种耐药性。药敏板最多叠放 3 个。

（四）慢生长非结核分枝杆菌（包括 MAC）

对于此类细菌，除了将 50 μl 菌悬液转移至 11 ml Sensititre Mueller-Hinton 肉汤培养基

（添加有5% v/v OADC生长添加物）的步骤外，采用与上述相同的程序。将试管来回颠倒8～10次。这有助于涡旋震荡去离子水和玻璃珠，获取更加均一的悬液。

在非CO_2培养箱中35℃培养，并于7 d后读取结果。如果阳性对照生长情况良好，读取结果。否则，重新培养最多14 d。CLSI M24提供了读取指南和不同生长模式的说明。延长培养时间可能需要采取相应措施以避免每个微孔内容物因挥发而造成损失。培养时将平板置于顶部半开的塑料容器中，以促进气体交换。

（五）结果判读

1. 判读时可以使用Sensititre manual viewer或VIZION系统读取结果，亦可使用肉眼进行判读，判读时将药敏板的Sensititre条形码标签面向使用者（请勿揭开密封膜）。细菌生长表现为孔底部出现混浊或菌落沉积。

2. 判读时应首先读取阳性生长对照孔。如果在阳性生长对照孔中未出现生长，则结果无效。

3. 在判读结核分枝杆菌异烟肼、利福平、莫西沙星、氧氟沙星、环丝氨酸、阿米卡星和卡那霉素药敏结果时，其MIC时为该抗生素生长明显抑制、完全无生长迹象的最低抗生素浓度。而在判读链霉素、乙硫异烟胺、对氨基水杨酸、利福布汀和乙胺丁醇时，其MIC为该抗生素生长受到约80%抑制的最低抗生素浓度。

4. 在判读非结核分枝杆菌药敏结果时，除磺胺类药物之外，MIC是指完全抑制生长的最小浓度，而磺胺类药物MIC是能够抑制80%生长的最低浓度。

5. 判读结果时需注意以下几种情况。

（1）污染：如果在孵育3 d时观察到有孔内有细菌生长，可视为污染。污染也可导致一个孔内有生长，周围临接的孔没有生长的情况。单个孔污染可以忽略，但如果多个孔怀疑被污染，则应重新试验。

（2）跳孔：有时会出现"跳孔"（一个孔显示没有生长，而周边邻近的孔显示生长）。对此现象有多种解释，包括污染、突变、封膜褶皱或接种错误。单一的跳孔可以忽略不计。但为保证有效的抗生素治疗，请不要把跳孔判读为MIC，而是应读取连续没有生长的药物浓度最低的孔为MIC。

（3）混合培养物：除了上述（1）中说明的情况外，如果出现两个终点值，表现为一个清晰的"纽扣"状生长，跟随几个弥漫性生长后就不再见"纽扣"状生长（或纽扣变小），则有可能是混合细菌生长。应在适当的琼脂培养基上进行再培养以检测纯度。如果检测到混合培养，那么试验结果无效。

七、质量控制

质控检测的频率应根据实验室指南进行。质控菌株应在适当的培养基上进行培养以检查纯度。如果检测到混合培养物，则试验结果无效。

所有Sensititre药敏板均包括阳性对照微孔。除非所有阳性对照微孔均有明显生长表现，否则试验无效。

多个因素影响MIC，包括微生物状态、接种液密度、温度和肉汤。实践中，重复的MIC结果成正态分布,大部分结果应落在众数的1个稀释度内。如果质控菌株MIC落入上述范围,可认为此次试验程序符合要求。如果QC结果不在此范围,不应报告结果。

(一) 结核分枝杆菌

表12-4-7-1列出了结核分枝杆菌的预期Sensititre质量控制范围。对于这些菌株接种和结果读取的程序与前面所描述的一致。

表 12-4-7-1　结核分枝杆菌质控菌株的预期质量控制范围

药　　物	结核分枝杆菌 ATCC 27294	结核分枝杆菌 ATCC 25177
阿米卡星	0.25 ～ 2	0.25 ～ 4
环丝氨酸	4.0 ～ 8.0	4.0 ～ 8.0
乙硫异烟胺	0.6 ～ 5	0.6 ～ 5
乙胺丁醇	≤ 2	≤ 2
异烟肼	≤ 0.5	≤ 0.06
卡那霉素	0.6 ～ 5	0.6 ～ 10
莫西沙星	≤ 0.5	≤ 0.06
氧氟沙星	0.5 ～ 2	≤ 1
对氨基水杨酸	≤ 0.5	≤ 0.5
利福平	≤ 0.5	≤ 0.12
利福布汀	≤ 0.12	≤ 0.12
链霉素	0.5 ～ 2	0.5 ～ 4

(二) 快生长NTM、慢生长NTM、诺卡菌和其他有氧放线菌质控方案

下页表12-4-7-2列出了使用分枝杆菌菌株暂定的QC范围。在其他数据可用前,CLSI文件M100中记录的金黄色葡萄球菌ATCC 29213以及其他非分枝杆菌QC菌株及其范围可用于质控试验(第204页表12-4-7-3)。

CLSI M100 QC菌株都应使用与快生长分枝杆菌相同的接种方法,除了下列步骤:50 μl接种物应当加入至Sensititre Mueller Hinton肉汤培养基(添加TES),切勿使用添加有OADC的肉汤培养基。35℃培养18 ～ 24 h后读取结果。

鸟分枝杆菌700898 QC菌株应当在非CO_2培养箱中35℃培养,培养7 d后读取结果。如果阳性对照生长情况良好,读取结果。否则,重新培养最多10 d。CLSI M24提供了读取指南和不同生长模式的说明。

鸟分枝杆菌700898可观察到不同的形态。有3种菌落类型(① 光滑、圆形;② 边缘粗糙、半透明圆形;③ 边缘粗糙、透明,扁平形)。接种所用菌落类型可能对MIC造成影响。鸟分枝杆菌700898不同形态培养物的异烟肼、莫西沙星和利福平的MIC可能不同。

表 12-4-7-2　分枝杆菌 QC 菌株 [a] 和金黄色葡萄球菌 ATCC 29213 暂定的质控范围

抗　菌　剂	金黄色葡萄球菌 ATCC 29213	外来分枝杆菌 ATCC 700686	耻垢分枝杆菌 ATCC 19420	鸟分枝杆菌 ATCC700898
阿米卡星		≤ 1 ～ 4[*]	0.12 ～ 0.5	2 ～ 16
阿莫西林/克拉维酸（2∶1）	0.12/0.06 ～ 0.5/0.25			
卷曲霉素	—	1.25 ～ 10	1.25 ～ 5	5 ～ 40
头孢噻肟	1 ～ 4			
头孢吡肟	1 ～ 4			
头孢西丁	1 ～ 4[*]	4 ～ 32[*]		
头孢曲松	1 ～ 8			
环丙沙星	0.12 ～ 0.5[*]	≤ 0.12 ～ 0.5[*]	0.25 ～ 1[**]	2 ～ 16[c]
克拉霉素	0.12 ～ 0.5[*]	≤ 0.06 ～ 0.5[*]		0.25 ～ 4[c]
氯法齐明	—	0.25 ～ 1	0.12 ～ 0.5	—
多西环素	0.12 ～ 0.5[*]	0.12 ～ 0.5[*]		≥ 2[c]
乙胺丁醇		2 ～ 16		2 ～ 16
乙硫异烟胺	—	> 20	20 ～ 80[****]	0.6 ～ 5（7 d 培养） ――――――― 1.25 ～ 10（10 ～ 11 d 培养）
加替沙星	0.03 ～ 0.12	≤ 0.12[**]	≤ 0.12[**]	
亚胺培南	0.015 ～ 0.06[*]	2 ～ 16[*]		
异烟肼	—		1 ～ 4	≥ 1[c]
卡那霉素	1 ～ 4	1.25 ～ 10	≤ 0.06	1.25 ～ 10
左氧氟沙星	0.06 ～ 0.5	0.12 ～ 0.5[***]	0.12 ～ 0.5[***]	
利奈唑胺	1 ～ 4[*]	1 ～ 8[*]		8 ～ 32[c]
美罗培南	0.03 ～ 0.12[*]	2 ～ 16[*]		
米诺环素	0.06 ～ 0.54	0.12 ～ 0.5[*]		
莫西沙星	0.015 ～ 0.12	≤ 0.06 ～ 0.25[*]		0.25 ～ 4[c]
氧氟沙星	0.12 ～ 1	≤ 0.25 ～ 0.5	0.25 ～ 1	
利福布汀（安莎霉素）	—	1 ～ 8	1 ～ 4	≤ 0.25 ～ 1[c]
利福平	0.004 ～ 0.015	8 ～ 64	> 16	≥ 1[c]
链霉素	—	16 ～ 64	0.5 ～ 2	4 ～ 32

（续表）

抗 菌 剂	金黄色葡萄球菌 ATCC 29213	外来分枝杆菌 ATCC 700686	耻垢分枝杆菌 ATCC 19420	鸟分枝杆菌 ATCC700898
磺胺甲噁唑	$32 \sim 128^{*b}$	$\leq 1 \sim 4^*$		
四环素	$0.12 \sim 1$			
替加环素	$0.03 \sim 0.25$			
妥布霉素	$0.12 \sim 1^*$	$2 \sim 8^*$		
磺胺甲噁唑/甲氧苄啶	$\leq 0.5/9.5^*$	$\leq 0.25/4.8 \sim 2/38^*$		$0.25/4.8 \sim 2/38$

注：a. CLSI M100 QC范围。b. 列出的MIC范围是金黄色葡萄球菌对磺胺异噁唑的MIC。c. 范围基于Sensititre内部试验；鸟分枝杆菌700898的MIC可能会受到菌落形态的影响。
* CLSI M24 QC范围。** 范围基于来源于参考文献3的数据。*** 范围基于来源于相关参考文献的数据。**** 与培养时间有关。范围仅基于72 h培养。

表 12-4-7-3　额外的 QC[a] 范围

抗 菌 剂	粪肠球菌 ATCC 29212	大肠埃希菌 ATCC 25922	铜绿假单胞菌 ATCC27853	大肠埃希菌 ATCC35218
阿米卡星		$0.5 \sim 4$	$1 \sim 4$	
阿莫西林/克拉维酸（2：1）	$0.25/0.12 \sim 1/0.5$	$2/1 \sim 8/4$		$4/2 \sim 16/8$
头孢噻肟		$0.03 \sim 0.12$	$8 \sim 32$	
头孢吡肟		$0.015 \sim 0.12$	$1 \sim 8$	
头孢西丁		$2 \sim 8$		
头孢曲松		$0.03 \sim 0.12$	$8 \sim 64$	
环丙沙星	$0.25 \sim 2$	$0.004 \sim 0.015$	$0.25 \sim 1$	
多西环素	$2 \sim 8$	$0.5 \sim 2$	$4 \sim 32^b$	
加替沙星	$0.12 \sim 1$	$0.008 \sim 0.03$	$0.5 \sim 2$	
亚胺培南	$0.5 \sim 2$	$0.06 \sim 0.25$	$1 \sim 4$	
卡那霉素	$16 \sim 64$	$1 \sim 4$		
左氧氟沙星	$0.25 \sim 2$	$0.008 \sim 0.06$	$0.5 \sim 4$	
利奈唑胺	$1 \sim 4$			
美罗培南	$2 \sim 8$	$0.008 \sim 0.06$	$0.25 \sim 1$	
米诺环素	$1 \sim 4$	$0.25 \sim 1$		

（续表）

抗　菌　剂	粪肠球菌ATCC 29212	大肠埃希菌ATCC 25922	铜绿假单胞菌ATCC27853	大肠埃希菌ATCC35218
莫西沙星	0.06～0.05	0.008～0.06	1～8	
氧氟沙星	1～4	0.015～0.12	1～8	
利福布汀（安莎霉素）		4～16[b]		
利福平	0.5～4	4～16	16～64	
链霉素		4～16[b]		
四环素	8～32	0.5～2	8～32	
替加环素	0.03～0.12	0.03～0.25		
妥布霉素	8～32	0.25～1	0.25～1	
磺胺甲噁唑/甲氧苄啶	≤0.5/9.5	≤0.5/9.5	8/152～32/608	

注：a. CLSI M100 QC 范围除非另有规定，否则均为 CLSI M100 QC 范围。b. 范围均基于 Sensititre 内部试验。

八、检验方法的局限性

1. 进行结核分枝杆菌药敏检测时，如果 7H9 药敏接种培养液不含 OADC，则结果是无效的。

2. 不应当报告龟分枝杆菌和脓肿分枝杆菌的亚胺培南药敏结果。

3. 妥布霉素是一种针对龟分枝杆菌的氨基糖苷类抗生素，因此应仅针对此细菌进行报告。

九、注意事项

1. 仅用于体外诊断。

2. 所有样本具有潜在危害，样本中可能存在致病因子，试剂中含有动物源性物质，有携带和传播疾病的潜在风险，应遵照通用预防措施及感染性废弃物处理原则。

3. 操作结核分枝杆菌推荐的生物安全防护级别为 BSL-3 级，包括污染的设备和设施。

4. 只有接受过药敏检测技术培训的人员才可以进行检测操作。

十、临床意义

Sensititre MYCOTBI 采用 MIC 方法。与传统方法相比，可以提供更确切的耐药信息。比例法（或绝对浓度法）只能定性判断耐药还是敏感，MIC 不仅可以判断是否耐药，还能区分菌株的不同耐药程度。其具有三个重要意义。① 为耐药机制研究提供有意义的参考,因为不同的耐药机制可能导致的耐药程度不一样。② 给临床选药提供更为详细的选药依据,某些药物的疗效与剂量呈正相关,对某些耐药的患者来说,提高用药剂量可以获得增强的杀菌活性,即在低剂量时表现为耐药的菌株在高剂量治疗方案中被杀死,比如异烟肼,这样在抗结核药物有限的情况下增加了可选的药物数量。③ 使用MIC方法,Sensititre MYCOTBI板条检测时间为7 ~ 21 d,比传统的方法检测(平均30 d)速度更为快捷。

附件一: 菌落计数程序

1. 立即用1 μl接种环从已接种标本板条阳性生长对照孔上取样,接种到Middlebrook 7H10琼脂板上。

2. 用另一个接种环(1 μl)从同一个生长孔内取样,与50 μl无菌去离子水混合。将1 μl该稀释液接种到另一块Middlebrook 7H10琼脂板上,获得可计数的菌落。

3. 在适当条件下于35 ~ 37℃孵育这两块平板14 d。

4,读数如下表12-4-11-1。

表 12-4-11-1　菌落读数

菌 落 计 数	菌 落 数	
	0.001平板	1/50稀释液
$< 5 \times 10^4$	< 50	0
5×10^4	$50 \sim 100$	$0 \sim 2$
$(1 \sim 5) \times 10^5$	> 100	≤ 10
$> 5 \times 10^5$	> 100	> 10

附件二: 药敏板药物分布表

参见表12-4-12-1、表12-4-12-2、表12-4-12-3。

表 12-4-12-1　MYCOTBI 药物分布

1	2	3	4	5	6	7	8	9	10	11	12
OFL	MXF	RFP	AMK	STR	RFB	PAS	ETH	CYC	INH	KAN	EMB
32	8	16	16	32	16	64	40	256	4	40	32
OFL	MXF	RFP	AMK	STR	RFB	PAS	ETH	CYC	INH	KAN	EMB
16	4	8	8	16	8	32	20	128	2	20	16
OFL	MXF	RFP	AMK	STR	RFB	PAS	ETH	CYC	INH	KAN	EMB

（续表）

8	2	4	4	8	4	16	10	64	1	10	8
OFL	MXF	RFP	AMK	STR	RFB	PAS	ETH	CYC	INH	KAN	EMB
4	1	2	2	4	2	8	5	32	0.5	5	4
OFL	MXF	RFP	AMK	STR	RFB	PAS	ETH	CYC	INH	KAN	EMB
2	0.5	1	1	2	1	4	2.5	16	0.25	2.5	2
OFL	MXF	RFP	AMK	STR	RFB	PAS	ETH	CYC	INH	KAN	EMB
1	0.25	0.5	0.5	1	0.5	2	1.2	8	0.12	1.2	1
OFL	MXF	RFP	AMK	STR	RFB	PAS	ETH	CYC	INH	KAN	EMB
0.5	0.12	0.25	0.25	0.5	0.25	1	0.6	4	0.06	0.6	0.5
OFL	MXF	RFP	AMK	STR	RFB	PAS	ETH	CYC	INH	POS	POS
0.25	0.06	0.12	0.12	0.25	0.12	0.5	0.3	2	0.03	CON	CON

注：OFL 为氧氟沙星，MXF 为莫西沙星，RFP 为利福平，AMK 为阿米卡星，STR 为链霉素，RFB 为利福布汀，PAS 为乙酰水杨酸，ETH 为乙硫异烟胺，CYC 为环丝氨酸，INH 为异烟肼，KAN 为卡那霉素，EMB 为乙胺丁醇，POS 为阳性对照孔。

表 12-4-12-2　RAPMYCOI 药物分布

1	2	3	4	5	6	7	8	9	10	11	12
SXT	SXT	SXT	SXT	SXT	SXT	LZD	LZD	LZD	LZD	LZD	LZD
0.25/4.75	0.5/9.5	1/19	2/38	4/76	8/152	1	2	4	8	16	32
CIP	CIP	CIP	CIP	CIP	CIP	IMI	IMI	IMI	IMI	IMI	IMI
0.12	0.25	0.5	1	2	4	2	4	8	16	32	64
MXF	MXF	MXF	MXF	MXF	MXF	FEP	FEP	FEP	FEP	FEP	FEP
0.25	0.5	1	2	4	8	1	2	4	8	16	32
FOX	FOX	FOX	FOX	FOX	FOX	AMX/CLV	AMX/CLV	AMX/CLV	AMX/CLV	AMX/CLV	AMX/CLV
4	8	16	32	64	128	2/1	4/2	8/4	16/8	32/16	64/32
AMK	AMK	AMK	AMK	AMK	AMK	AMK	CEF	CEF	CEF	CEF	CEF
1	2	4	8	16	32	64	4	8	16	32	64
DOX	DOX	DOX	DOX	DOX	DOX	DOX	DOX	MIN	MIN	MIN	MIN
0.12	0.25	0.5	1	2	4	8	16	1	2	4	8
TGC	TGC	TGC	TGC	TGC	TGC	TGC	TGC	TGC	TOB	TOB	TOB

（续表）

0.015	0.03	0.06	0.12	0.25	0.5	1	2	4	1	2	4
CLA	CLA	CLA	CLA	CLA	CLA	CLA	CLA	CLA	TOB	TOB	POS
0.06	0.12	0.25	0.5	1	2	4	8	16	8	16	CON

注：SXT 为磺胺甲噁唑/甲氧苄啶，MXF 为莫西沙星，LZD 为利奈唑胺，AMK 为阿米卡星，CIP 为环丙沙星，IMI 为亚胺培南，FEP 为头孢吡肟，FOX 为头孢西丁，AMX/CLV 为阿莫西林/克拉维酸2 ：1，CEF 为头孢曲松，DOX 为多西环素，MIN 为米诺环素，TGC 为替加环素，TOB 为妥布霉素，CLA 为克拉霉素，POS 为阳性对照孔。

表 12-4-12-3　SLOMYCO 药物分布

1	2	3	4	5	6	7	8	9	10	11	12
CLA	CLA	CLA	CLA	CLA	CLA	CLA	CLA	CIP	STR	DOX	ETH
0.06	0.12	0.25	0.5	1	2	4	8	16	64	16	20
CLA	CLA	CLA	MXF	RFP	SXT	AMK	LZD	CIP	STR	DOX	ETH
16	32	64	8	8	8/152	64	64	8	32	8	10
RFB	EMB	INH	MXF	RFP	SXT	AMK	LZD	CIP	STR	DOX	ETH
8	16	8	4	4	4/76	32	32	4	16	4	5
RFB	EMB	INH	MXF	RFP	SXT	AMK	LZD	CIP	STR	DOX	ETH
4	8	4	2	2	2/38	16	16	2	8	2	2.5
RFB	EMB	INH	MXF	RFP	SXT	AMK	LZD	CIP	STR	DOX	ETH
2	4	2	1	1	1/19	8	8	1	4	1	1.2
RFB	EMB	INH	MXF	RFP	SXT	AMK	LZD	CIP	STR	DOX	ETH
1	2	1	0.5	0.5	0.5/9.5	4	4	0.5	2	0.5	0.6
RFB	EMB	INH	MXF	RFP	SXT	AMK	LZD	CIP	STR	DOX	ETH
0.5	1	0.5	0.25	0.25	0.25/4.75	2	2	0.25	1	0.25	0.3
RFB	EMB	INH	MXF	RFP	SXT	AMK	LZD	CIP	STR	DOX	POS
0.25	0.5	0.25	0.12	0.12	0.12/2.38	1	1	0.12	0.5	0.12	CON

注：AMK 为阿米卡星，SXT 为磺胺甲噁唑/甲氧苄啶，MXF 为莫西沙星，LZD 为利奈唑胺，STR 为链霉素，CIP 为环丙沙星，RFP 为利福平，RFB 为利福布汀，ETH 为乙硫异烟胺，INH 为异烟肼，EMB 为乙胺丁醇，DOX 为多西环素，CLA 为克拉霉素，POS 为阳性对照孔。

（曾然然）

第十三章

重要培养基配制

第一节　固体培养基的配制

从临床标本中培养分离出分枝杆菌是结核病诊断的金标准。固体培养基主要是用于临床标本分离培养、保存菌株及测定结核杆菌对抗生素的敏感度,其特点是能观察到菌落形态并作鉴别之用。结核分枝杆菌在固体培养基上繁殖一代需15～20 h,2～5周才出现肉眼可见的菌落。理想的培养基应具备下列条件:① 能有利于少量细菌的生长;② 促使其迅速生长;③ 容易显示出典型菌落以便鉴别;④ 能阻止污染杂菌发生;⑤ 培养基的pH必须合适,以有助于所欲检查之某种细菌的生长。如以结核菌的培养基为例,其pH应为6.5～7.2。

最常见的鸡蛋培养基是罗氏培养基和小川培养基。Petragnani培养基增高了孔雀绿浓度,常用于伤口或脓液等污染标本,其生长较罗氏培养基慢。ATS培养基的孔雀绿含量较低,常用于脑脊液和关节液等无菌标本。改进的罗氏培养基加入0.4%丙酮酸盐,可提高牛分枝杆菌和耐药结核分枝杆菌检出率。琼脂为基础的米氏培养基和Cohen培养基是透明培养基,10～12 d即可检出菌落,而罗氏培养基等不透明的培养基需要18～24 d。透明的培养基还可供技术人员将平板置于解剖镜上观察微小菌落,以早期鉴定结核杆菌和其他菌种。

一、中性罗氏培养基

中性罗氏固体培养基为分枝杆菌分离培养、菌株传代的基础培养基。用于离心中和法培养、菌株传代及药物敏感性试验。培养基含有丰富的营养,能满足分枝杆菌生长所需的碳源和氮源;磷酸盐为缓冲剂,能维持培养基的pH;孔雀石绿抑制杂菌的生长。

1. 培养基的制备

(1)基础液:见表13-1-1-1。

(2)孔雀石绿溶液:孔雀石绿染料2.0 g,无

表 13-1-1-1　中性罗氏培养基基础液组成

名　　称	用　　量
KH_2PO_4	2.4 g
柠檬(枸橼)酸镁	0.6 g
$MgSO_4 \cdot 7H_2O$	0.24 g
天门冬素	3.6 g
丙三醇	12 ml
蒸馏水	600 ml

注:3.6 g天门冬素可用谷氨酸钠(纯度≥99%)7.2 g代替,加热溶解,121℃ 20 min灭菌,备用。

菌蒸馏水 100 ml。37℃温箱放置 1～2 h 助溶。孔雀石绿液不能长期保存,如出现沉淀或颜色变浅,都应废弃并制备新鲜溶液。

(3)全卵液的匀化:将新鲜鸡蛋用洗洁精刷洗干净后于 75% 乙醇中浸泡 30 min,晾干后使用。以无菌操作方式制备匀化全卵液,并用双层以上无菌纱布过滤去除不能匀化的膜状物。

(4)培养基的配制:在无菌条件下将下列成分倒入一个大的无菌烧瓶中充分混匀:基础液 600 ml,孔雀石绿溶液 20 ml,匀质全卵液 1 000 ml。充分混匀后的培养基溶液静置 30～60 min,然后分装在无菌螺旋盖培养瓶内,注意拧紧盖子。每支量约 8 ml 以培养基斜面高度占试管的 2/3,且底部充满培养基为佳。培养基分装结束后要尽快(15 min 内)开始凝固过程,以防沉淀发生。

(5)培养基凝固:培养基放入凝固器之前,先将凝固器温度升至 85℃,培养基放入后待温度达到 85℃时开始计算时间,凝固 50 min 后及时将培养基从凝固器中取出或以电动风机将其冷却。凝固好的培养基斜面呈鲜艳的黄绿色,表面光滑无泡,具有一定的韧性和酸碱缓冲能力。

(6)培养基的保存:质量合格的培养基,注明日期后分装于防潮包装内,4℃保存。保存期不能超过 4 周。培养基保存前应检查瓶盖有无封闭,防止培养基干化和冰箱凝结水的渗水造成污染。

2. 培养基制备的注意事项

(1)在培养基制备间内进行,制备培养基时应有相应原始记录。

(2)培养基制备前应对培养基制备间进行消毒。

(3)制备培养基的所有物品均应高压灭菌。

(4)85℃加热是使培养基固化,而不是灭菌,所以整个操作应在无菌条件下进行。

(5)培养基凝固时,温度过高或时间过长都会降低培养基的质量,培养基褪色可能是因为温度过高。培养基表面出现气泡说明凝固有差错。

(6)凝固时最好采用蒸汽凝固器,此时培养基受热均匀。

3. 储存条件　2～8℃冰箱。

4. 有效期　1 个月内使用,确保培养基质量。

5. 质量控制

(1)冷却后的整批培养基或抽取一部分,置于 37℃孵育 24 h 进行无菌试验。对质量不合格的培养基,如出现气泡、干涸、量不足及发生污染等,必须废弃。

(2)每批培养基应抽取部分接种质控菌株(H$_{37}$RV 标准株 ATCC)10^{-3} mg,观察生长情况。

二、酸性罗氏培养基

该培养基为分枝杆菌简单法分离培养的培养基。高剂量的磷酸二氢钾(KH$_2$PO$_4$)使用培养基 pH 为 6.5 弱酸性,蓝绿色,可中和缓冲简单分离法前处理后的 NaOH(NaOH),使菌株在合适的环境下生长(参见下页表 13-1-2-1)。

1. 配方 见表 13-1-2-1。

表 13-1-2-1 酸性罗氏培养基的配方

成 分		使 用 量
无机盐成分	磷酸二氢钾（KH_2PO_4）	14 g
	硫酸镁（$MgSO_4 \cdot 7H_2O$）	0.24 g
	枸橼酸镁（Magnesium citrate）	0.6 g
	L-天冬酰胺（L-Asparagine）或谷氨酸钠（Sodium glutamate）	3.6 g/7.2 g
	丙三醇（Glycerol）	12 ml
	蒸馏水或去离子水	600 ml
	鸡蛋匀液	1 000 ml
	孔雀石绿 2%（Malachite green）	20 ml

2. 培养基制备、保存、注意事项 参照上文"中性罗氏培养基"配制（参见本书第209～210页）。

3. 质量控制 每批培养基应进行表观检查，抽取部分做无菌试验，部分接种质控菌株（$H_{37}RV$ 标准株 ATCC）10^{-3} mg，观察生长情况。

4. 培养基储存条件 2～8℃冰箱。

5. 有效期 1个月内使用，确保培养基质量。

三、丙酮酸钠罗氏培养基

用于从标本中分离牛结核分枝杆菌或作为牛结核分枝杆菌的传种和保存。

培养基含牛结核分枝杆菌生长所必需的营养，丙酮酸钠促进牛结核分枝杆菌的生长，对其他结核分枝杆菌也有促生长作用，孔雀石绿抑制其他杂菌生长。

1. 配方 见表 13-1-3-1。

表 13-1-3-1 丙酮酸钠培养基的配方

成 分		使 用 量
无机盐成分	磷酸二氢钾（KH_2PO_4）	2.4 g
	硫酸镁（$MgSO_4 \cdot 7H_2O$）	0.24 g
	枸橼酸镁（Magnesium citrate）	0.6 g
	L-天冬酰胺（L-Asparagine）或谷氨酸钠（Sodium glutamate）	3.6 g/7.2 g
	丙酮酸钠（pyruvate）	7.2 g
	蒸馏水或去离子水	600 ml
鸡蛋匀液		1 000 ml
孔雀石绿 2%（Malachite green）		20 ml

2. 培养基制备、保存、注意事项　参照上文"中性罗氏培养基"配制（参见本书第209～210页）。

3. 质量控制　每批培养基应进行表观检查，抽取部分做无菌试验，部分接种牛结核分枝杆菌标准株10^{-3} mg，观察生长情况。

4. 培养基储存条件　2～8℃冰箱。

5. 有效期　1个月内使用，确保培养基质量。

四、小川（Ogawa）培养基

详见表13-1-4-1。

表 13-1-4-1　小川培养基配方和配制方法

成　分	使　用　量	配 制 方 法
基础溶液 1% KH$_2$PO$_4$	10 ml	将上述两种溶液混合，最终pH为6.8，分装4 ml制备斜面，在85℃蒸浓60 min
1%谷氨酸钠	100 ml	
全蛋匀液	200 ml	
甘　油	6 ml	
2%孔雀石绿溶液	6 ml	

五、苏通（Sauton）培养基

非选择性培养基，多用于菌株传代和菌种鉴定。详见表13-1-5-1。

表 13-1-5-1　苏通培养基配方和配制方法

成　分	使　用　量	配 制 方 法
甘　油	60 ml	以上各成分除琼脂外先溶于蒸馏水内，用6 mol/L NaOH调节pH至7.2，然后加入琼脂，在100℃加热熔化，分装每管4 ml，再在121℃ 20 min高压灭菌。冷却，制备斜面
KH$_2$PO$_4$	0.5 g	
MgSO$_4$	0.5 g	
柠檬酸	2.0 g	
柠檬酸铁铵	0.05 g	
谷氨酸钠或L-天冬氨酸	4.0 g	
蒸馏水	970.0 ml	

六、Middlebrook 7H10与7H11琼脂培养基

7H9基础上加入琼脂而成的培养基，培养基透明，可在菌株培养10～14 d通过光学显微

镜的10倍目镜观察到细小的菌落,快速报告结果。营养增强剂与抗生素在溶液50～60℃时加入,不破坏营养成分,抗生素浓度与活性得到保证。不加抑菌剂成分的培养基可作为非选择性培养基做菌种传代,或加入抗结核药物成为药敏培养基。

1. 配方　7H11培养基的成分大致与7H10相同,比7H10培养基多了0.1%的酪蛋白水解物。配方见见表13-1-6-1。

表 13-1-6-1　7H10 与 7H11 琼脂培养基的配方

	成　　分	使　用　量
化学组分	Na$_2$HPO$_4$	1.5 g
	KH$_2$PO$_4$	1.5 g
	(NH$_4$)$_2$SO$_4$	0.5 g
	MgSO$_4$·7H$_2$O	0.05 g
	CaCl$_2$.	0.000 5 g
	ZnSO$_4$	0.001 g
	CuSO$_4$·5H$_2$O	0.001 g
	L-谷氨酸钠	0.5 g
	柠檬酸三钠·2H$_2$O	0.4 g
	柠檬酸铁铵	0.04 g
	盐酸吡哆醇	0.001 g
	生物素	0.000 5 g
	吐温-80	0.5 ml
	孔雀石绿	0.001 g
	甘油	5.0 ml
	琼脂粉	15 g
营养增强剂组分	油酸	0.5 g
	牛血白蛋白V	50 g
	催化酶	0.3 g
	酪蛋白水解物*	1.0 g
	葡萄糖	20.0 g
复合抗生素	两性霉素B	10.0 g/ml(终浓度)
	羧苄青霉素	50.0 g/ml(终浓度)
	多黏菌素B	200.0 g/ml(终浓度)
	乳酸增效磺胺	20.0 g/ml(终浓度)

*: 酪蛋白水解物仅用于7H11培养基。

2. 配制方法

（1）称量除琼脂粉以外的化学组分，与700 ml去离子水混合，各组分充分溶解后，加入琼脂粉，去离子水补充至900 ml，121℃蒸汽灭菌15～20 min后，放置在50～55℃水浴箱中。

（2）称取营养增强剂组分，加800 ml生理盐水充分溶解后，以6N NaOH（或1N HCL）调整溶液的pH为6.5～6.8，补充生理盐水至1 000 ml；该溶液使用亲水微孔滤膜或滤器（孔径≤0.22 μm）除菌。

（3）以无菌手续，将900 ml化学组分溶液、100 ml营养增强剂组分溶液以及复合抗生素，在水浴箱内充分混合，分装。

3. 培养基的保存　质量合格的培养基，注明日期后分装于防潮包装内，4℃保存。保存期不能超过4周。

4. 注意事项　注意混合三种溶液时的温度与速度，温度太高会影响营养成分及抗生素浓度，温度太低琼脂会自动凝固，混合后须马上分装成平板或试管。

5. 质量控制　见表13-1-6-1。

七、ATS培养基（American Trudeau Society）用于分枝杆菌培养

详见表13-1-7-1。

表 13-1-7-1　ATS 培养基配方和配制方法

成　分	使 用 量	制 作 方 法
马铃薯淀粉	20 g	加温溶解后，100℃加热煮沸
甘　油	10 ml	
蒸馏水	500 ml	
卵黄液	500 ml	与上述溶液混合，分装4～8 ml制备斜面，85℃，50 min凝固灭菌，凝固水pH为6.5
1%孔雀石绿溶液	20 ml	

八、改良TSA-L培养基（适用于L型分枝杆菌培养）

详见表13-1-8-1。

表 13-1-8-1　改良 TSA-L 培养基配方和配制方法

	成　分	使 用 量	配 制 方 法
A组分（调pH至7.8）	胰　胨	3 g	A、B两组分高压灭菌后，与C组分于45℃混合，倾注平板或制备斜面
	大豆蛋白胨	1 g	
	磷酸氢二钾	0.5 g	

（续表）

	成　分	使 用 量	配 制 方 法
A组分（调pH至7.8）	氯化钠	1 g	A、B两组分高压灭菌后，与C组分于45℃混合，倾注平板或制备斜面
	胱氨酸	0.02 g	
	氯化血红蛋白结晶	30 µg/ml	
	蒸馏水	加至100 ml	
B组分	DL-蛋氨酸	0.2 g	
	蔗　糖	50 g	
	MgSO₄ · 7H₂O	1.5 g	
	琼脂粉	2.4 g	
	加蒸馏水	至200 ml	
C组分	马血清	35 ml	

（蔡杏珊　钱雪琴　卢洪洲）

第二节　液体培养基配制

Middlebrook 7H9（米氏7H9）和Doubos tween白蛋白肉汤是最常见的肉汤培养基，用于再次培养和药敏试验，也用于少量细菌增菌，如脑脊液无菌标本。20世纪70年代发展出的商品化、自动化培养系统，包括有放射性的BACTEC460培养体系和无放射性的MB/BacT Alert 3D、BACTEC Myco/Flytic、BACTEC MGIT 960、VersaTREK培养系统，均以米氏7H9液体培养基为基础，通过测定细菌生长代谢，检测分枝杆菌生长。

一、Middlebrook 7H9液体培养基

Middlebrook 7H9是一种复合培养基，主要用于MGIT960、BacT/AlERT 3D、ESP Ⅱ等自动化培养系统的分枝杆菌的液体培养。培养基含有丰富的营养，能满足分枝杆菌生长所需的碳源和氮源；磷酸盐为缓冲剂，能维持培养基的pH；培养基同时加入牛血清蛋白、油酸等营养增强剂，以及加入复合抗生素抑制杂菌的生长。

1. 配方　见下页表13-2-1-1。

2. 配制方法

（1）称量化学组分，与800 ml去离子水混合，各组分充分溶解后，去离子水补充至1 000 ml，121℃蒸汽灭菌20～30 min。

（2）称取营养增强剂组分，加800 ml生理盐水充分溶解后，以6N NaOH（或1N HCL）调

表 13-2-1-1　7H9 液体培养基的配方

	成　分	使　用　量
化学组分	Na_2HPO_4	2.5 g
	KH_2PO_4	1.0 g
	$(NH_4)_2SO_4$	0.5 g
	$MgSO_4 \cdot 7H_2O$	0.05 g
	$CaCl_2.$	0.000 5 g
	$ZnSO_4$	0.001 g
	$CuSO_4 \cdot 5H_2O$	0.001 g
	L-谷氨酸钠	0.5 g
	柠檬酸三钠·$2H_2O$	0.1 g
	柠檬酸铁铵	0.04 g
	盐酸吡哆醇	0.001 g
	生物素	0.000 5 g
	吐温-80	0.5 ml
营养增强剂组分	油　酸	0.5 g
	牛血白蛋白V	50.0 g
	催化酶	0.3 g
	葡萄糖	20.0 g
复合抗生素	两性霉素B	10.0 g/ml（终浓度）
	羧苄青霉素	50.0 g/ml（终浓度）
	多黏菌素B	200.0 g/ml（终浓度）
	乳酸增效磺胺	20.0 g/ml（终浓度）

整溶液的pH为6.5～6.8,补充生理盐水至1 000 ml;该溶液使用亲水微孔滤膜或滤器(孔径≤0.22 μm)除菌。

(3)每管化学组分溶液分装7 ml到无菌培养管中。

(4)接种菌株前,化学组分溶液加入营养增强剂充分混合,使其达到9∶1的比例,同时加入复合抗生素作为杂菌抑制剂,使溶液达到药物的最终浓度。

3. 培养基的保存　质量合格的培养基,注明日期后分装于防潮包装内,4℃保存。保存期不能超过4周。

4. 注意事项　营养增强剂与复合抗生素须在接种菌株或标本前加入,以确保营养增强剂不会变质,抗生素浓度不会衰减下降。

5. 质量控制

每批培养基应进行表观检查,抽取部分做无菌试验,部分接种分枝杆菌标准株菌悬液0.5 ml,观察生长情况,见表13-2-1-2。

表 13-2-1-2　培养基的质量控制

菌　株　名　称	ATCC 编号	0.5麦氏单位菌悬液的稀释度	出现阳性结果的天数（固体培养基）	出现阳性结果的天数（液体培养基）
结核分枝杆菌	27294	1∶500	15～20	6～10
堪萨斯分枝杆菌	12478	1∶50 000	15～20	6～11
偶发分枝杆菌	6841	1∶5 000	3～7	1～3

二、液体Dubos培养基

一种复合培养基,由化学组分和营养增强剂组分共同组成,多用于分枝杆菌增菌。

1. 配方　见表13-2-2-1。

表 13-2-2-1　液体 Dubos 培养基的配方

	成　　分	使　用　量
化学组分	K_2HPO_4	1.0 g
	$Na_2HPO_4 \cdot 12H_2O$	6.3 g
	柠檬酸铁铵	0.05 g
	$MgSO_4$	0.01 g
	天门冬氨酸	1.2 g
	氯化钙	0.000 5 g
	硫酸锌	0.001 g
	$CuSO_4$	0.000 1 g
	吐温-80	0.5 ml
营养增强剂组分	酪蛋白水解物	2.0 g
	牛血白蛋白	5.0 g
	葡萄糖	5.0 g

2. 配制方法

（1）将化学组分与800 ml去离子水混合,溶解后用6 mol/L的NaOH调整pH为6.5～6.8,

补充水至 900 ml，121℃加热 20～30 min。

（2）将营养增强剂与 80 ml 生理盐水混合，56℃ 30 min 水浴溶解后，用 6 mol/L 的 NaOH 调整 pH 为 6.5～6.8，生理盐水补充至 100 ml，用孔径 < 0.22 μm 滤膜或滤器过滤除菌。

（3）用无菌方法充分混合化学组分和营养剂成分，分装待用。

（4）在化学组分中添加 15 g 琼脂粉，可改进为琼脂固体培养基。

三、改良柯尔施纳（Kirschner）培养基

配方及配制方法见表 13-2-3-1。

表 13-2-3-1　改良柯尔施纳培养基配方和配制方法

成　分	使用量	制作方法
KH_2PO_4	2.0 g	
$Na_2HPO_4 \cdot 12H_2O$	19.0 g	
$MgSO_4$	0.6 g	
柠檬酸钠	2.5 g	将各成分在蒸馏水内溶解，每管分装 9 ml，经 115℃加热 10 min 高压灭菌待用，使用时加 1 ml 无菌马血清，并加入青霉素 10 U/ml，以减少污染。最终 pH 为 6.9～7.2，苯酚红可指示所加中和物质的不足，并可指示污染
天门冬酰胺	5.0 g	
甘　油	20.0 ml	
蒸馏水	1 000.0 ml	
0.4% 酚红	3.0 ml	

四、改良普罗斯考尔（Pros-Kaur 和 Beck）培养基

配方见表 13-2-4-1。

表 13-2-4-1　改良普罗斯考尔（Pros-Kaur 和 Beck）培养基配方和配制方法

成　分	使用量	制作方法
天门冬酰胺	0.5 g	
KH_2PO_4	0.05 g	按照上述顺序将各成分在蒸馏水内溶解，应保证在前一种成分溶解后再加入下一种。用 4% 的 NaOH 调节 pH 为 7.0，再加入 1.5 g 柠檬酸镁。经 121℃，20 min 高压灭菌，待冷却后再加入无菌人血清或牛血清或马血清或血浆，使终浓度为 10%
甘　油	2.0 ml	
蒸馏水	100.0 ml	

五、92-3 TB-L 液体培养基

适用于分枝杆菌 L 型培养，配方及配制方法见下页表 13-2-5-1。

表 13-2-5-1　92-3 TB-L 液体培养基配方和配制方法

成　分	使用量	配制方法
葡萄糖	2.0 g	
天门冬素	5.0 g	
KH_2PO_4	2.5 g	
$Na_2HPO_4 \cdot 12H_2O$	1.0 g	
柠檬酸钠	2.5 g	1. 加蒸馏水至 900 ml, 再以 4% NaOH. 调整 pH 至 7.0
硫酸镁	0.5 g	
明　胶	4.0 g	
氯化钠	30.0 g	
甘　油	20.0 ml	
1% 孔雀石绿	1.0 ml	2. 加 1% 孔雀石绿 1 ml, 分装, 每瓶 90 ml, 8 磅高压 15 min 冷却后, 加处理过的无菌血浆 10 ml。加入血浆后, 无菌操作分装于
无菌血浆*	10.0 ml	小试管中, 每管 2 ～ 3 ml, 温箱培养 48 h 后无菌生长方可用

*血浆处理: 血库人血浆 56℃ 1 h, 4℃ 冰箱过夜, 次日 1 500 g 离心 30 min。注意: 100 ml 装的含血浆备用培养基, 用黑纸包好, 以免储存过程中遇光后孔雀石绿褪色, 失去抑制杂菌的功能。

六、92-3 TB-B 液体培养基配方

除不加氯化钠外, 其余同 92-3 TB-L 液体培养基, 用于分枝杆菌培养。

（蔡杏珊　钱雪琴）

第三节　固体鉴定培养基的配制

一、对硝基苯甲酸（PNB）罗氏培养基

结核分枝杆菌复合群在含有 PNB 的培养基中生长受到抑制; 大多数 NTM 菌种对 PNB 有一定的耐受性。分枝杆菌接种到 PNB 培养基上并与罗氏瓶作生长对照从而起到鉴定 NTM 与 MTC 的作用。

1. 培养基制备

（1）基础培养基制作见本章第一节"一、中性罗氏培养基的配制"（本书第 209 ～ 210 页）。

（2）PNB 溶液的配制和稀释: ① 称量 1.2 g PNB 药粉 +10 ml 二甲基甲酰胺溶解, 倒入稍热的中性罗氏培养基中配成 2 400 ml 的 PNB 培养基。确保培养基的终浓度为 500 μg/ml。② 混匀, 无菌分装 8 ml/管, 85℃ 凝固 50 min。

2. 培养基的保存、注意事项　参照本章第一节"一、中性罗氏培养基的配制"（本书第 209 ～ 210 页）, PNB 的溶解须少量多次与微热的鸡蛋罗氏培养基混合方可充分溶解。

3. 质量控制

（1）冷却后的整批培养基或抽取一部分，置于37℃孵育24 h进行无菌试验。对质量不合格的培养基，如出现气泡、干涸、量不足及发生污染等，必须废弃。

（2）每批PNB培养基应抽取部分接种阳性对照株（堪萨斯分枝杆菌，ATCC12478）和阴性对照菌株（结核分枝杆菌H37Rv，ATCC27294），观察生长情况。

4. 储存条件　2～8℃冰箱。

5. 有效期　1个月内使用，确保培养基质量。

二、噻吩-2-羧酸肼（TCH）罗氏培养基

一定浓度的TCH对牛分枝杆菌和少部分的结核分枝杆菌有抑制生长作用，而对大部分结核分枝杆菌无抑制作用，结核分枝杆菌复合群（MTC）接种到TCH罗氏培养基中并与罗氏培养基作生长对照，从而做结核分枝杆菌与牛分枝杆菌的鉴别。

1. 培养基制备

（1）基础培养基制作见本章第一节"一、中性罗氏培养基的配制"（本书第209～210页）。

（2）TCH溶液的配制和稀释：① 称量0.12 g TCH药粉加入10 ml无菌蒸馏水内混匀，充分溶解；每次取上液1 ml加入2 400 ml中性罗氏培养基中。确保培养基的终浓度为5 μg/ml。② 混匀，无菌分装8 ml/管，85℃凝固50 min。

2. 培养基的保存、注意事项　参照本章第一节"一、中性罗氏培养基的配制"（本书第209～210页）。

3. 质量控制

（1）冷却后的整批培养基或抽取一部分，置于37℃环境中孵育24 h进行无菌试验。对质量不合格的培养基，如出现气泡、干涸、量不足及发生污染等，必须废弃。

（2）每批TCH培养基应抽取部分接种阳性对照株（结核分枝杆菌，ATCC27294）、阴性对照菌株［牛分枝杆菌，CMCC（B）93006］，观察生长情况。

4. 储存条件　2～8℃冰箱。

5. 有效期　1个月内使用，确保培养基质量。

三、苦味酸培养基

苦味酸培养基能抑制龟分枝杆菌的生长，但脓肿分枝杆菌在此生长良好。接种于苦味酸培养基能鉴别以上两菌。

1. 培养基制备

（1）配方：谷氨酸钠0.4 g，枸橼酸钠0.2 g，KH_2PO_4 0.05 g，苦味酸0.2 g，$MgSO_4 \cdot 7H_2O$ 0.05 g，丙三醇3 ml，琼脂3 g。

（2）操作步骤：以上成分溶解于97 ml的蒸馏水，以10% NaOH调整pH为7.0～7.2，加琼脂3 g，121℃ 20 min灭菌，分装试管制成斜面使用。

2. 储存条件　2～8℃冰箱。

3. 有效期　1个月内使用,确保培养基质量。

4. 质量控制

(1)冷却后的整批培养基或抽取一部分,置于37℃孵育24 h进行无菌试验。对质量不合格的培养基,如出现气泡、干涸、量不足及发生污染等,必须废弃。

(2)每批培养基应抽取部分接种阳性对照株(脓肿分枝杆菌 ATCC19977)和阴性对照菌株(龟分枝杆菌 NCTC946),观察生长情况。

四、谷氨酸钠琼脂培养基

谷氨酸钠培养基能抑制鸟分枝杆菌、胃分枝杆菌、蟾分枝杆菌及大部分无色分枝杆菌和少部分胞内分枝杆菌的生长,但多数胞内分枝杆菌生长良好。接种于谷氨酸钠培养基能鉴别鸟-胞内分枝杆菌复合群各菌种。

1. 培养基制备

(1)配方:谷氨酸钠0.4 g,KH_2PO_4 0.05 g,$MgSO_4 \cdot 7H_2O$ 0.05 g,琼脂3 g,约1 g葡萄糖。

(2)操作步骤:谷氨酸钠0.4 g,KH_2PO_4 0.05 g,$MgSO_4 \cdot 7H_2O$ 0.05 g溶解于90 ml的蒸馏水中,以10% NaOH调整pH为7.0～7.2,加琼脂3 g,121℃ 20 min灭菌,按1%比例加入葡萄糖(注意无菌手续),分装试管制成斜面使用。

2. 储存条件　2～8℃冰箱。

3. 有效期　1个月内使用,确保培养基质量。

4. 质量控制

(1)冷却后的整批培养基或抽取一部分,置于37℃孵育24 h进行无菌试验。对质量不合格的培养基,如出现气泡、干涸、量不足及发生污染等,必须废弃。

(2)每批培养基应抽取部分接种阳性对照株(胞内分枝杆菌 ATCC13950)和阴性对照菌株(龟分枝杆菌 ATCC25291),观察生长情况。

五、5%的氯化钠罗氏培养基

一定浓度(5%)的NaCl对龟分枝杆菌有抑制生长作用,而对某些分枝杆菌(如脓肿)无抑制作用。细菌接种到5% NaCl罗氏培养基中并与罗氏培养基作生长对照,从而做某些分枝杆菌的鉴别。

1. 培养基制备

(1)基础培养基制作见本章第一节"一、中性罗氏培养基的配制"(本书第209～210页)。

(2)含5% NaCl培养基罗氏培养基中按5%(W/V)加入NaCl,混匀,无菌分装8 ml/管,85℃凝固50 min。

2. 培养基的保存、注意事项　参照见本章第一节"一、中性罗氏培养基的配制"(本书第209～210页)。

3. 质量控制

(1)冷却后的整批培养基或抽取一部分,置于37℃孵育24 h进行无菌试验。对质量不合格的培养基,如出现气泡、干涸、量不足及发生污染等,必须废弃。

（2）每批5% NaCl培养基应抽取部分接种龟分枝杆菌(NCTC946),并同时接种罗氏培养基作生长对照,观察生长情况,龟分枝杆菌在5% NaCl培养基上不长,但在罗氏培养基上生长。

4.储存条件 2～8℃冰箱。

5.有效期 1个月内使用,确保培养基质量。

（蔡杏珊）

第四节 固体药敏培养基的配制

一、固体药敏培养基

罗氏培养基内加入一定量的抗结核纯品药物成为含药培养基,结合中性罗氏培养管可进行比例法药敏检测和绝对浓度法药敏检测。

1. 对照培养管是中性罗氏培养基 制作见本章第一节"一、中性罗氏培养基的配制"（本书第209～210页）。

2. 含药培养基的配制

（1）抗结核药物溶液的配制和稀释

1）主要抗结核药物：异烟肼(INH)、利福平(RFP)、链霉素(STR)、乙胺丁醇(EMB)、阿米卡星(AMK)、莫西沙星(MXF)、左氧氟沙星(LVLX)、乙/丙硫异烟胺(ETH/PTH)、利福布汀(RFB)、卡那霉素(KAN)、氧氟沙星(OFX)、加替沙星(GFX)、卷曲霉素(CM)、对氨基水杨酸(PAS)等。

2）药敏试验用抗结核药物应从厂家取得纯品,并确认纯度和效价,在有效期内使用。

3）在无菌容器内称取药物粉末,为减少称量误差,每次应至少称重10 mg。

4）按不同药物标定的效价精确计算其有效含量,分别计算每种药物应加入的溶剂体积,药物浓度见表13-4-1-1,效价公式为：效价=纯度×活性成分×（1-水分含量）。

5）RFP、ETH/PTH、RFB药粉用二甲基甲酰胺溶解后加灭菌蒸馏水稀释；ETH/PTH也可以使用去离子水配置的乙二醇溶液溶解；RFB可以使用去离子水配置的甲醇溶液溶解；OFX或LVLX等喹诺酮类药物用1% NaOH溶解后加灭菌蒸馏水稀释；其他药物直接用灭菌蒸馏水溶解、稀释。

6）每种药物按表13-4-1-1所示制成相应药物浓度,再按比例配成培养基药物浓度。

表13-4-1-1 含药培养基药物浓度及加入LJ培养基药物浓度表

药　物	英文缩写	培养基内药物终浓度（μg/ml）	加入培养基前药液浓度（μg/ml）
异烟肼	INH	0.2	20
利福平	RFP	40	4 000

（续表）

药　物	英文缩写	培养基内药物终浓度（μg/ml）	加入培养基前药液浓度（μg/ml）
链霉素	STR	4	400
乙胺丁醇	EMB	2	200
阿米卡星	AMK	30	3 000
卡那霉素	KAN	30	3 000
氧氟沙星	OFX	4	400
莫西沙星	MFX	1	100
左氧氟沙星	LVLX	2	200
加替沙星	GFX	0.5	50
乙/丙硫异烟胺	ETH/PTH	40	4 000
利福布汀	RFB	20	2 000
卷曲霉素	CM	40	4 000
对氨基水杨酸	PAS	1	100

（2）每100 ml基础中性罗氏培养基加入1 ml配制、稀释好的有一定浓度的抗结核药液，混匀，无菌分装7 ml/管，85℃凝固50 min。

3. 培养基的保存　同中性罗氏培养基（见本书第210页）。

4. 培养基制备的注意事项

（1）在培养基制备间内进行，制备培养基时应有相应原始记录。

（2）培养基制备前应对培养基进行消毒。

（3）制备培养基的所有物品均应高压灭菌。

（4）药物应充分溶解。

（5）85℃加热是使培养基固化，而不是灭菌，所以整个操作应在无菌条件下进行。

（6）培养基凝固时，温度过高或时间过长都会降低培养基的质量，培养基褪色可能是因为温度过高。培养基表面出现气泡说明凝固有差错。

（7）凝固时最好采用蒸汽凝固器，此时培养基受热均匀。

5. 质量控制

（1）冷却后的整批培养基或抽取一部分，置于37℃孵育24 h进行无菌试验。对质量不合格的培养基，如出现气泡、干涸、量不足及发生污染等，必须废弃。

（2）每批培养基应抽取部分接种质控菌株（结核分枝杆菌$H_{37}RV$标准株，ATCC27294）10^{-3} mg，观察生长情况，以确定培养基质量：对照培养基菌落数在200个或占斜面2/3以上，含药培养基无生长，为敏感。

二、吡嗪酰胺药敏培养基

吡嗪酰胺（PZA）是抗结核治疗的一线药物，药敏结果对临床有指导性意义。加入一定浓度PZA药液到7H10琼脂培养基内，采用比例法可检测MTB的耐药性。

1. 7H10基础琼脂培养基的制备　见本书第213页表13-1-6-1。

2. 含药培养基的配制　PZA药粉的溶解与效价计算见前文第222～223页"一、固体药敏培养基"制备介绍。

（1）基础液配方：见表13-4-2-1。

表 13-4-2-1　吡嗪酰胺（PZA）药敏培养基基础液配方

基　础　液	本次单瓶用量
Middlebrook 7H10	42 g
蒸馏水	1 920 ml
KH_2PO_4	13.8 g
酪蛋白胨	2.1 g
甘　油	12 ml

1）取2个5 000 ml蓝盖试剂瓶（A、B瓶，内放搅拌子）；按上述配制B瓶，A瓶在B瓶的基础上加多240 ml纯水；搅拌均匀后121℃灭菌10 min。

2）灭菌后立刻转入洁净室内，放于50℃水浴箱中。

3）在超净工作台上放置一台加温磁力搅拌器，调温度为60℃，先将A瓶放于其上，搅拌中0.22 μm过滤加入240 ml OADC增菌液（预温40℃），搅拌10 min。

4）边慢速搅拌边用分装器在A、B格每格分装5 ml，为对照观察格；分装完后，用无菌热水冲洗分装器。

5）将1瓶B瓶放于加温磁力搅拌器上，搅拌中0.22 μm过滤加入240 ml PZA 3 mg/ml（预温50℃）、240 ml OADC增菌液（预温40℃），搅拌10 min，PZA的药物终浓度是100 μg/ml。

6）边慢速搅拌边用分装器在C、D格每格分装5 ml，为含药观察格；分装完后，用无菌热水冲洗分装器。

7）冷却后放入透气袋中。

8）PZA药敏检测培养基pH为6.0，适合该药敏的检测。

3. 培养基的保存　质量合格的培养基，注明日期后分装于防潮包装内，4℃保存。保存期不能超过4周。

4. 注意事项　注意培养基的pH应为6.0方可适合PZA药敏的检测。

5. 质量控制

（1）冷却后的整批培养基或抽取一部分，置于37℃孵育24 h进行无菌试验。对质量不合格的培养基,如出现气泡、干涸、量不足及发生污染等,必须废弃。

（2）每批培养基应抽取部分接种质控菌株（结核分枝杆菌H$_{37}$RV标准株,ATCC27294）10^{-3} mg,观察生长情况,以确定培养基质量：对照培养基菌落数在200个或占A或B格2/3以上,含药培养基无生长,为敏感。

（蔡杏珊）

第五节　液体药敏培养基的配制

加入一定量的抗结核纯品药物到Middlebrook 7H9培养基内,成为含药培养基,结合不含药的7H9培养管可进行液体比例法药敏检测。常见于BACTEC MGIT 960、Bact/ALERT 3D等自动化培养仪的结核分枝杆菌药敏检测。

一、培养基制备

1. 基础培养基制作　见前文第二节"一、Middlebrook 7H9液体培养基"中的配制标准操作规程（见本书第215～216页）。

2. 含药培养基

（1）BACTEC MGIT 960 SIRE Kit：4～13 d定性药敏实验。试剂盒：包括4瓶冻干的药物,8瓶20 ml SIRE添加剂。

BACTEC MGIT SIRE药物,包括：链霉素（Streptomycin, STR）332 g,异烟肼（Isoniazid, INH）33.2 g,利福平（Rifampin, RFP）332 g,乙胺丁醇（Ethambutol, EMB）1 660 g。

BACTEC MGIT SIRE添加剂,每20 ml含：牛血清蛋白（Bovine albumin）50 g,触媒（Catalase）0.03 g,葡萄糖（Dextrose）20 g,油酸（Oleic Acid）0.6 g。

（2）自行配制抗结核药物溶液的浓度见表13-5-1-1,药粉应从厂家取得纯品,并确认纯度和效价,在有效期内使用。药物的溶解与效价计算,按不同药物标定的效价精确计算其有效含量,分别计算每种药物应加入的溶剂体积,效价公式为：效价=纯度×活性成分×（1-水分含量）。

表 13-5-1-1　含药培养基药物浓度及加入 MGIT 培养管药物终浓度表

药　　物	溶解后药物浓度（μg/ml）	添加至培养管的体积（μl）	MGIT培养管最终浓度（μg/ml）
链霉素（STR）	83	100	1.0
异烟肼（INH）	8.3	100	0.1
利福平（RFP）	83	100	1.0
乙胺丁醇（EMB）	415	100	5.0
阿米卡星（AMK）	83	100	1.0

（续表）

药　　物	溶解后药物浓度 （μg/ml）	添加至培养管的体积 （μl）	MGIT培养管最终浓度 （μg/ml）
左氧氟沙星（LVLX）	166	100	2.0
莫西沙星（MFX）	41.5	100	0.5
卷曲霉素（CM）	207.5	100	2.5
利福布汀（RFB）	41.5	100	0.5
丙硫异烟胺（PTH）	207.5	100	2.5
利奈唑胺（LZD）	83	100	1.0
贝达喹啉（BDQ）	83	100	1.0
氯法齐明（CFZ）	83	100	1.0

（3）加入0.8 ml的BACTEC MGIT SIRE添加剂（菌株复苏液）到7H9培养管内。

（4）一线抗结核药物冻干药粉的复溶：用4 ml无菌的蒸馏/去离子水重新溶解每种临界浓度的药物。充分混合，保证药物完全溶解。

（5）7H9培养基中添加药物：向每个贴有标签的7H9培养管中添加0.1 ml（100 μl）复溶的药液。培养基中药物浓度见上表13-5-1-1。

二、质量控制

采用结核分枝杆菌$H_{37}Rv$（ATCC 27294）作为质量控制菌株。按液体法药敏的操作规程进行检测，在4～13 d可获得定性药敏结果，MGIT960仪器结果应为：对照管阳性，生长指数在400左右；含药管生长指数在100以下，为敏感。

三、注意事项

1. 冻干药物应在2～8℃的温度下储存，在使用之前溶解，一旦开瓶并重新溶解，剩余的药液必须储存在-20℃以下环境中，最长不超过6个月。

2. 溶解后的药液应分装成小瓶放置，避免反复冻融。

3. 配制好的含药7H9培养管须在一周内用完，且须放2～8℃冰箱保存。

（蔡杏珊）

参考文献

1. 赵雁林,逄宇.结核病诊断实验室检验规程［M］.北京：人民卫生出版社,2015:238-249.
2. 赵雁林,王黎霞,成诗明.分枝杆菌分离培养标准化操作程序及质量保证手册［M］.北京：人民卫生出版社,2013：16-20.

3. 赵雁林,王黎霞,成诗明.分枝杆菌药物敏感性试验标准化操作程序及质量保证手册[M].北京:人民卫生出版社,2013:15-19.

4. Chadwick MV.分枝杆菌[M].李国利,庄玉辉,译.北京:人民军医出版社,1985.

5. 郭钧.结核病细菌学[M].沈阳:辽宁科学技术出版社,1983.

6. Gail L, Barbara A, Edward P. Susceptibility Testing of Mycobacteria, Nocardiae, and Other Aerobic Actinomycetes[EB/OL]//CLSI M24-A2, Approved Standard-Second Edition. 2011: 3-13.

7. Heifets, Sanchez. New agar medium for testing Susceptibility of Mycobacterium tuberculosis to pyrazinamide.[J]. *Journal of clinical microbiology*. 2000; 38(4): 1498-1501.

8. 中华结核和呼吸杂志编辑委员会.结核分枝杆菌L型的检测方法(试行)[J].中华结核和呼吸杂志, 2003, 26(2): 67-69.

9. 熊礼宽.结核病的实验室诊断及其进展[M].北京:中国科学技术出版社,1992.

10. 彭卫生.新编结核病学[M].北京:中国医药出版社,2003.

附录一

菌株保存

1. 试剂

（1）20%丙三醇-生理盐水。

（2）冻存溶液（6 g胰蛋白胨溶于100 ml 20%丙三醇水溶液）。

2. 实验前的准备

（1）提前开启生物安全柜，确认生物安全柜的负压和定向气流运行正常。

（2）准备废弃物容器及消毒液。

（3）每一个冻存菌株必须编制独立的冻存号码。

3. 填写菌株保存登记本　包括日期、标本号、患者姓名、住院号、床号、标本种类。

4. 短期保存（悬浮液低温保存法）　将结核分枝杆菌充分悬浮于经高压灭菌的20%丙三醇-生理盐水中，保藏在-20℃环境中。使用该方法，大部分分枝杆菌能保存一年以上。

5. 长期保存方法（悬浮液超低温保存法）　将10 mg结核分枝杆菌充分悬浮于冻存溶液（6 g胰蛋白胨溶于100 ml 20%丙三醇水溶液）中，保藏温度为-70℃。使用该方法，大部分分枝杆菌能保存5年以上。

（1）固体培养阳性菌保存：加1.5 ml保菌液于阳性培养管中，将无菌棉签伸入培养管底部，使其湿润，稍用力多次刷取菌落表面，再把棉签浸入培养管底部的保存液中混匀，将棉签沿着管壁挤压出多余的水分弃去，用一次性无菌吸管吸取菌液于保存管中。

（2）液体培养阳性菌株保存：用无菌吸管吸1 ml保菌液于保存管中，再吸取0.5 ml阳性菌液于保存管中，混匀即可。

6. 注意事项　使用密封性能好的螺旋口菌种管和封口膜密封管口，防止水分蒸发。

（钱雪琴）

分枝杆菌检测参考书介绍

结核分枝杆菌生长速度较慢,生物安全防护要求较高,感染后特异性症状不明显等特点,使得结核病的实验室检测成为全球范围内的一个共同难题。结核病实验室检测手段又相对单一,经典的抗酸染色自发明之日至今,上百年的时间仍旧在广泛使用,分离培养出结核分枝杆菌目前仍然是诊断的金标准。虽然分子生物学的快速发展涌现出一些快速特异的检测方法,但相较于感染高负担地区及人群分布,这类好的技术未能得到广泛推广。结核病实验室检测的单一化,加之结核病是一个系统性的疾病,使得专门针对实验室检测内容的书籍寥寥无几。反之,绝大多数都是关于结核病的病因学、按感染部位划分的临床表现、诊断及治疗等内容的书,更有将结核分枝杆菌和非结核分枝杆菌合并在一起介绍的专业书。

本附录介绍5部关于结核病或分枝杆菌感染较为全面、系统的工具书或指南。

1.《分枝杆菌学实验室手册》(*Mycobacteriology Laboratory Manual*,附图2-1)

WHO对于全球结核病防控工作非常重视,提出了消灭结核病计划。该手册集结了全球结核病实验室检测领域的专家,其中也有我国专家学者的参与,可以称得上是结核实验室检测方面的权威之作。

该指南为电子版,可在WHO官网上免费下载。全书共16个章节,从概述,生物安全防护,样本采集、转运、储存,样本处理,涂片镜检、培养,各种方法学的鉴定以及质量控制等方面进行了详细的介绍。

无论是结核病参考实验室还是基层实验室,都可以此指南作为工作参考标准。

2.《结核病及非结核分枝杆菌感染》第七版(*Tuberculosis and Nontuberculous Mycobacterial Infections*, 7th Edition下页附图2-2)

该书由美国微生物学会(American Society for Microbiology)出版,至今已更新至第七版。该著作并非单一针对结核分枝杆菌实验室检测,而是通过三个部分,分别阐述结核病的基础内容、临床病症及非结核分枝杆菌感染等内容。

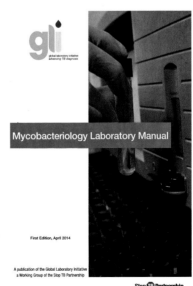

附图2-1 《分枝杆菌学实验室手册》英文原版封面

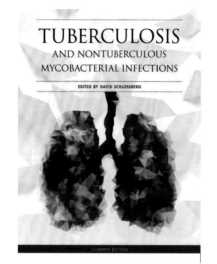

附图2-2 《结核病及非结核分枝杆菌感染》第七版英文原版封面

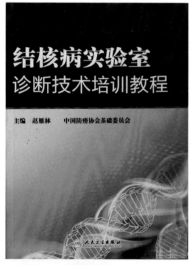

附图2-3 《结核病实验室诊断技术培训教程》封面

全书共45章,前15章为结核病各方面概括性的介绍,包括结核病的历史、流行病学及宿主因素介绍、结核病疫苗发展情况、实验室检测诊断、结核病治疗、耐药管理以及全球防控工作等,16～38章为具体介绍各种部位、人群结核感染的临床特点,适合临床工作者的学习;最后一部分介绍了临床常见的非结核分枝杆菌,从病原学特点到临床表现及诊断治疗,都有较为系统全面的描述。

该书适合感染科医生学习,对于实验室人员也是一部可以学习借鉴的工具书。

3.《结核病实验室诊断技术培训教程》(附图2-3)

本书由赵雁林教授主编,于2014年由人民卫生出版社出版,有电子版和纸质版两种。共11章,详细介绍了结核病实验室诊断方法,内容涵盖了显微镜检查、培养、药敏、菌种鉴定、免疫学以及分子生物学诊断技术。从标本采集到存储运输,从细菌学技术到分子生物学方法,从质量保证到生物安全,从传统实验技术到质谱鉴定,按照方法原理、适用范围、检测样品、仪器设备、试剂耗材、操作步骤、结果判读、质量控制、注意事项、临床意义、自测试题和拓展文献等方面进行了描述。

本书可以作为全国结核病预防控制工作人员,特别是各级实验室检验人员的重要参考书,适合全国广大结核病医护人员、检验人员以及相关科研工作人员参考应用。

4.《实用结核病实验室诊断》(下页附图2-4)

本书由綦迎成、李君莲、陈美娟主编,于2012年由人民军医出版社出版,共8章,分别介绍了分枝杆菌的生物学特性、细菌学诊断、结核病的生物化学检验、免疫学检验、分子生物学诊断、药物监测、实验室方法在结核病诊断中的临床应用及结核病实验室管理要求,从多角度、多层次对结核病防控工作的重要环节——实验室诊断进行了系统的阐述。

本书语言简明,实用性较强,适合专科医院和各级医疗机构结核病临床实验室人员及相关医务人品参考阅读。

5.《非结核分枝杆菌与临床感染》(下页附图2-5)

本书由李仲兴主编,2015年由科学出版社出版,共16章,主要介绍缓慢生长和快速生长的非结核分枝杆菌及其所引起的各种感染性疾病。书中首先介绍非结核分枝杆菌的流行病学,其次讨论病原学及其对药物的敏感性,再次分别介绍非结核分枝杆菌病、30余种缓慢生长的非结核分枝杆菌及其引起的人类各种临床感染病例、40多种快速生长的非结核分枝杆

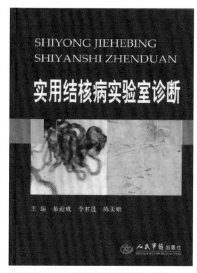

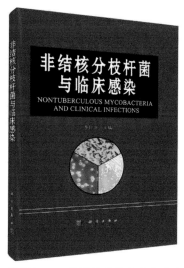

附图2-4　《实用结核病实验室诊断》
封面

附图2-5　《非结核分枝杆菌与临床
感染》封面

菌及其所致的人类感染病例,最后介绍非结核分枝杆菌感染的防控措施及实验室安全操作,可供非结核分枝杆菌病医护人员、实验室诊断人员阅读参考。

（范齐文　钱雪琴）

附录三

分枝杆菌资料查询网站推荐

1. 常用网站

WHO，https://www.who.int/

美国CDC，https://www.cdc.gov

中国疾病预防控制中心，http://www.chinacdc.cn/

美国微生物学会，https://www.asm.org/

中国防痨协会，http://www.cata1933.cn/

2. 知识查询性

Medscape, https://emedicine.medscape.com

TB Alliance, https://www.tballiance.org/

NHS, https://www.nhs.uk

MedlinePlus, https://medlineplus.gov/tuberculosis.html

3. 药物信息网站

Tuberculosis drug research, http://tuberculosisdrugresearch.org/

4. 教育机构

Global Tuberculosis Institute/Rutgers New Jersey Medical School, http://globaltb.njms.rutgers.edu/

该研究所是全球攻克和治愈结核病的领导者，在国际舞台上发挥着关键作用，向世界各地的结核病规划和卫生保健提供者提供规划开发、教育、培训和研究方面的专业知识。

5. 其他机构

British Red Cross: Tuberculosis, https://www.redcross.org.uk

TB Alert, https://www.tbalert.org/

TB Alert是一个很不错的网站，网页风格和WHO很像，适合初学者。

（范小勇　陈珍妍）

分枝杆菌检测常见问题解答

1. 是什么原因造成假阳性呢？脱色没脱干净吗？

答：造成假阳性的原因有以下5个。① 第一液加的量少，在染色期间出现干燥。② 冲完第一液后，未将水沥干，脱色液加的量少，脱色时间短（一般脱色2 min），脱色不彻底。③ 痰液中有食物残渣。④ 玻片有划痕，易被误认为阳性。⑤ 染色结束取涂片时，手套上污染的第一液又流到涂片上。

2. 溶痰用的次氯酸钠的浓度多少？结核分枝杆菌抗酸染色阳性，弱抗酸染色也是阳性吗？

答：一般为5%的浓度，结核分枝杆菌弱抗酸染色也是阳性。

3. 我们用夹层杯，胸腹水和脑脊液一定要NaOH处理吗？

如果用夹层杯制作的片子，脱色时没有涂膜脱落现象，可以不用处理。

4. 请问所有离心操作都是加盖离心吗？

答：离心时会产生气溶胶，为了生物安全，建议低温离心，带安全罩。

5. 蒸馏水最好要新鲜的，新鲜蒸馏水如何获得呢？灭菌后放置一段时间的可以吗？

答：新鲜蒸馏水可以从生化用纯水机中制取，灭菌后可以放置在冰箱中一段时间。

6. 请问多次离心会增加感染的机会吗？

答：是的，可以考虑购买带安全罩的低温离心机。

7. 我们用的是消化离心夹层杯法，试剂商说NaOH能杀死抗酸菌。对此我表示怀疑，然后做了三次试验，将消化后的标本去培养，其中有两次是培养阴性，一次培养阳性。因此，我想知道NAOH到底能不能杀死抗酸菌？

答：不同浓度NaOH，能杀死20% ～ 90%的分枝杆菌。

8. 即时痰、夜间痰和晨痰，这三类标本哪种阳性率高？

答：晨痰阳性率高。

9. 没有NaOH，用KOH可以吗？浓度也一样吗？胸腹水加抗凝剂是否会影响培养？还是说加抗凝剂仅用于结核涂片？

答：文献中均为NaOH消化，我们没试过KOH消化，可以试试看。加抗凝剂是否会影响培养，肝素和SPS抗凝不影响培养，EDTA抗凝会影响培养。

10. 请问痰液所用离心管是哪种类型？

答：50 ml尖底离心管。

11. 您提及用晨尿可以提高阳性率，但在菌量少的情况下，是不是像书里讲的留24 h的尿，但没有防腐有影响吗？肝素抗凝的标本会不会影响一般细菌培养？（因为我们做一般细菌培养还要做涂片，医生会送一无菌管的尿给我们）

答：涂片可以使用24 h尿液，但要注意冷藏和无菌操作，不要加防腐剂。用肝素和SPS抗凝不会影响一般菌培养。

12. 水洗标本时蒸馏水用40 ～ 50 ml，用什么容器离心？我们就是一般离心机，怎么用？

答：可以先将标本倒入15 ml尖底离心管，如果标本量多时，可用多个离心管离心。离心后，去上清，集中到一管，再用蒸馏水加至15 ml，混匀，离心，去上清，加3滴蒸馏水混匀涂片。

13. 细胞离心机对提高脑脊液结核分枝杆菌检出率有何影响？

答：有文献报告可以提高结核分枝杆菌检出率。

14. 实验室的许多小离心机上面的数值都可以达到3 800 g，可信吗？

答：这个问题可以咨询厂商，我们用的是可以放50 ml尖底离心管的进口低温离心机。

15. 次氯酸钠消化痰需要多长时间？

答：我们一般为5 ～ 10 min。不可以超过15 min，时间过长易造成菌体破坏。

16. 抗酸杆菌的室内质控怎么做？

答：① 自查和互查：抽查复检当日10%涂片，并做登记。要求：抗酸杆菌阳性片符合率≥98%，阴性片符合率≥96%，不允许"1+"以上的阳性片出现假阴性。② 涂片脱落面积应在10%以下。③ 抗酸染色每日染自制的阳性和阴性质控片，荧光染色每批次均要染自制的阳性和阴性质控片，监测染液质量和染色效果是否合格。

17. 请问直接涂片法在生物安全柜紫外灯照射1 h后可以把结核分枝杆菌杀死吗？在基层医院，工作量大、人员不足的情况下，如何做到自身保护？需要注意哪些问题？

答：① 不能杀死。结核分枝杆菌对紫外线敏感，日光照射2 h以上可杀灭暴露在物体上的细菌，紫外线灯照射可杀灭物体表面和空气中的结核分枝杆菌，但紫外线穿透力弱，难以透入固体物质内部和液体深层，直接涂片标本需要照射2 h才有可能杀死结核分枝杆菌。② 标本处理及结核分枝杆菌涂片染色、培养和药物敏感实验、免疫血清学检查等检测，可在生物安全二级实验室进行。③ 实验室配置生物安全柜、低温冷冻离心机、N95口罩、一次性防护衣、一次性鞋套、一次性帽子，最好配备负压实验室。不要边加热边涂片，涂片自然干燥后固定染色。

18. 次氯酸钠需灭菌吗？

答：不需要，它本身为消毒剂。

19. 5%的次氯酸钠溶液可以用84液配置吗？

答：没试过，最好购买商品化的试剂。

20. 骨与关节结核感染临床诊断非常困难，我们实验室经常收到关节液或术中组织，这两种标本结核分枝杆菌涂片方面有什么经验或方法可以提高阳性率？

答：关节液如果不是脓性，可以参照胸腹水涂片方法；如果是脓性，用2% ～ 4%的NaOH消化，再用蒸馏水或PBS稀释碱性，离心，去上清，加3滴蒸馏水混匀涂片，切记涂片要薄。如果是组织，可以用剪刀剪碎，再用2% ～ 4%的NaOH消化，消化时间1 h左右，后续操作同脓。记住剪刀用后要用乙醇消毒，流水多冲洗几遍，防止交叉污染。

21. 请问涂片用的血浆可以使用血生化或者血常规检测时采集的血浆吗? 另外,你们的抗酸染色用仪器和手工染色两者阳性率有区别吗?

答:血浆建议用血库献血者的血浆,我们曾经做过患者的血液抗酸杆菌涂片"1+"的结果。如果用患者血浆稀释后做涂片抗酸杆菌镜检阴性,可以使用。仪器染色和手工染色阳性率区别没研究过,我们偶尔使用仪器染色,出现过涂膜脱落现象。

22. 结核病实验室诊断面临的挑战是什么?

答:① 涂片简单易操作,但阳性率低,待研发能提高涂片阳性率的标本前处理方法和抗酸染色方法。② 培养敏感,但培养阳性需要时间长,好多实验室存在过度消化,结核分枝杆菌被杀死或培养污染率高,结核分枝杆菌被抑制,技术人员规范操作待提高;培养前理想的标本处理方法待研发;既能提高培养阳性率又能缩短培养时间的培养基待研发。③ 分子生物学方法阳性率高于涂片法,但低于培养,存在假阳性和假阴性现象;操作简便快速,敏感性高的分子方法待研发。

（钱雪琴）

附录五

分枝杆菌菌种名称

序号	英文名称	中文名称	文献
1	*M. abscessus*	脓肿分枝杆菌	（Moore and Frerichs 1953）Kusunoki and Ezaki 1992
2	*M. abscessus* subsp. *abscessus*	脓肿分枝杆菌脓肿亚种	（Moore and Frerichs 1953）Leao *et al.* 2011
3	*M. abscessus* subsp. *bolletii*	脓肿分枝杆菌博莱亚种	（Adékambi et al. 2006）Leao et al. 2011
4	*M. abscessus* subsp. *massiliense*	脓肿分枝杆菌马赛亚种	Tortoli et al. 2016
5	*M. africanum*	非洲分枝杆菌	Castets et al. 1969
6	*M. agri*	田野分枝杆菌	（ex Tsukamura 1972）Tsukamura 1981
7	*M. aichiense*	爱知分枝杆菌	（ex Tsukamura 1973）Tsukamura 1981
8	*M. algericum*	阿尔及利亚分枝杆菌	Sahraoui et al. 2011
9	*M. alsense*	阿尔斯分枝杆菌	Tortoli et al. 2016
10	*M. alvei*	河槽分枝杆菌	Ausina et al. 1992
11	*M. angelicum*	神仙鱼分枝杆菌	Pourahmad et al. 2015
12	*M. anyangense*	安阳分枝杆菌	Kim et al. 2015
13	*M. aquaticum*	水生分枝杆菌	Hashemi et al. 2017
14	*M. arabiense*	阿拉伯分枝杆菌	Zhang et al. 2013
15	*M. arcueilense*	阿尔克伊分枝杆菌	Konjek et al. 2016
16	*M. aromaticivorans*	去芳香分枝杆菌	Hennessee et al. 2009

（续表）

序号	英 文 名 称	中 文 名 称	文 献
17	*M. arosiense*	奥尔胡斯分枝杆菌	Bang et al. 2008
18	*M. arupense*	阿罗普分枝杆菌	Cloud *et al.* 2006
19	*M. asiaticum*	亚洲分枝杆菌	Weiszfeiler *et al.* 1971
20	*M. aubagnense*	奥巴涅分枝杆菌	Adékambi *et al.* 2006
21	*M. aurum*	金色分枝杆菌	Tsukamura 1966
22	*M. austroafricanum*	南非分枝杆菌	Tsukamura *et al.* 1983
23	*M. avium*	鸟分枝杆菌	Chester 1901
24	*M. avium* subsp. *avium*	鸟分枝杆菌鸟亚种	（Chester 1901）Thorel *et al.* 1990
25	*M. avium* subsp. *paratuberculosis*	鸟分枝杆菌副结核亚种	（Bergey et al. 1923）Thorel et al. 1990
26	*M. avium* subsp. *silvaticum*	鸟分枝杆菌森林亚种	Thorel *et al.* 1990
27	*M. bacteremicum*	菌血症分枝杆菌	Brown−Elliot et al.2012
28	*M. boenickei*	波尼克分枝杆菌	Schinsky *et al.* 2004
29	*M. bohemicum*	波希米亚分枝杆菌	Reischl *et al.* 1998
30	*M. bolletii*	博莱分枝杆菌	Adékambi *et al.* 2006
31	*M. botniense*	波特尼分枝杆菌	Torkko *et al.* 2000
32	*M. bouchedurhonense*	罗讷河口分枝杆菌	Ben Salah *et al.* 2009
33	*M. bourgelatii*	布尔热拉分枝杆菌	Guérin *et al.* 2013
34	*M. bovis*	牛分枝杆菌	Karlson and Lessel 1970
35	*M. bovis* subsp. *bovis*	牛分枝杆菌牛亚种	（Karlson and Lessel 1970）Niemann *et al.* 2002
36	*M. bovis* subsp. *caprae*	牛分枝杆菌山羊亚种	（Aranaz *et al.* 1999）Niemann *et al.* 2002
37	*M. branderi*	布兰德分枝杆菌	Koukila−Kähkölä *et al.* 1995
38	*M. brisbanense*	布里斯班分枝杆菌	Schinsky *et al.* 2004
39	*M. brumae*	冬天分枝杆菌	Luquin *et al.* 1993
40	*M. canariasense*	加那利群岛分枝杆菌	Jiménez *et al.* 2004
41	*M. caprae*	山羊分枝杆菌	（Aranaz *et al.* 1999）Aranaz *et al.* 2003

序号	英 文 名 称	中 文 名 称	文 献
42	*M. celatum*	隐藏分枝杆菌	Butler *et al.* 1993
43	*M. celeriflavum*	快生黄色分枝杆菌	Shahraki *et al.* 2015
44	*M. chelonae*	龟分枝杆菌	corrig. Bergey *et al.* 1923
45	*M. chelonae* subsp. *abscessus*	龟分枝杆菌脓肿亚种	corrig.（Moore and Frerichs 1953） Kubica *et al.* 1972
46	*M. chelonae* subsp. *bovis*	龟分枝杆菌牛亚种	Kim *et al.* 2017
47	*M. chelonae* subsp. *chelonae*	龟分枝杆菌龟亚种	corrig.（Bergey *et al.* 1923） Kubica *et al.* 1972
48	*M. chimaera*	奇美拉分枝杆菌	Tortoli *et al.* 2004
49	*M. chitae*	千田分枝杆菌	Tsukamura 1967
50	*M. chlorophenolicum*	氯酚分枝杆菌	（Apajalahti *et al.* 1986）Briglia *et al.* 1994
51	*M. chubuense*	楚布分枝杆菌	（*ex* Tsukamura 1973）Tsukamura 1981
52	*M. colombiense*	哥伦比亚分枝杆菌	Murcia *et al.* 2006
53	*M. conceptionense*	设计分枝杆菌	Adékambi *et al.* 2006
54	*M. confluentis*	科布伦茨分枝杆菌	Kirschner *et al.* 1992
55	*M. conspicuum*	出众分枝杆菌	Springer *et al.* 1996
56	*M. cookii*	库克分枝杆菌	Kazda *et al.* 1990
57	*M. cosmeticum*	美容品分枝杆菌	Cooksey *et al.* 2004
58	*M. crocinum*	藏红花分枝杆菌	Hennessee *et al.* 2009
59	*M. diernhoferi*	迪氏分枝杆菌	（*ex* Bönicke and Juhasz 1965） Tsukamura *et al.* 1983
60	*M. doricum*	多瑞卡分枝杆菌	Tortoli *et al.* 2001
61	*M. duvalii*	杜氏分枝杆菌	Stanford and Gunthorpe 1971
62	*M. eburneum*	乳白分枝杆菌	Nouioui *et al.* 2017
63	*M. elephantis*	象分枝杆菌	Shojaei *et al.* 2000
64	*M. engbaekii*	英格贝克分枝杆菌	Tortoli *et al.* 2013
65	*M. europaeum*	欧洲分枝杆菌	Tortoli *et al.* 2011

（续表）

序号	英文名称	中文名称	文献
66	*M. fallax*	诡诈分枝杆菌	Lévy-Frébault *et al.* 1983
67	*M. farcinogenes*	产鼻疽分枝杆菌	Chamoiseau 1973
68	*M. flavescens*	微黄分枝杆菌	Bojalil *et al.* 1962
69	*M. florentinum*	佛罗伦萨分枝杆菌	Tortoli *et al.* 2005
70	*M. fluoranthenivorans*	食荧蒽分枝杆菌	Hormisch *et al.* 2006
71	*M. fortuitum*	偶发分枝杆菌	da Costa Cruz 1938
72	*M. fortuitum* subsp. *acetamidolyticum*	偶发分枝杆菌去乙酰胺亚种	Tsukamura *et al.* 1986
73	*M. fortuitum* subsp. *fortuitum*	偶发分枝杆菌偶发亚种	（da Costa Cruz 1938）Tsukamura *et al.* 1986
74	*M. fragae*	弗拉加分枝杆菌	Ramos 2013
75	*M. franklinii*	富兰克林分枝杆菌	Lourenco Nogueira *et al.* 2015
76	*M. frederiksbergense*	腓特烈斯堡分枝杆菌	Willumsen *et al.* 2001
77	*M. gadium*	加地斯分枝杆菌	Casal and Calero 1974
78	*M. gastri*	胃分枝杆菌	Wayne 1966
79	*M. genavense*	日内瓦分枝杆菌	Böttger *et al.* 1993
80	*M. gilvum*	浅黄分枝杆菌	Stanford and Gunthorpe 1971
81	*M. goodii*	古德分枝杆菌	Brown *et al.* 1999
82	*M. gordonae*	戈登分枝杆菌	Bojalil *et al.* 1962
83	*M. grossiae*	格罗斯分枝杆菌	Paniz *et al.* 2017
84	*M. haemophilum*	嗜血分枝杆菌	Sompolinsky *et al.* 1978
85	*M. hassiacum*	黑森分枝杆菌	Schröder *et al.* 1997
86	*M. heckeshornense*	黑克肖分枝杆菌	Roth *et al.* 2001
87	*M. heidelbergense*	海德堡分枝杆菌	Haas *et al.* 1998
88	*M. helvum*	弱黄色分枝杆菌	Tran and Dahl 2016
89	*M. heraklionense*	赫拉克利翁分枝杆菌	Tortoli *et al.* 2013
90	*M. hiberniae*	爱尔兰分枝杆菌	Kazda *et al.* 1993
91	*M. hippocampi*	海马分枝杆菌	Balcázar *et al.* 2014
92	*M. hodleri*	霍德勒分枝杆菌	Kleespies *et al.* 1996

序号	英 文 名 称	中 文 名 称	文 献
93	*M. holsaticum*	荷尔斯泰因分枝杆菌	Richter *et al.* 2002
94	*M. houstonense*	休斯敦分枝杆菌	Schinsky *et al.* 2004
95	*M. immunogenum*	免疫原分枝杆菌	Wilson *et al.* 2001
96	*M. insubricum*	英苏布里亚分枝杆菌	Tortoli *et al.* 2009
97	*M. interjectum*	居间分枝杆菌	Springer *et al.* 1995
98	*M. intermedium*	中间分枝杆菌	Meier *et al.* 1993
99	*M. intracellulare*	胞内分枝杆菌	（Cuttino and McCabe 1949）Runyon 1965
100	*M. intracellulare* subsp. *intracellulare*	胞内分枝杆菌胞内亚种	Castejon *et al.* 2018
101	*M. intracellulare* subsp. *yongonense*	胞内分枝杆菌莲建洞亚种	Castejon *et al.* 2018
102	*M. iranicum*	伊朗分枝杆菌	Shojaei *et al.* 2013
103	*M. kansasii*	堪萨斯分枝杆菌	Hauduroy 1955
104	*M. komaniense*	科马尼森分枝杆菌	Gcebe *et al.* 2018
105	*M. komossense*	科莫斯分枝杆菌	Kazda and Muller 1979
106	*M. koreense*	韩国分枝杆菌	Kim *et al.* 2012
107	*M. kubicae*	库比卡分枝杆菌	Floyd *et al.* 2000
108	*M. kumamotonense*	熊本分枝杆菌	Masaki *et al.* 2007
109	*M. kyorinense*	杏林分枝杆菌	Okazaki *et al.* 2009
110	*M. lacus*	湖分枝杆菌	Turenne *et al.* 2002
111	*M. lehmannii*	莱曼分枝杆菌	Nouioui *et al.* 2017
112	*M. lentiflavum*	豆黄分枝杆菌	Springer *et al.* 1996
113	*M. leprae*	麻风分枝杆菌	（Hansen 1880）Lehmann and Neumann 1896
114	*M. lepraemurium*	鼠麻风分枝杆菌	Marchoux and Sorel 1912
115	*M. litorale*	海滨分枝杆菌	Zhang *et al.* 2012
116	*M. llatzerense*	拉特分枝杆菌	Gomila *et al.* 2008
117	*M. longobardum*	伦巴第分枝杆菌	Tortoli et al. 2013
118	*M. lutetiense*	卢泰西亚分枝杆菌	Konjek et al. 2016

（续表）

序号	英文名称	中文名称	文献
119	M. madagascariense	马达加斯加分枝杆菌	Kazda et al. 1992
120	M. mageritense	玛格丽特分枝杆菌	Domenech et al. 1997
121	M. malmesburyense	马姆斯伯里分枝杆菌	Gcebe et al. 2017
122	M. malmoense	玛尔摩分枝杆菌	Schroder and Juhlin 1977
123	M. mantenii	曼滕分枝杆菌	van Ingen et al. 2009
124	M. marinum	海分枝杆菌	Aronson 1926
125	M. marseillense	马萨分枝杆菌	Ben Salah et al. 2009
126	M. massiliense	马赛分枝杆菌	Adékambi et al. 2006
127	M. microti	田鼠分枝杆菌	Reed 1957
128	M. minnesotense	明尼苏达分枝杆菌	Hannigan et al. 2013
129	M. monacense	慕里黑分枝杆菌	Reischl et al. 2006
130	M. montefiorense	蒙特非奥分枝杆菌	Levi et al. 2003
131	M. montmartrense	蒙马特分枝杆菌	Konjek et al. 2016
132	M. moriokaense	盛冈分枝杆菌	Tsukamura et al. 1986
133	M. mucogenicum	产黏液分枝杆菌	Springer et al. 1995
134	M. murale	墙分枝杆菌	Vuorio et al. 1999
135	M. nebraskense	内布拉斯加分枝杆菌	Mohamed et al. 2004
136	M. neoaurum	新金色分枝杆菌	Tsukamura 1972
137	M. neumannii	诺伊曼分枝杆菌	Nouioui et al. 2017
138	M. neworleansense	新奥尔良分枝杆菌	Schinsky et al. 2004
139	M. nonchromogenicum	不产色分枝杆菌	Tsukamura 1965
140	M. noviomagense	奈梅亨分枝杆菌	van Ingen et al. 2009
141	M. novocastrense	纽卡斯尔分枝杆菌	Shojaei et al. 1997
142	M. obuense	奥布分枝杆菌	（ex Tsukamura and Mizuno 1971）Tsukamura and Mizuno 1981
143	M. oryzae	稻螨分枝杆菌	Ramaprasad et al. 2016
144	M. pallens	淡黄分枝杆菌	Hennessee et al. 2009
145	M. palustre	沼泽分枝杆菌	Torkko et al. 2002
146	M. paraense	帕拉分枝杆菌	Fusco da Costa et al. 2015

（续表）

序号	英 文 名 称	中 文 名 称	文 献
147	*M. paraffinicum*	石蜡分枝杆菌	（ex Davis et al. 1956）Toney et al. 2010
148	*M. parafortuitum*	副偶发分枝杆菌	Tsukamura et al. 1965
149	*M. paragordonae*	副戈登分枝杆菌	Kim et al. 2014
150	*M. paraintracellulare*	副胞内分枝杆菌	Lee et al. 2016
151	*M. parakoreense*	副韩国分枝杆菌	Kim et al. 2013
152	*M. parascrofulaceum*	副瘰疬分枝杆菌	Turenne et al. 2004
153	*M. paraseoulense*	副首尔分枝杆菌	Lee et al. 2010
154	*M. paraterrae*	副土分枝杆菌	Lee et al. 2016
155	*M. paratuberculosis*	副结核分枝杆菌	Bergey et al. 1923
156	*M. parmense*	帕尔马分枝杆菌	Fanti et al. 2004
157	*M. peregrinum*	外来分枝杆菌	（ex Bojalil et al. 1962）Kusunoki and Ezaki 1992
158	*M. persicum*	波斯分枝杆菌	Shahraki et al. 2017
159	*M. phlei*	草分枝杆菌	Lehmann and Neumann 1899
160	*M. phocaicum*	福西亚分枝杆菌	Adékambi et al. 2006
161	*M. pinnipedii*	海豹分枝杆菌	Cousins et al. 2003
162	*M. porcinum*	猪分枝杆菌	Tsukamura et al. 1983
163	*M. poriferae*	海绵分枝杆菌	Padgitt and Moshier 1987
164	*M. pseudoshottsii*	假肖茨分枝杆菌	Rhodes et al. 2005
165	*M. psychrotolerans*	耐冷分枝杆菌	Trujillo et al. 2004
166	*M. pulveris*	灰尘分枝杆菌	Tsukamura et al. 1983
167	*M. pyrenivorans*	食芘分枝杆菌	Derz et al. 2004
168	*M. rhodesiae*	罗德西亚分枝杆菌	（ex Tsukamura et al. 1971）Tsukamura 1981
169	*M. riyadhense*	利雅得分枝杆菌	van Ingen et al. 2009
170	*M. rufum*	红色分枝杆菌	Hennessee et al. 2009
171	*M. rutilum*	铁锈色分枝杆菌	Hennessee et al. 2009
172	*M. salmoniphilum*	嗜鲑鱼分枝杆菌	（ex Ross 1960）Whipps et al. 2007

（续表）

序号	英 文 名 称	中 文 名 称	文 献
173	*M. saopaulense*	圣保罗分枝杆菌	Nogueira et al. 2015
174	*M. sarraceniae*	瓶子草分枝杆菌	Tran and Dahl 2016
175	*M. saskatchewanense*	莎斯喀彻温分枝杆菌	Turenne et al. 2004
176	*M. scrofulaceum*	瘰疬分枝杆菌	Prissick and Masson 1956
177	*M. sediminis*	沉积分枝杆菌	Zhang et al. 2013
178	*M. senegalense*	塞内加尔分枝杆菌	（Chamoiseau 1973）Chamoiseau 1979
179	*M. senuense*	首尔国立大学分枝杆菌	Mun et al. 2008
180	*M. seoulense*	首尔分枝杆菌	Mun et al. 2007
181	*M. septicum*	败血症分枝杆菌	Schinsky et al. 2000
182	*M. setense*	赛特分枝杆菌	Lamy et al. 2008
183	*M. sherrisii*	雪利分枝杆菌	van Ingen et al. 2011
184	*M. shigaense*	志贺分枝杆菌	Fukano et al. 2018
185	*M. shimoidei*	施氏分枝杆菌	（ex Tsukamura et al. 1975）Tsukamura 1982
186	*M. shinjukuense*	新宿分枝杆菌	Saito et al. 2011
187	*M. shottsii*	肖茨分枝杆菌	Rhodes et al. 2003
188	*M. simiae*	猿分枝杆菌	Karassova et al. 1965
189	*M. smegmatis*	耻垢分枝杆菌	（Trevisan 1889）Lehmann and Neumann 1899
190	*M. sphagni*	泥炭藓分枝杆菌	Kazda 1980
191	*M. stephanolepidis*	丝背细鳞鲀鱼分枝杆菌	Fukano et al. 2017
192	*M. stomatepiae*	大口非鲫分枝杆菌	Pourahmad et al. 2008
193	*M. szulgai*	苏尔加分枝杆菌	Marks et al. 1972
194	*M. talmoniae*	塔尔蒙分枝杆菌	Davidson et al. 2017
195	*M. terrae*	土地分枝杆菌	Wayne 1966
196	*M. thermoresistibile*	抗热分枝杆菌	Tsukamura 1966
197	*M. timonense*	蒂莫内分枝杆菌	Ben Salah et al. 2009
198	*M. tokaiense*	东海分枝杆菌	（ex Tsukamura 1973）Tsukamura 1981

（续表）

序号	英文名称	中文名称	文献
199	*M. triplex*	三重分枝杆菌	Floyd et al. 1997
200	*M. triviale*	次要分枝杆菌	Kubica 1970
201	*M. tuberculosis*	结核分枝杆菌	（Zopf 1883）Lehmann and Neumann 1896
202	*M. tuberculosis* subsp. *caprae*	结核分枝杆菌山羊亚种	Aranaz et al. 1999
203	*M. tuberculosis* subsp. *tuberculosis*	结核分枝杆菌结核亚种	（Zopf 1883）Aranaz et al. 1999
204	*M. tusciae*	托斯卡纳分枝杆菌	Tortoli et al. 1999
205	*M. μlcerans*	溃疡分枝杆菌	MacCallum et al. 1950
206	*M. vaccae*	母牛分枝杆菌	Bönicke and Juhasz 1964
207	*M. vanbaalenii*	范巴伦分枝杆菌	Khan et al. 2002
208	*M. virginiense*	弗吉尼亚分枝杆菌	Vasireddy et al. 2017
209	*M. vulneris*	伤口分枝杆菌	van Ingen et al. 2009
210	*M. wolinskyi*	沃林斯基分枝杆菌	Brown et al. 1999
211	*M. xenopi*	蟾分枝杆菌	Schwabacher 1959
212	*M. yongonense*	莲建洞分枝杆菌	Kim et al. 2013

共计　212个（198个菌种，14个亚种）

（刘一力　屈平华）

快生长分枝杆菌菌种名称

序　号	英 文 名 称	中 文 名 称
1	M. abscessus	脓肿分枝杆菌
2	M. agri	田野分枝杆菌
3	M. aichiense	爱知分枝杆菌
4	M. aurum	金色分枝杆菌
5	M. austroafricanum	南非分枝杆菌
6	M. chitae	千田分枝杆菌
7	M. chelonae	龟分枝杆菌
8	M. chubuense	楚布分枝杆菌
9	M. diernhoferi	迪氏分枝杆菌
10	M. duvalii	杜氏分枝杆菌
11	M. flavescens	微黄分枝杆菌
12	M. fortuitum	偶发分枝杆菌
13	M. fallax	诡诈分枝杆菌
14	M. gadium	加地斯分枝杆菌
15	M. gilvum	浅黄分枝杆菌
16	M. komossense	科莫斯分枝杆菌
17	M. neoaurum	新金色分枝杆菌
18	M. obuense	奥布分枝杆菌
19	M. parafortuitum	副偶发分枝杆菌
20	M. phlei	草分枝杆菌

（续表）

序　号	英 文 名 称	中 文 名 称
21	*M. porcinum*	猪分枝杆菌
22	*M. pulveris*	灰尘分枝杆菌
23	*M. rhodesiae*	罗得西亚分枝杆菌
24	*M. sphagni*	泥炭藓分枝杆菌
25	*M. senegalense*	塞内加尔分枝杆菌
26	*M. smegmatis*	耻垢分枝杆菌
27	*M. thermoresistibile*	抗热分枝杆菌
28	*M. tokaiense*	东海分枝杆菌
29	*M. vaccae*	母牛分枝杆菌

（钱雪琴）